JN079841

ある医療訴訟
そこには正義・公正はなかった

小 林 寛 治

和田医院·院長
監修 和田知可志

東京図書出版

は じ め に

これは一人の患者としての一連の記録です。

私は、Ｓ病院の診断で騙されて、手術を受け、術後の経過が悪く、説明を求めても、梨の礫。

説明日の日付は、事実と一日違うものでした。裁判では、私が同意した病名は「誤記」とされ、一日違いの説明書は術前説明を行っていないことを隠すため、被告側弁護士と医師等が結託して作ったシナリオに基づいた日付でした。そして「証人尋問」の演出でシナリオを完成させたのです。

私が、カルテの開示を要求しなかったら。日付の「改竄（かいざん）」は行われなかったでしょう。カルテの開示を要求したため、裁判に備えて、慌てて、カルテは電子化途中だと言い、その部分だけを改竄したのです。

術後に何の異常もなかったら、Ｇ医師に問い合わせることも、裁判に訴えることもなく、事件は起こらなかったのです。

原告側弁護士は、「病院がウソの日付を書く必要がどこにある」と最後の実地検証まで信じませんでした。裁判所も（証拠書類から知っていたと思いますが）何の疑いもなく通し、判決は「原告の訴えは棄却する」ということになりました。

控訴したら、受命裁判官は、原告に棄却をにおわせ、強引に和解に持ち込みました。和解成立後、被告らは和解の約束を反故にした。という、情けない、許せない結末でした。

私は、Ｓ公立病院で腹部大動脈瘤と診断され、早く手術をしないと破裂すると告げられました。「手術は嫌だ」と言うと、「手術しないなら（病院に）来るな」とまで言われ、仕方なく手術を受けました。

これは必要のない手術でした。私は騙されて手術を受け、術後、歩行障害と腸管虚血になりました。動脈瘤の大きさはＧ医師が捏造したのです。医師の書いた病名もウソでした。手術方法は説明書にＹ型の手技図

がありましたが、実際は４分枝人工血管を使った大動脈から腸骨動脈まで人工血管と置換する大手術でした。

さらに、手術説明書の「説明日」は私がＺ医師から説明を受けた日の翌日の日付でした。私は翌日の「説明書」にサインをしていたのです。私は訴訟を起こすまで、この日付が違うことに全く気づきませんでした。

裁判はこの12月２日付の説明書に従い、被告側弁護士の作った虚構のシナリオで、被告医師と打ち合わせたと思われるように説明したことを、繰り返して陳述し、進みました。裁判所は見事に騙されてしまいました。

原告側弁護士は手術説明書を信じていました。ようやく気付いた時はすでに遅すぎたのです。

東京地方裁判所の判決は「棄却」でした。腹部大動脈瘤の捏造は不問、更に手術の責任は問われず、手術説明書の最大径約55mm（甲第５号証）の記載は「誤記」だ、カルテには42〜3mmと書いてある。と言って誤記にしてしまいました。手術の障害については、全く一言もなく不問でした。

心臓血管外科部長が診断して、ウソのＣＴ画像を見せ、執刀医が術前の「説明書」でウソの病名を書いて、同意を求め、手術をしてしまってから、裁判になって初めて「誤記」だというのです。手術の責任は問われなかったのです。おかしな裁判でした。

事件は以下のようなものでした。

私は、術後不審に思い、いろいろ調べた結果、実態を知りました。執刀医に詳しく説明するように頼みましたが答えてくれません。診断を下したＧ医師に、妻が２度にわたって手紙を出して説明を求めましたが、何の音沙汰もありません。公立病院なので、各市から代議員が出ています。私の訴えに市から出ている議員が病院議会で質問したところ「手術は成功して治癒している。多くの患者はお礼を言って退院していくが、この患者はクレーマーだ、保険で支払うのは簡単だが、このような患者は懲らしめのために一銭も払わない、徹底して争う」と、病院議会で医

療安全管理部長であるT副院長が見栄を切って答弁しています（病院医療会議事録）。私を手術した心臓血管外科の部長は医療安全委員会の副部長をしているのですから真実を隠していることは推して知るべしです。

　病院では、臨床研究用に適した患者を探していたのです。私はモルモットとして選ばれ、治療どころか大きな障害を負わされてしまいました。

　事は重大で、公の病院でモグリの「臨床研究」が行われていたことが世間に知られれば、病院は難しい立場になります。市民の信頼を失うからです。病院側はこの事実は絶対に明らかにすることはできないのです。

　訴訟の場で私はこの事実を認めるように、証拠を示して要求しました。真実を認めないなら公にすると主張しましたが、病院側はこの事実を完全に黙殺し、被告側弁護士が「架空のシナリオ」を作り、裁判官を抱き込んで私の訴えを退けたのです。

　この事件では、被告側弁護士と裁判官の密接な関係を疑わざるを得ないことが存在しているのです。

　同意書は３枚セットで、既にＺ医師の手で、日付、病名術式、私の名前が書いてありました。私と同席者がサインするだけになっていました。

　さらに当日、説明書の右端にＺ医師が慌てて書き込んだという「右内腸骨動脈瘤Φ30mm」は私が全く知らないものでした。

　裁判所は、被告側弁護士が主張したようにＺ医師は、説明書の内容を説明していないのを知りながら、それに書いてあることは説明されていると判断したのです。

　また、裁判官も医療知識そのものが希薄で、被告である医療者側の説明を丸ごと飲んでしまっていました。これでは公正、公平な裁判ができません。正義は通りません。医療被害者は救われないと分かったのです。

　私に行われた手術はあろうことか、Ｓ病院の心臓血管外科の臨床研究

だったのです。本来この種の研究は院内委員会の許可が必要で、研究の成果は公表しなければならないことになっています。Ｓ病院では研究発表後も症例稼ぎのために、暗黙の裡に４分枝の人工血管とＹ型（ガイドラインでは二又）との比較研究をしていたのです。内容は多くの箇所の剥離が必要で複数の健全な動脈を結紮する意味のない危険なものでした。だから、多くの病院では評価していないのです。腹部大動脈瘤治療の医療水準は開腹手術から血管内手術へ変わっていました。腹部大動脈瘤手術の選択肢は複数あるのに「うちではやってない」と全く説明しませんでした。

　適当な人間を手術適応に仕立て、４本の人工血管を３本にしたバイパス手術を行ったのです。そのため４分枝人工血管を使ったのです。最初から手術そのものが目的で、右内腸骨動脈瘤を再建する手術ではなかったのです。これが説明できない、真実を隠し通した本当の理由だったのです。私は、運がわるく手術に適当な患者とされたのです。

目　次

第1章　診療の経過

　義理の妹が清瀬のＴ病院に入院していた頃、病状が思わしくないので、毎日のように妻が見舞いに行っていました。私は車を運転していき駐車場に車を止めて、病室に顔を出した後は、待合室で待たされていました。あるとき、ちょうど病院で総合健康診断の受付をしているのを見て、私はこの間を利用して健診を受けました。これが事の始まりになるとは思いもしませんでした。

■健診で「腹部大動脈瘤」を指摘される

　2011（平成23）年2月17日、清瀬市Ｔ病院において健康診断を受けたところ、担当医から「腹部エコー（超音波画像検査）の所見で動脈瘤らしきものがあるが心配することはない」と言われました。この腹部エコー検査が全ての出来事の発端になったのです。

■Ｓ病院での診療開始

　Ｔ病院の健診で「心配することはない」とは言われたものの、妻は「ちゃんと調べた方がいい」と心配しており、私も少々気がかりだったので、当時のかかりつけ医Ｙ医師（専門は糖尿病の開業医）に再度相談してみました。するとＹ医師は特にご自分の判断を示すこともなく、Ｓ病院の心臓血管外科に行くようにと紹介状を書いてくれました。Ｓ病院は近隣では少々名の通った総合病院（病床数400以上）です。

　同年3月15日、エコーの結果と紹介状を持ってＳ病院心臓血管外科部長Ｇ医師を訪ねました。Ｇ医師は手渡した資料をざっと見て「現在腹部大動脈瘤は径（＝直径）40mm内外ですので経過観察します」と言ってくれました。なおＧ医師は「念のためうちでも検査する」と言われるので、改めて腹部単純ＣＴ検査（造影剤を使わない検査）を受けました。翌週3月29日、結果を聞きに受診したところ、腹部大動脈瘤の径は43mmであり、やはり「経過観察する」との判断でした。「経過観

察」とは言われたものの、今後いつまでどのように観察していくことになるのか甚だ不安でした。

■突然の手術宣告

　7月15日、G医師は「経過をみる」と言って腹部造影CT（造影剤を使い、血流部分を鮮明に描き出す検査）を受けるよう指示しました。検査を受けて翌週（7月22日）結果を聞きに行くと、結果のプリント（下図）を渡され、「腹部大動脈瘤が55.5mmに拡大している。手術になります」と突然言われました。思いもよらぬことでした。わずか4カ月足らずで12mmも急拡大するのかと驚きました。それにしても私には何の症状もありません。G医師はさらに「瘤の形状が『嚢状型（袋のような形）』だから破裂しやすい。年内もたない」と強い口調で言われました。いきなりの手術宣告にビックリしてしまい、G医師に聞き返す

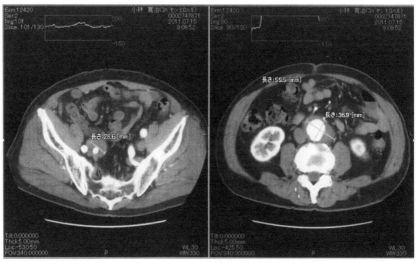

2011（平成23）年7月15日撮像の造影CTのプリント
7月22日、「腹部大動脈瘤が55.5mmに拡大している（右の画像）。手術になります」と言ってG医師から手渡された。左は右内腸骨動脈瘤の大きさ28.6mm。

8

言葉もみつからず、「(紹介元の)　Y医師とも相談させていただきたい」
とその場はなんとか返事しました。

　さっそく私はY医師を訪ねて「手術だ」と言われたことを報告しました。Y医師は私の不安な心情を察してくれて「少し様子を見たらどうか」と言ってくれました。私は少々意を強くしました。そこでG医師にも「様子をみることにした」と報告しました。

■「とにかく心臓の検査をするように」

　私には狭心症の既往があり、かつてT病院（健診でエコー検査を受けたT病院）で心臓の冠動脈にステントを留置しました。G医師は、この点に触れ「とにかくT病院で心臓の検査を受けてくるように」と強く勧めました。これは、大動脈瘤手術を行うことを前提とした全身評価の一環です。私は決して手術に同意していたわけではありませんが、そうは言っても大動脈瘤を放置しておくことも非常に不安でした。決めかねている以上、簡単な検査なら受けない理由もないだろうという程度に考えていました。

　G医師からの紹介状を持ってT病院の循環器科を受診。指示されるまま、結局、9月13〜15日、2泊3日入院し、心臓カテーテル検査を受けました。同病院でたまたま知り合いの看護師と顔を合わせたので事情を言うと「大動脈瘤の手術は大手術になる」とのこと。手術が一層恐ろしくなりました。

■「手術しないなら来るな！」

　9月30日㈮、心臓の検査結果を持っていくと、G医師から再び手術を勧められました。しかし、G医師には既に「様子をみることにした」と報告した通りであり、気持ちに変わりもなかったので、「手術はしたくない」と断りました。すると、G医師は「手術しないなら来るな」とまで語気を荒立てました。そして、その場でY医師あての手紙を書き、それをY医師に持っていくように言われました。

　さっそく、かかりつけのY医師を訪ね、手紙を渡すと、一読して、

「動脈瘤は嚢状型で破裂しやすい状態だと書いてある。（G医師が）ここまで言ってくれるのだから手術を受けたらどうか」と言われました。それまで「様子をみるように」と言ってくれていたY医師がG医師の手紙を見てすっかり態度を変えたのです。G医師の手紙には「手術に同意するよう勧めてくれ」という意味のことが書いてあったに違いありません。

■ **遂に手術に同意する**

　11月8日㈫、G医師の外来を受診。この日、私は手術を受ける意思を告げました。G医師は、「手術はZ先生が執刀します。私は手術をしませんが立ち会います」と言いました。さらに、「手術の説明は執刀するZ医師が行います」と言いながら、パソコン画面に日時を入力し、Z医師の次回外来予約を確定させました（後日S病院から聞いたところでは、当時同院は紙カルテから電子カルテへの移行期にあったとのこと）。

　手術をするのは会ったこともない「Z」という医師であって、これまで手術を強く勧めてきたG医師は「手術をしない」などと言うのです。こんなこともはじめて聞かされ戸惑い、また怪訝に思いました。しかし質問などできる雰囲気ではありません。大きな病院のシステムはそんなものなのかと自分を納得させていました。

　G医師は手術のときに使うという1本の「人工血管」を取り出して私に触らせました。その「人工血管」と称するものは、化繊の布地のような材質でできた1本の管状のものでした。色は真っ白く、触るとごわごわしていました。こんなものを大動脈の代わりに使うのかと異様に思えました。

■ **Z医師との初顔合わせ**

　12月1日㈭、指定時刻の午後2時、Z医師の外来診察室の前で待ちました。いろいろな科の患者がたくさん待っています。長い間待たされた後、マイクで呼ばれ私たち4人（私、妻、甥、妻の友人）は診察室に入りました。Z医師とは初対面でしたので、挨拶と自己紹介のあと簡単

に同席者の続柄を説明しました。するとＺ医師は、妻の友人が同席して
いることについて「なんで関係ない人が入っているのか」と大きな声で
叱責しました。われわれは顔を見合わせその場が一瞬無言になりました
が、そのまま手術の説明に入りました。

　Ｚ医師は、用意されていた「同意書1/3」「説明書2/3、3/3」計３枚の
書類を私に手渡し、これを読み上げるようにして説明しました。

　私は手術の覚悟はできていましたが、不安と緊張でいっぱいでした。
ただ、そのときの私としては、手術のリスク、特に死亡のリスクがどの
くらい大きいものかが唯一の関心事でした。それを質問すると、Ｚ医師
は、「手術のリスクは瘤の大きさ、形状によって変わるのだ。あなたの
動脈瘤は大きく形も囊状型で特に破裂する危険性が高いので手術するの
だ」と瘤径と破裂危険率を書いてある説明書の部分を示して説明されま
した。私の質問は、手術による死亡確率がどのくらい大きいものかとい
うことでした。その旨再度質問すると、Ｚ医師は「手術の死亡率は１％
内外だ」と答えました。

　私たち４人は、CT画像の詳しい説明や、手術の実際の手順などにつ
いて改めてＺ医師から何らかの話があるものと予想していましたが、そ
のようなものは何もありませんでした。外来患者も待っており、Ｚ医師
は非常に急いでいる様子で、それ以上質問できる雰囲気でもありません
でした。しかも説明は２枚目の説明書の中ほど、つまり破裂の危険度を
説明したところで終わってしまいました。こうして慌ただしく同意書に
本人と同席者全員のサインを求められ、この日の説明は全体として10
分足らずで終わりました。

■入院

　12月２日㈮午前10時、入院受付に着き、所定の手続きを終え、病棟
の看護師に案内されて病室に入りました。昼食をとり、午後から所定の
検査を受けました。手術や麻酔に備え、呼吸練習を毎日行いました。

　12月６日㈫、病棟の別室に呼ばれ、麻酔科の女性医師から麻酔の方

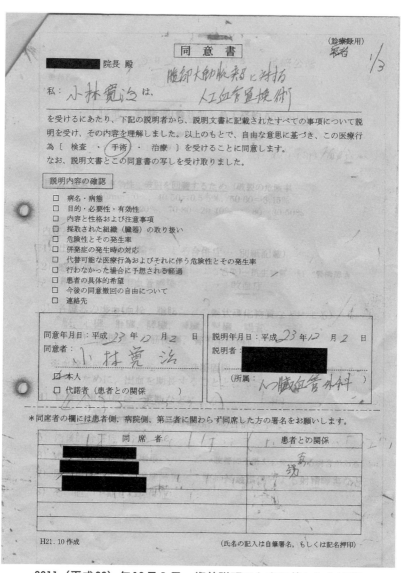

（診療録用）
患者　1/3

同　意　書

███████ 院長 殿

私：小林寛治 は、　腹部大動脈瘤に対する
　　　　　　　　　　人工血管置換術

を受けるにあたり、下記の説明者から、説明文書に記載されたすべての事項について説明を受け、その内容を理解しました。以上のもとで、自由な意思に基づき、この医療行為〔 検査 ・（手術）・ 治療 〕を受けることに同意します。
なお、説明文書とこの同意書の写しを受け取りました。

| 説明内容の確認 |

☐ 病名・病態
☐ 目的・必要性・有効性
☐ 内容と性格および注意事項
☑ 採取された組織（臓器）の取り扱い
☐ 危険性とその発生率
☐ 併発症の発生時の対応
☐ 代替可能な医療行為およびそれに伴う危険性とその発生率
☐ 行わなかった場合に予想される経過
☐ 患者の具体的希望
☐ 今後の同意撤回の自由について
☐ 連絡先

同意年月日：平成 23 年 12 月 2 日　　説明年月日：平成 23 年 12 月 2 日
同意者　小林寛治　　　　　　　　　説明者 ███████
☑ 本人
☐ 代諾者（患者との関係　　　）　　（所属 心臓血管外科 ）

＊同席者の欄には患者側、病院側、第三者に関わらず同席した方の署名をお願いします。

同　席　者	患者との関係
███████	
███████	妻
███████	

H21.10 作成　　　　　　　　　　（氏名の記入は自筆署名、もしくは記名押印）

2011（平成23）年12月1日、術前説明のときに使われた書類

右上の「1/3」は「3枚のうち1枚目」という意味（Z医師の筆跡）。実際の説明日は12月1日だが、説明書の日付は12月2日となっています。確かにZ医師の筆跡で「12月2日」と書かれているが、その理由は不明。訴訟した後に気付きました。最初から、仕組まれた手術だったのです。

12

説　明　書

説明日：*2011* 年 *12* 月 *2* 日　説明者：████　*2/3*

患者名：　*小林寛治*

病　名：　腹部大動脈瘤(嚢状型；最大径約 55mm)

　　　　　狭心症(カテーテル治療後；ステント術後)
　　　　　バイアスピリン内服中　　　　　*右の嚢状動脈瘤 約 30mm*

説明内容：

目的，必要性，有効性；破裂を回避するため（破裂の危険率　％/年）
　　　　＜40mm＝0％，40-50＝0.5-5％，50-60＝3-15％
　　　　60-70＝10-20％，70-80＝20-40％，＞80＝30-50％

内容と性格および注意事項

1) 出血　←　輸血(輸血による合併症… 別紙記載)

2) 感染(細菌(MRSA などの耐性菌)による感染)→抗生物質→肝，腎機能障害
　　創部感染，人工血管感染など　→ 敗血症

3) 各臓器の虚血(血栓，脂肪などの粥状硬化物質などによる)
　　脳，心臓，肝臓，膵臓，脾臓，腎臓，腸管，下肢など
　　→例) 脳梗塞，心筋梗塞，腎不全(＝透析)など

　　※血栓形成予防のために，血液凝固阻止剤(ヘパリン)を投与するが，
　　　そのために，出血を助長することとなる．

4) 血管の損傷(吻合，遮断などによる)

　　→　出血，動脈解離，吻合部瘤，吻合部狭窄など

5) 術後肺合併症

6) 術後腸閉塞，腹壁瘢痕ヘルニア→改善に手術を必要とする場合がある

7) 尿管損傷による腎機能障害，下腹神経叢損傷による射精障害など

8) その他，予期せぬ合併症

████████████　病　院

12月1日、術前説明のときに使われた書類（日付は12月2日）

右上の「2/3」は「3枚のうち2枚目」という意味。説明はこのペー
ジの中ほど（目的・必要性・破裂の危険性のところまで）で終わって
しまった。紙面後半にも丸印などが多数付いているが、これは書類を
コピーして何人もの患者に使い回しているためであろう（被告準備書
面）。

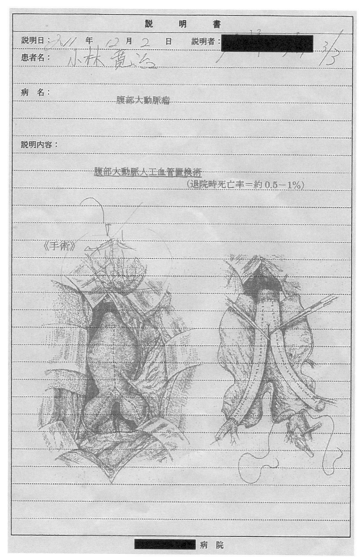

説　明　書

説明日：2011 年 12 月 2 日　　説明者：▢▢▢▢▢▢▢▢　　3/3

患者名：小林寛治

病　名：　　腹部大動脈瘤

説明内容：

　　　腹部大動脈大工血管置換術
　　　　　　　（退院時死亡率＝約0.5−1%）

《手術》

▢▢▢▢▢▢ 病　院

12月1日、術前説明のときに使われた書類

右上の「3/3」は「3枚のうち3枚目」という意味。外科手術書か何かのコピーと思われる。Y型人工血管を用いた一般的な手術の模式図である。私の手術の手技を示しているものではない。なおZ医師はこの図については一切説明していない（被告尋問ではすり替えたものを使った、228頁参照）。

法と輸血についての説明を受けました。

■いよいよ手術

　私の診断名は「腹部大動脈瘤」、手術術式は「人工血管置換術」です。12月7日㈬、朝9時前に車椅子で手術室に運ばれ、手術台に乗せられて、私の音楽の趣味を聞かれ、麻酔が開始されるとすぐに意識を失いました。

　気が付くと、私は苦しく、水、水とうわ言のように口走っていました。喉と口の異常な渇きに耐えられない状態でした。看護師が脱脂綿にわずかの水を含ませたもので口元を湿らせてくれましたが、「水を飲んではだめですよ」と言われました。とにかく苦しく、深い深い谷底に落ちるように意識を失ってしまいました。

　ずっと待機していた妻と親族に対して、Z医師、G医師は二人そろって「手術はうまくいった」と説明したとのことでした。私に対しては手術の説明は特にないのだから、何事もなかったのだろうと勝手に思っていました。

■後遺症の兆し

　術後は、G医師、Z医師、それにK医師の3人で毎朝処置回診がありました。何日目かのこと、処置回診後、腹帯がはずれて裸同然にされたまま、看護師も立ち去ろうとするので私は呼び止めて「まだ腹の傷が痛む。腹帯を閉じてほしい」と頼みました。すると看護師は「自分でするように」と言うのです。「それは看護師の仕事じゃないか」とたしなめたところ、看護師は先に出て行ったZ医師を追いかけて告げ口をしたようです。Z医師が急いで駆けつけて来るや、私に向かって「どうして看護師の言うことを聞かないんだ」と強い口調で言うのです。私は「患者の世話をするのは看護師の仕事ではないか」と少し抵抗しましたが、「介護じゃない、看護だ」とまた強い口調で言われてしまいました。

　その後、院内の廊下で歩行訓練をしていたとき、右臀部から右大腿部にかけて異様な痛みを感じ、歩くことも難儀に感じるほどでした。歩行

15

訓練に付き添ってくれていた看護師にはそのことを訴え続けました。当時は何も分かりませんでしたが、あとから思えば、このときの異様な痛みが手術合併症（手術後遺症）の兆しだったのです。

12月16日㈮、術後のCT検査を受ける。検査後K医師に呼ばれ、ナースステーション脇の一室を訪ねると、パソコン画面でその日のCT画像を見せてくれました。手術はうまくいって人工血管のところをちゃんと血液が流れていると説明があり、「なるほど」と納得しました。ただ、K医師は、「血管が一本切断されている」とあっさり口にしました。その血管はもともと左右対称に出ている血管の枝なので、一方だけ欠けていれば素人でも分かります。しかし、私としては、とにかく手術がうまくいって良かったという気分に浸っており、臀部の痛みも血管の切断もあまり気にしていませんでした。

■ 退院

術後約10日が過ぎ、年の暮れも近くなってきました。院内では『クリスマス・キャロル』の歌声が響いてきます。病院で研修している看護師の卵たちが歌いながら各病室を回っているのです。我が家が恋しくなり、早く退院したいと願い出たところ、12月17日㈯の退院許可が出ました。退院間際にK医師から一枚の書類を渡されました。人工血管についての「製造物責任法による品質証明書」なるものでした。人工血管の耐用年数も気になっていたのでこの際聞いてみると「10年以上の実績がある製品だ」とのことで半分安心しました。

退院日、妻と甥が迎えに来てくれました。退院時処方としては、当面服用すべき薬だけ処方されました。「Y医師の薬はそのまま続けるように」とのこと。退院時に、血液サラサラ薬バイアスピリン錠（100mg）と制酸薬タケプロンOD錠（15mg）20日分処方されました。

■ 外来通院

年が明けて2012（平成24）年1月5日、退院後はじめての外来。今後は手術をしたZ医師の外来に通院することになりました。右臀部から

大腿部の痛みは取れず、歩行困難は解消されていませんでしたので、今後の見通しについて訊ねました。これに対しZ医師は、「術後は順調だ」「歩けば治る」「歩け歩け」「治らなかった者はいない」と言うだけで、痛みの原因については何の説明もありませんでした。薬は、血液サラサラ薬の系統のプラビックス錠、ドルナー錠、プレタール錠の3種類が処方されました。「あとは1年後に来るように。予約は要らない。直接電話して来るように」と言われ、この日は終了。

　言われる通り、歩行練習を続けました。歩いても歩いても腰回りから臀部、大腿部が痛くなって50mも歩けません。1、2分休むと痛みは楽になります。楽になったらまた歩く。この繰り返しでした。買い物でカートを使えば500歩前後歩くことができました。しかし、状態は一向に改善しません。次第に歩くことが少なくなっていきました。

■疼痛で歩くことにも難渋

　3月6日㈫、外来受診。プレタールOD錠（100μg）1日2回、16日分処方。しかし痛みの改善なし。

　3月22日㈭、外来受診。プレタールOD錠（100μg）朝・夕2回、28日分処方。動悸・胸苦しさ、脈拍数100回/分以上の頻脈となったため服薬を中止。

　5月、外来受診。「日常生活に困難をきたしている。歩けなくなるのではないか」と訴えると、「あなたは神経質だ。何を処方してもダメなら薬はない。外科的には、もう処置はない」と言い捨てられました。Z医師の口ぶりから、どうやら私と同様の患者が他にもいる様子でした。

■「おかしい」

　私はZ医師に言われるまま懸命に歩きましたが、1年経っても少しも改善の様子がありません。むしろ痛みはひどくなり、20歩くらい歩いては痛みを我慢するという状態でした。座っていても痛みます。仰向けに寝ていると痛みがわずかに軽くなるように思われました。

　Z医師は相も変わらず「歩け」「歩け」の一点張りで埒があきません。

「痛みの処置はないから来ても無駄だ。あなたは神経質だ」とまで言われました。見かねて妻が2回にわたり今度はG医師に手紙を書いて私の病状を尋ねましたが、返事すらありません。妻も私も、さすがに「おかしい」と思うようになりました。

11月22日㈭、外来受診。歩行困難を訴えましたが、「外科的には何もできない」と同じことの繰り返しでした。そこで私の方から、「現在、血管の状態がどうなっているのか造影剤を入れて検査してほしい」と要望しました。造影CT検査は12月3日㈪に予定されました。

この日、ドルナー錠（20μg）1日3回、14日分とプラビックス錠（75μg）1日1錠、14日分処方あり。過去にこの薬で消化管出血を起こし入院した経験があるので2日服用して止めました。

■術後1年後のCT画像を要望する

12月6日㈭、CTの結果を聞きに外来受診。Z医師は「これだけはっきり写っている。血流は十分だ」と断言しました。私が「もう、これ以上ここに来ても無駄ですね」と言うとZ医師は「そうだ」と言いました。

「手術前のCTと現在のCTを並べた画像をプリントしてください」と要望すると、Z医師は、その場でプリントし、あっさり手渡してくれました。これでうるさい私と縁が切れるならお安いものだとでも思ったのでしょう。Z医師は画像に赤いペンで印を付けながら、「縛った血管から新しい血管が生えてきている」と説明しました。

■親類筋の医師からの決定的な意見

12月、妻が、親類筋の医師（元・国立大学病院の病院長、専門は整形外科）に私のCT画像を送り、相談をもちかけてくれました。

大晦日12月31日㈭、親類筋の医師から電話あり。私からあらためて現在の症状を説明し、判断を聞きました。すると、「手術をした医師（Z医師のこと）は、現在の状況をよく分かっていたはずだ。右側に行く血管を縛ってしまったために血流が不足して歩くと痛みが出るのは当

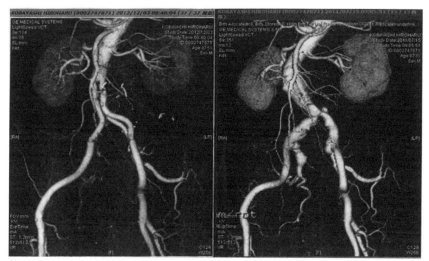

2012（平成24）年12月6日㈭、Z医師からもらった造影CT画像
右内腸骨動脈が消えていた。
（左）術後約1年（2012年12月3日撮像）、（右）術前（2011年7月15日撮像）。

然。筋肉に必要な血液が不足しているからだ」とはっきり言ってくれました。このように痛みが出て歩けなくなる状態を医学では「間欠性跛行（はこう）」と呼ぶのだそうです。「（東京の）手術をした医師が言うように、『毛細血管が再生してくる』ことは確かにある。しかしそれには1年くらいかかる」とも言っていました。再生といっても切断した血管がそのまま伸びてくるわけではなく、断端の脇から細い血管が何本も出て、血流不足になっている臓器に向かってゆっくり伸びていくということでした。このような血管のことを「側副血行路（そくふく）」というのだそうです。総括として、「もう少し様子をみたらどうか。いつでも電話してくれ。相談にのる」と言ってくれました。なお、「脊柱管狭窄症でも間欠性跛行になることがある。一度整形外科で確認してもらった方がいい」とも言っていました。

■ Z医師、痛みは腰椎のせいだと言う

　2013（平成25）年1月10日㈭、Z医師の外来にて、私は知り得た情

報から「血管を切ったことが痛みの原因になっているのではないか」と思い切って聞いてみました。するとＺ医師は、「痛みは血管のせいではない。血管には神経がないのだから痛むはずがない。痛みは腰椎から来るのではないか」と言うのです。私はもともと腰痛症もありません。痛みは明らかに手術後に出てきました。このタイミングで急に腰椎が原因だと言われても簡単に納得できるわけがありません。ですが、論より証拠と考え、院内の整形外科を紹介してもらいました。

■院内の整形外科でも「脊柱管狭窄症ではない」

後日、さっそく院内の整形外科を受診し事情を説明しました。「心臓血管外科で腹部大動脈瘤の人工血管置換術を受けたが、術後右臀部と大腿部の痛みが依然として軽快しない。脊柱管狭窄症かどうか診断してほしい」とストレートにお願いしました。早速腰椎Ｘ線検査を受けたところ「腰椎の４番目の隙間が狭い。しかし年齢相応だ。脊柱管狭窄症ではない」と言ってくれました。

整形外科受診後、Ｚ医師に「痛みの原因は腰椎ではないようだ」と報告したところ、「血管のことが分からない医者に何がわかる！」と私は叱責されました。整形外科では血管のことを聞いたのではないのでＺ医師の叱責は当たらないのですが。

■寝られぬほどの痛み

右臀部から大腿部にかけての鈍痛は昼も夜も和らぐことがありません。１月14日㈪、夜中の１時から４時ころまで痛くて体を動かすことができないほどでした。ボルタレンの坐薬があったので尻から入れました。痛みがほんの少し和らぎ、ある程度眠る事ができました。これほどひどい痛みははじめてでした。１年たって具合は悪くなっています。

■専門医も血管の切断が原因と判断

１月17日㈭、私が送ったＳ病院の整形外科のCD-ROMを診た親類筋の医師から手紙が届き詳しい内容が記されていました。

　まず一つの結論は、「歩行障害の原因は腰椎ではないようだ」ということでした。さらに、血管の問題については、同じ病院内の心臓血管外科の専門医に聞いてくれた結果を報告してくれました。

　専門医の意見は、「手術で切断された血管は『右内 腸 骨動脈』という血管であり、ここから分布した血管は右側の骨盤と臀部に分布する。臀部の痛みは、この血管を切断したことによって骨盤、臀部の血流が途絶えたためだ」ということでした。2枚の図表（22頁）が添えられていました。

　痛みの原因は血管を結紮（切断して断端を縛ること）したことによる、という結論でした。親類筋の医師を通じてこうした事実がはじめて明確になったのです。

　右内腸骨動脈を結紮したため、右側の臀部の血流が途絶え、酸素や栄養が常に不足する状態になっているのです。わずかに溜まっているエネルギーで少しは動けるのですが、歩くとすぐにエネルギーが枯渇して動けなくなります。局所の酸欠で痛みも強くなります。少し休むと少し歩くことができます。このような病状が「間欠性跛行」です。「間欠性（旧字では間歇性）」とは状態が良くなったり悪くなったりする様子を意味し、「跛行」とは、もともと「足をひきずる」ことだそうです。医学でいう「間欠性跛行」は、日常語でいう「足をひきずる」とは少しニュアンスが異なり、「歩くと左右どちらかの下肢が痛み、少し休むとまた歩ける状態」のことをいいます。私の場合も痛みの出方は「間欠性」ですが、痛む場所が「下肢」というより「臀部」なのです。「間欠性跛行」のうちでも私のような場合は、特に「殿筋跛行（旧字では臀筋跛行）」というのだそうです（近年医学用語は旧字体を使わない傾向にあるようです。本書では「臀部」はこの通りに表記します）。

「間欠性跛行」は、腰部脊柱管狭窄症のような腰椎の病気の症状として顕在化する場合もあるのですが、動脈硬化症、動脈閉塞症のような血管の病気の症状として出現してくる場合もあります。私の場合は血管のトラブルが原因という意味で後者に属します。

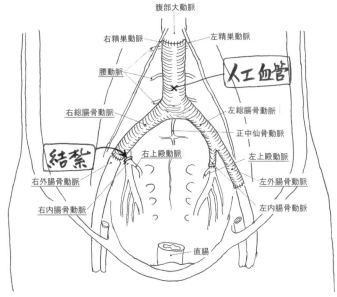

親類筋から送られてきた図（その１）

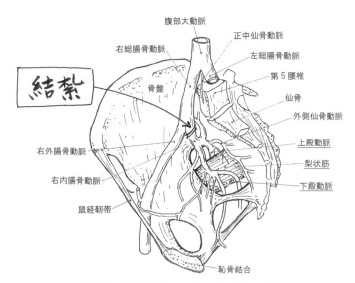

親類筋から送られてきた図（その２）

（骨盤を半分に切って左前やや上方から見た概念図）

「殿筋跛行」は腹部大動脈瘤、特に内腸骨動脈瘤の術後合併症の一つです。なお厳しいことに、「術後半年経って軽快しない殿筋跛行は生涯治らない」という事実を宣告されてしまいました。せめてもの対処方法として「主治医と相談して薬などによる治療を考えてもらうように」との助言をもらいました。

　知らないうちに重大なことが起こっていたのです。幸い親戚筋の医師を通じて専門医の意見を聞くことができたのは良かったのですが、結果は非常に厳しいものでした。

■ 親類筋の医師から追加報告あり

　1月18日㈮親類筋の医師から電話あり。要点は次の通り。

- 私の受けた手術は異常なものとはいえない。腹部大動脈瘤の手術として通常の手術の範囲だ（血管外科医師の意見）。
- 血管を再建せずに結紮したのは、何らかの理由があったのだろう。例えば、血管が弱く縫い合わせることができなかった。
- 今後について、担当医と相談して、痛みのないよう、日常生活が満足できるよう、手当てしてもらうしか方法はない。
- 腰椎病変の可能性については、やはり一度MRIで確認した方がいい、など。

　血管結紮については、Z医師から「時間が無かったので、縛った」と言われた記憶があるのです。しかしその時はこんなに重大なことになるとは思ってもいませんでした。「血管は後で生えてきて、補ってくれる。1年くらい経てば、元に戻る」とも言われて、安心した記憶があります。

■ 腰椎MRI検査を受ける

　1月30日㈬午後1時30分、S病院地下2階でMRI検査を受ける。約20分、ガンガンとうるさい音がするドームに入って検査。整形外科

の結果説明は2月5日㈫午前10時に予約。

■脊柱管狭窄症なし

　2月5日㈫、妻とともに整形外科受診。医師は、「脊柱管狭窄症はない。所々細いところはあるが、年齢相応のもので誰にでもある。これを脊柱管狭窄症とはいわない」とはっきり言ってくれました。これで「脊柱管狭窄症」は完全に否定されました。MRIのデータはCD-ROMにして渡してくれました。親類筋の医師にもこの旨報告しておきました。

■S病院の「医療安全管理室」に相談、Z医師との面談予約を取りつける

　Z医師がいつまでも誠意を見せないため、病院の事務部を通じて正式に面談を申し込むことにしました。

　2月12日㈫午後、妻と一緒にS病院「医療安全管理室」を尋ねました。窓口に現れた事務のH氏に案内され、別室に入り、これまでの経過を説明。H氏は40〜50分にわたり、私の話をよく聞いてくれました。私は、「なぜ、右腸骨動脈を縛ってしまったのか、歩行が困難になることは判っていたのに、Z医師はなぜ1年以内に元通りになると言ったのか、日常生活が出来るようにしてほしい、社会生活が出来るようにしてほしい」など、正直な心境を伝えました。H氏は、私の電話番号を控え、「Z医師に話を通してから、対応してくれるかどうか1週間以内に返事する」と言ってくれました。

　早々翌日2月13日、H氏から電話があり、Z医師は面談に応じるとのことでした。日時は2月21日㈭午後2時と指定されました。

■Z医師との面談に先立ち、考えをまとめる

　2月18日㈮、面談を前に考えをまとめてみました。

　手術前は何の症状もなく健康な体だった。たまたま受けた健診で「腹部大動脈瘤の疑い」と言われたが「心配ない」とも言われた。ところがG医師に「破裂する」と言われ予防的な手術を受け、その結果毎日の生活が困難になってしまった。手術をして何故こんなことになってしまっ

たのか。Z医師にはどうしても説明してもらわなければならない。血管
を縛ったために後遺症が出たことはZ医師は当初から認識していたに違
いない。

　Z医師からは「外科的に対処する方法はない。あなたは神経質だ」と
言われたが、それでもなお今後に向けて、痛みと歩行困難を少しでも改
善させたい。そもそも真剣に話を聞いてくれる態度がない。自分でやっ
た手術に責任を感じていないのかZ医師に聞いてみたい。

　私一人で行ってもうまく丸め込まれるかも知れないので、誰か知人に
同席してもらおう。親類筋の医師に迷惑がかからないように、名前は伏
せておこう。

　だいたいこのようなことを聞く腹積もりを決めました。

■ Z医師との面談

　2月21日㈭、定刻の2時前からわれわれ4人（私、妻、妹、甥）は
総合受付で待つ。1時間以上待たされ、午後3時15分頃、ようやく案
内されてZ医師の診察室に入室。医療安全管理室のH氏も何かの用でと
きどき席をはずしながらも基本的に同席してくれました。

✧右臀部の痛みは血管結紮が原因であるという点について

　Z医師が「それでどう？」と口火を切ったので、私は単刀直入に内容
に入りました。「先生に毎回『歩け歩け』と指示された通り、痛みをこ
らえて頑張って歩いたが、1年経っても改善するどころかむしろ更に歩
けなくなった。現在の血管がどうなっているのか調べたいと考え、こ
ちらからお願いして、12月に造影CT検査をしてもらった。術前と今回
のCTを並べた写真がこれである。先生はこれを示して『縛った血管か
ら新しい血管が生えてきている』とその部分にペンで印を付けながら説
明されたが、複数の専門医にこの写真を見せて意見を聞いたところ、こ
の写真から新たな血管が生えているとは誰も認めていない。先生が言っ
たのはウソではないか」と切り出しました。すると、Z医師は、CT画
像については触れようともせず、「右の血管を縛った場合、血管の再生

は左から迂回して右側の虚血部分を補うものだ」と、これまでの説明を
あっさり撤回し新たな説を持ち出しました。

　私が「自転車に乗るとしばらくして臀部が痛くなる」と言うと、Z医
師は「体重がかかり血流が止まるからだ」と説明し、自ら血流が不足し
ていること、血管再生が進んでいないことを認めています。

✧上殿動脈と下殿動脈の指摘は決定打となった

　さらに、「私が調べたところ、内腸骨動脈を縛ったことで、上殿動
脈、下殿動脈等、臀部に分布している動脈の血流が絶たれてしまった。
これによって右臀部から右大腿の痛みを伴う歩行困難、『間欠性跛行』
を生じたのだ」と医学的根拠をぶつけました。Z医師は無言でした。

✧核心を突かれZ医師開き直る

　心臓血管外科の常識として、手術の合併症の一つとして殿筋跛行は当
然ケアしなければならないことですが、G医師もZ医師も術前術後の経
過を通じ殿筋跛行について一言も口にしていません。Z医師は、また話
題をそらし「今回の手術の方法には間違いはない。誰のところに持って
いっても、自信がある」などと言って開き直るのです。その上、「内腸
骨動脈の結紮は許された手術だ」などと言っていました。口が滑ったの
でしょうか。後遺症の原因は血管結紮だと白状したも同然です。同時
に、S病院心臓血管外科は、日ごろから、血管結紮による後遺症を相当
軽視していることも窺われました。

✧右内腸骨動脈の瘤の存在も動脈を結紮することも事前に聞かされていないこと

「G医師もZ医師も最初から腹部大動脈と右内腸骨動脈に瘤があること
を知っていて何故何も説明してくれなかったのか」と問うと、Z医師は
「内腸骨動脈は6mmくらいなものだが30mmくらいになっていたので
手術したのだ。放置すれば破裂することがある。手術は正しい選択だっ
た。人工血管と30mmの血管は太さが違うのでつなぐことはできない。

縛ることはさんざん話した」などと手術の正当性を主張し、説明もした
と言い張りました。「私は動脈を縛ってしまうなどということは全く聞
かされていない」と言うと、Ｚ医師は書類（術前の手術同意書）を拡
げ、「手術合併症の臓器の虚血のところで、脳、心臓、下肢に○がつい
ているではないか」と言って下肢の虚血も説明したと主張しました。し
かしこれは話が違うのです。「虚血（血液が不足すること）」という言葉
を聞いて、血管を縛って血液が行かなくなるなどという事態に思いが及
ぶはずはありません。あとでよく調べてみても、「虚血」とは動脈硬化
症や血栓塞栓等による血流障害をいうのであって、手術で意図的に動脈
を縛ることまで含めるのは無理な話です。しかも術前説明は書類を棒読
みして患者のサインを求めるだけの形式的なものでした。書類に虚血と
書いてあるからといって「さんざん説明した」などと言うのは見苦しい
言い訳です。

✧なぜ右内腸骨動脈を結紮したのか？

「時間がなかったから血管を縛ったのだと最初は先生から聞いた」と私
が指摘すると、Ｚ医師は「そう言った覚えはない。手術時間は３時間
かかっていない」（手術記録では３時間17分）などと言ってまた前言を
撤回しました。どうも不自然です。時間がなかったかどうかは別として
も、結果的に右内腸骨動脈の再建（人工血管の断端とつなぎ合わせるこ
と）を断念したことは事実です。手術中に何らかの急な事情が生じたの
でしょう。時間がなかったのではないと言うなら、なぜ動脈を結紮した
のでしょうか。Ｚ医師は肝心なところを何も言いません。後で判ったの
ですが、Ｚ医師等は最初から４分枝人工血管を３分枝として使い、左内
腸骨動脈をバイパス手術することにしていたのです。

「時間がなかったから」とＺ医師は確かに言ったのです。「時間がなく
なって動脈の再建を断念した」と理解するのが自然です。ではなぜ時間
がなくなったのでしょうか。

✧「殿筋跛行は一生治らない」

　このまま「殿筋跛行は死ぬまで治らない」というのがこの日の面談の結論になってしまいました。甚だ不本意な話です。

✧手術データの開示を要望する

　最後に私から「今までの私の手術に関するデータを、私に下さい」と要望しました。Ｚ医師は、「分かった。後日データを渡します」と答えました。カルテ等関係資料は後日でき次第、医療安全管理室のＨ氏から連絡をいただくことになりました。

　結局この日の面談は１時間半も費やして何らの成果もなく、無益な「押し問答」に終わりました。

■少し歩いても痛い

　２月26日㈫、家から近くのＭクリニック（皮膚科）を受診したので、ついでながら、術前の写真と術後の写真を示して意見を聞いてみました。「皮膚科のことなら判るが、専門外なので何とも言えない。一般論として、必要な血管が障害された場合には側副血行路（そくふく）が発達すると言われている」とのことでした。

　その帰りに少し足を延ばしてスーパーＤまで買い物に行きました。人が10分で歩けるところを１時間以上もかかってしまいました。歩いては止まり、止まってはまた腰をさすって少し歩きます。人には見られたくないみじめな姿です。

■面談で要望したデータ、催促する

　３月７日㈭、面談後２週間連絡がないため医療安全管理室のＨ氏に電話。Ｈ氏は、「ちょうど今朝、先生にあったので話をした。緊急の手術が重なってまだ書類が出来ていない。明日か来週こちらから連絡する」と答えました。

■訴訟に向けての準備、面談記録を弁護士に送付

　3 月 2 日㈯、Ｚ医師との面談（2 月 21 日）の録音を CD にコピーして I 弁護士に送付。

■面談で要望したデータができたらしい

　3 月 12 日㈫夕方 5 時頃、Ｈ氏より電話あり。「今日、Ｚ医師からデータをもらった。今週中に渡せる」とのこと。

■面談記録はＺ医師の正当化を並べたもの

　3 月 17 日㈰、Ｚ医師との面談の時に要望したデータ等がＨ氏経由で届きました（3 月 15 日付）。

✧ 2 月 21 日の面談記録

　送付された書類の中に、手術データとは別に、「病状経過のご説明（説明医師：Ｚ医師、説明日：2013 年 2 月 21 日）」という表題の 1 枚の書面が同封されていました。これはＺ医師が面談後に作成したと思われるものですが、Ｚ医師の一方的な主張ばかりが並んでいるのです。こんな書面は要望もしておらず、また面談記録としても作成手順も一方的でルール違反です。私は一目見てびっくりしてしまいました。「内腸骨動脈に関しては、再建不可能であったため結紮した」、「術後 CT で血流良好、その旨説明した」、「内腸骨動脈瘤の径は 30 mm で手術適応に問題なし、その旨説明した」、「今回の手術に伴う合併症の一つの可能性として殿筋跛行が考えられる」などと記載しています。

　術前、内腸骨動脈瘤の存在についても手術適応について一切説明はありませんでした。Ｚ医師は、面談時において既に正直な説明はしていません。Ｚ医師は自分を正当化する内容を勝手に盛り込んでいるのです。私はこの日の面談を録音しました。

　この書面をコピーして弁護士 I に送付すると、同弁護士からは、「内腸骨動脈の手術に関する術前の説明書は存在しないのであり、Ｚ医師の主張はおかしい」と連絡がありました。

なお、要望した手術データの中に手術記録（1/2、2/2）が入っており、確かに原本のコピーと思われました。しかしそれは横文字ばかりで素人の私には解読困難です。読めるものなら読んでみろということなのでしょうか。

■ K大学病院のセカンドオピニオン外来に目星（めぼし）をつける

　一方、真実を明らかにするにはセカンドオピニオンを得るのが有効だろうと考えていました。交通の便の良さそうな病院をいろいろ検討し、K大学病院に目星をつけていました。

　4月1日㈪午前9時30分、K大学病院に電話し、腹部大動脈瘤についてセカンドオピニオンの相談ができるか訊ねたところ、紹介状があれば診てくれるとのこと。どうやら、セカンドオピニオン外来を受診するには、元の病院の「診療情報提供書（＝紹介状）」が必要だということのようなのです。「S病院では紹介状は書いてくれると言っている」とK大学病院に告げると「紹介状を持って4階の2番受付に来るように」と言われました。

■ いよいよカルテ開示を進める

　既にS病院医療安全管理室のH氏に手紙を書き、カルテ開示を要望していたところですが、同4月1日㈪午前10時、改めてH氏に電話でカルテ開示の件について訊ねました。すると、カルテ開示には正式な申請手続きが必要だと言われ、結局4月5日㈮午後1時から2時頃にS病院に出向くことになりました。

■ カルテ開示申請、及び、セカンドオピニオン外来受診の準備
◇ S病院のカルテ開示を申請

　4月5日㈮、午後1時30分、妻と二人でS病院医療安全管理室H氏を訪問。別室に案内され、カルテ開示の申請方法について説明される。病院側としても慎重な手順を定めている様子です。

　まず、本人確認のため、診察券、保険証、運転免許証を提示。H氏は

私の手術記録 1/2

of Cardiovascular Surgery		GENERAL HOSPITAL

No.: ▮

| 手術時期　定期　　分類 AAA　　ID 274-7871 | |

手術日　2011/12/7　　　　　　　　　指導医 ▮

術者 ▮　　第1助手 ▮　第2助手 ▮　　手術時間；2hr57min　（9:51-12:48　）

名前　　小林　寛治　　　生年月日 S12/11/18　　73歳　男・女

術前診断　Abdominal Aortic Aneurysm(suprarenal &saccular type ΦMax; 45mm)
　　　　　Rt. Int. IA Aneurysm(ΦMax; 30mm)

手術診断　do

術式　　　Graft Replacement (Quadrifurcation: INTERVASCULAR 16x 8x 7mm)
　　　　　distal to Bil. Ext.IA(¢ 7mm), Lt. Int.IA(¢ 6mm)), Rt.IIA ligation

麻酔　　A.O.S＋fenta.＋remifenta.　　　　麻酔医 ▮

Autotransfusion 3310ml→1880ml

Ao-clamp time; 43min, Rt.EIA;52min, Lt.EIA;62min, Lt.IIA;76min)

《Pre.OP Summery》

▮病院における健診にてAAAp/oされ，▮医院より紹介. CTにてAAA ¢ 43mm, Rt.IIA20mm.
4ヵ月後のf/u CTにおいて，AAA ¢ n.p.もsaccular type, IIA ¢ 30mmへの拡大あり手術予定となる.

Lisk Factor; p/oPCI(Cypher to LAD(2008/12); Tokyo Hosp.)
　　　　　　　上記に対して，バイアスピリン内服のままとした.

1. 全麻下，腹部正中切開にて開腹. 術野を展開し後腹膜を切開.
   まず中枢側より剥離施行し遮断可能とした.
   末梢は，右内外腸骨動脈をそれぞれテーピング. 内腸動脈は，瘤を鈍的に剥離し遠位部を確保.
   左は，新たに後腹膜を切開し内外腸骨動脈をテーピングした.
2. 全身ヘパリン化(ヘパリン70mg i.v.)後，中枢側遮断(ACT 280sec).
   末梢側は，左内外腸骨動脈を遮断. 右は，外腸骨動脈を遮断. 内腸骨動脈は，0SILK用いて結紮.
   動脈瘤に拍動のないことを確認し，動脈瘤を切開した.
   瘤切開時に，IVCより出血認め4-0prolene pledget付用いて止血した.
3. 瘤内を検索し，腰動脈を数本2-0Ticron用いて結紮した.
   中枢側をtrimming. 16x 8x 7 mmのQuadrifurcation graftを用い，まず中枢側吻合施行.
   4-0 prolene 連続縫合にて吻合. 遮断解除後に止血に4-0 proleneを2針使用.
4. 次に，右外腸骨動脈と右脚(¢ 7mm)を，4-0 prolene 連続縫合にて端々に吻合した.
   左は，腸骨動脈前面を通るようにgraft左脚(¢ 8, 7mm脚)を内外腸骨動脈分岐部まで誘導.
   外→内の順にそれぞれ4-0 prolene 連続縫合にて端々に吻合した. 剥離時に内腸骨静脈損傷した
   ため，4-0prolene pledget付用いて止血した.
   使用しなかった人工血管 ¢ 7mmの右脚は，0SILK用いて3重に結紮し，さらに3-0Ticron用いて
   O&Oにて縫合閉鎖した.
5. IMAは，back flow良好にて結紮した.
7. 末梢のpulsationを確認し，後腹膜腔内を温生食にて十分に洗浄後腹膜を閉鎖.
   さらに，腹腔内を温生食にて十分に洗浄し，層々に閉創し手術を終了した. 無輸血.

記載者 ▮

原本のコピーと思われる。手術に関するデータとして面談後Ｚ医師より入
手。医学用語ばかりで素人の私には読めない。

それらのコピーをとってすぐに返却してくれました。

　次に、何故カルテ開示を希望するのか、その理由を問われました。私は退院後の経過をそのまま話しました。「退院時には、術後１年後にまた診察に来るようにと指示されたが、臀部のひどい痛みと歩行困難が続くので１年待つことなどできず、翌年１月から１年の間に５回も外来を受診しました。しかしその都度Ｚ医師からは、『歩きなさい、歩けば血管が生えてきて元通りになる、今まで歩けなくなった人はいない』などと言われ続けてきた。ところが、１年経っても一向に改善しない。『おかしい』と思い、私から造影ＣＴの検査をして欲しいと願い出ました。そのＣＴの結果を見て、Ｚ医師からは、『血管は生えてきている。これ以上外科的な処置はできない。いろいろ薬を処方したが、改善しない。あなたは神経質だ』などと言われた。患者が苦しみながら受診して訴えているのに、Ｚ医師は納得できる対応をしてくれない。Ｚ医師は患者の持ち込む課題をどのように判断し、どのようにカルテに記載しているのかを知りたい。そのためにカルテ開示を申請するのだ」と説明しました。さらに、「今年２月のＺ医師との面談では、『もう外科的に出来る処置はない、こうなったのは仕方がない、万に一つの不幸な事例だ、命に別状がないのだからいいじゃないか』などと言って切り捨てられた。私の体は本当に元に戻らないのか。本当に歩けないまま今後生活していかねばならないのか、という問題だ。改善の可能性を少しでも考え、他の病院で診てもらうことも考えている」と付け加えました。

　申請書類に必要事項を記入し押印しました。Ｈ氏の話では、紹介状ができるまで約２週間かかるとのことでした。

✧Ｋ大学病院セカンドオピニオン外来を受けるためのさまざまな手順

　Ｈ氏に、「自分で調べた結果、Ｋ大学病院がよいと考えている。Ｋ大学病院の方ではＳ病院からの紹介状があれば受診できると言っている」と告げました。Ｋ病院の地域医療連携室（セカンドオピニオン外来）では「セカンドオピニオン外来は健康保険が利かない。自費になるがそれでいいか」と聞かれました。「費用は幾らくらいかかるのか」「時間で費

用が決まる。30分で10500円、1時間で21000円」とのこと。私は了承しました。

さらに、K大学病院のセカンドオピニオン外来の曜日は一般の診察日ではなく、特別に曜日の指定になるとのこと。また、S病院からの紹介状とは別に、患者自身の質問事項を文章にして事前にK大学病院に送ることなど、次々に注文が付け加えられました。

■K大学病院セカンドオピニオン外来に出向く

4月9日㈫、車でK大学病院に向かう。11時58分着。もう昼休みかと思われたが地域医療連携室の窓口でセカンドオピニオン外来の担当者を呼んでもらう。女性職員が出てきて「何故直接来たのか」と怪訝な顔をしながらセカンドオピニオン外来について説明。「まず現在かかっている病院から連絡を受け、K大学病院が受けると判断した場合に限り、正式に受診予約の申し込みをしてもらう。その場合、所定の申込書を使うことになっている」と言われた。申し込み用紙に記載して提出すると、今度は窓口担当が男性の職員に代わっていました。その人は、「受けるか、受けないかは内容を見てから返事をする。私が希望したN医師の都合や内容によっては受けられないこともある。返事は数日中に電話で知らせる」と言うのです。「受けた場合、紹介された病院へは患者に話したことを文書で報告する」と言っていました。

要するに、「セカンドオピニオン」とは言っても、患者の聞きたいこと、核心部分に直接答えてくれるわけではなさそうです。病院同士の連携なのであって、紹介元の病院が不利になるようなことは言うはずもないのでしょう。一体何のためのセカンドオピニオンなのだろうかと思いました。

■N教授　私の相談に応じてくれる

翌4月10日㈬午後、K大学病院から電話があり、N教授が私の相談に応じてくれるとの連絡です。4月22日㈪午後4時、地域医療連携室の窓口に来るようにとのこと。ようやく自分の体について真実が分かる

のでしょうか。しかし対処方法がないとすれば深刻です。不安はつのる
ばかりでした。

4月12日㊎、K大学病院地域医療連携室から「セカンドオピニオン
のご予約票について」と書かれた案内状（4月11日付）と「セカンド
オピニオン予約票」が届きました。案内状には、「主治医へのクレーム
や不満」、「医療事故や訴訟等に関する内容」はお受けしていません、な
どと書かれています。それこそまさに私の関心事そのものなのですが。
一昨日（4月10日）の電話連絡では「受診可能」と言われたばかりで
すが、この文面からするとセカンドオピニオンとは一体どんなものなの
だろうか、と複雑な思いがしました。

■ 医療安全管理室のH氏から電話あり

✧ いよいよ紹介状ができあがる

4月19日㊎朝9時30分頃、S病院医療安全管理室のH氏から電話あ
り。先日（4月5日）紹介状発行の手続きに行ってからちょうど2週
間、今日あたり連絡が入るかと思っていたところでした。電話の要旨は
次のとおり。

「紹介状の用意ができたが取りに来るか、郵送とするか。本人の情報と
して間違いないか、本来は請求者本人に確認してもらうのだが、その部
分を自分（H）に任せてくれれば郵送できる。手数料が300円かかるが
それは後日でよい」これらのことに全て了解し、4月22日㊊に郵送し
てもらうことになりました。

■ K大学病院セカンドオピニオン外来受診

セカンドオピニオン外来を受けるにあたっては、適切な医師を探し、
その医師の承諾をとり、もとの病院で紹介状を発行してもらい、やっと
のことで相談にたどり着きます。しかもセカンドオピニオン外来は保険
が利かず自費診療です。K大学病院では、あらかじめ患者の相談内容を
見て、病院側が受けるか受けないかを自由に決めるというシステムなの
です。「主治医へのクレームや不満」や「医療事故や訴訟等に関する内

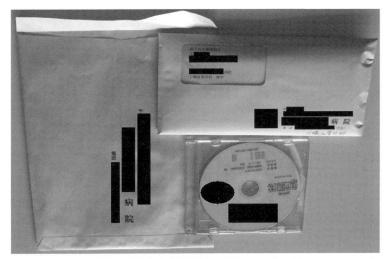

Ｓ病院で作成した紹介状（データ類一式）

セカンドオピニオンを受けるために必要。しかし患者は中身を見ることができない。

容」については受けられないと明言しています。さらに、結果報告は、費用を負担した患者に対してではなく、紹介状を出した医師に対してなされるという仕組みなのです。さすがに患者にも報告書のコピーが提供されるようではありますが。

　４月22日㈪午後４時、Ｋ大学病院心臓血管外科Ｎ教授（腹部大動脈瘤を専門とする）のセカンドオピニオン外来を妻と一緒に受診。問診や診察や検査は何もしません。既に提出済みの紹介状とデータに基づいてＮ教授の意見書はでき上がっているのです。それを見た瞬間、期待はほとんど消え失せました。

　Ｎ教授はこの場で報告書のコピーを私に手渡し説明に入りました。結果は予想通りで、要点は次のとおりでした。

- 手術するのは、腹部大動脈瘤ではない。
- 右内腸骨動脈は自分が執刀医であったとしても同じように縛っただろう。

- 縛った血管の再建はできない（今から手術をして治すことはできない）。
- 右臀部の痛みの原因は執刀医が言うとおり脊柱管狭窄症の疑いが濃厚だ。
- 親類筋の医師の言う「標準的な手術法ではない」というのは間違いだ。

　最大のポイントである右臀部の痛みについて、Ｎ教授は「原因は脊柱間狭窄症によるものだ」と言いＳ病院Ｚ医師の判断をそのまま支持しました。血管結紮との関係には触れていません。

　脊柱管狭窄症の痛みは下肢にくるのであって私のような臀部の症状とは違います。そもそも脊柱管狭窄症は専門の整形外科で否定されていることです。

　私が痛みのために歩行困難になっていることについて正面から何も応えてくれません。「今後どのような生活をしたらいいのか」という相談にも何も応えてくれません。Ｎ教授はＳ病院のボロが出ないようにひたすら弁護しているとしか思えません。苦労して「セカンドオピニオン」を受けに行った意味はありませんでした。成果は、右内腸骨動脈を結紮した手技図が手に入ったことでした。

■ 訴訟を起こすべきか考える

　私は真実を明らかにし、できることなら元通りの元気な体を取り戻し、Ｓ病院の医師らに非があるなら謝罪を求めたいのです。術後、何度要求しても、手術について説明しない病院の態度が許せなかったのです。

　これらの問題・課題を解決するために、残された手段はもはや「訴訟」しかないのではないでしょうか。何もしなければこのまま墓場まで我慢し続けなければならないでしょう。

　しかし、勝てる見込みがあるか、負けて泣き寝入りをすることになるだろうか。訴訟を起こしたらどういうことが想定されるだろうか、法廷の場面を想像してみました。

「内腸骨動脈瘤について全く説明がなかった」とこちらが責任追及したところで医師らは「手術説明書で説明した」と主張するでしょう。また、「腹部大動脈瘤の人工血管置換術と内腸骨動脈瘤の結紮は最善の方法だった」と言って憚らないでしょう。「血管を縛るとは聞いていない」と問い詰めても「さんざん説明した」と言い張るでしょう。歩行障害については「歩けば良くなる。治らないものはいない」と依然として言い続けるでしょう。

「動脈瘤が破裂する心配がなくなったからいいじゃないか」という医師の言い方には怒りを覚えます。Ｓ病院は、全てにおいて、説明と同意（インフォームド・コンセント）の手順が欠落しています。何よりも、人間の生き方や社会生活を無視したＳ病院の本末転倒な医療体質を糾弾したいのです。

■医学論文を読んで勉強を進める

　５月５日㈰、インターネットで「孤立性腸骨動脈瘤に対する外科治療の現状」（2006年、九州大学大学院消化器・総合外科〈第二外科〉）という論文を見つけました。この論文は、過去の多数の論文データを比較分析したもの（「メタアナリシス」とも呼ばれる）で、学会誌においては「総説」という区分けに分類されます。医学論文の中でも一段上位に位置付けられるものです。この総説論文では、既に学会報告された231例と筆者らの施設の自験例28例を総合して分析しています。

　私は論文に出てくる横文字の略語から勉強しました。"AAA"とは、abdominal aortic aneurysm の略で「腹部大動脈瘤」のこと。３つ目の"A"が「瘤」を意味します。「内腸骨動脈」は"IIA（internal iliac artery）"、「内腸骨動脈瘤」は"IIAA（internal iliac artery aneurysm）"です。

　正常な大動脈とその分枝の解剖図を示します。

　さて、「孤立性 腸 骨動脈瘤」"SIA（solitary iliac aneurysm）"の「孤立性」とは、「大動脈に瘤がなく腸骨動脈だけに瘤ができるタイプ」のことです。この論文はまさに私の病状そのものを取り扱っているものだと

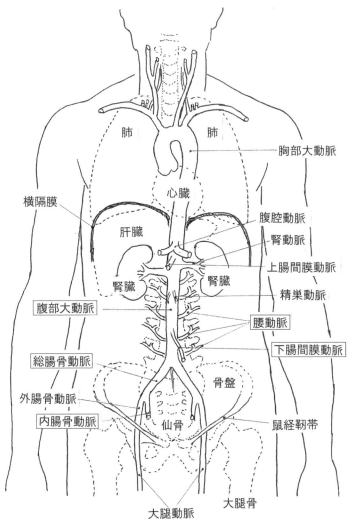

肺　　　　肺

心臓

胸部大動脈

横隔膜

肝臓

腹腔動脈

腎動脈

腎臓　　　腎臓

上腸間膜動脈

精巣動脈

腹部大動脈

腰動脈

下腸間膜動脈

総腸骨動脈

骨盤

外腸骨動脈

内腸骨動脈

仙骨

鼠経靭帯

大腿骨

大腿動脈

大動脈とその分枝の模式図（正面図）

腹部大動脈は、下肢へ行く2本の動脈（総腸骨動脈）を左右に分岐する。左右の総腸骨動脈はそれぞれ外腸骨動脈と内腸骨動脈に分岐する。

（和田医師作図）

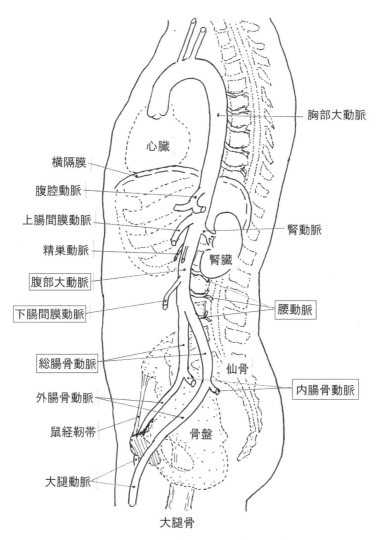

胸部大動脈

心臓

横隔膜

腹腔動脈

上腸間膜動脈

精巣動脈

腎動脈

腎臓

腹部大動脈

下腸間膜動脈

腰動脈

総腸骨動脈

仙骨

内腸骨動脈

外腸骨動脈

鼠経靭帯

骨盤

大腿動脈

大腿骨

大動脈とその分枝の模式図（側面図）
総腸骨動脈から枝分かれした内腸骨動脈は後方に向かい殿筋などに分布する。

（和田医師作図）

思いました。

✧内腸骨動脈の結紮は殿筋跛行と腸管虚血の原因になる

内腸骨動脈を結紮すると殿筋跛行を生じ得ることは、これまで相談した医師らからも聞いていたことですが、まさにこの論文では、「内腸骨動脈を結紮すると殿筋跛行や腸管虚血を生じる危険性がある」と明言しています。このことは血管外科の領域では既に常識となっているようです。われわれ素人から見れば、血管の一部を切除したら残りの部分は全部つなげばよいではないか、と考えます。しかし、実際の手術現場では、内腸骨動脈を切って縛ってしまう方式は現に少なからず行われています。そしてそれらは内腸骨動脈の再建に何らかの困難な事情があったケースに限られます。私の手術においても再建困難な事情があったのだろうと思われます。いずれにしても内腸骨動脈の結紮は止むなく行われることはあっても、決して推奨される術式ではありません。このような意味から、内腸骨動脈の結紮を平然と「標準術式」とか「普通に行われる手術」などと呼ぶことはおかしいと思います。まして説明も患者の同意も得ていないのです。

✧腸骨動脈瘤の手術適応「4cmを目安」

また、非常に重要な問題ですが、この論文では、腸骨動脈瘤の手術の適応基準について明確に述べています。「QOL（quality of life）を重視する治療戦術」という見出しを立て、「一般的には瘤径が3cmを超えるSIA（孤立性腸骨動脈瘤）に対して、外科的治療の適応とされているが、症状、瘤径の変化、患者自身のリスクなどを総合的に検討したうえで手術適応を決定する必要がある。われわれは、自験例の経験から、通常4cmを目安として、外科治療を考慮し、それまでの間、外来で定期的に経過観察を行っている。」と記載しています。

✧「結紮は認められている処置だ」と威張る根拠はない

Z医師は現在に至るまで、内腸骨動脈を結紮して殿筋跛行を生じたと

いう事実を認めようとしません。それどころか「結紮は認められている処置だ」などと言って憚りません。内腸骨動脈の結紮は、九州大学の論文で示されているとおり、止むなき特別な事情がある場合にのみ容認されてきたに過ぎません。内腸骨動脈の結紮は殿筋跛行や腸管虚血のリスクを伴います。結紮は、決して医師側の自由裁量に委ねられることではありません。したがって結紮を行う可能性がある場合には、十分な術前説明と患者の同意が必須です。

　Z医師は、結紮の可能性やリスクは言うに及ばず、内腸骨動脈瘤の存在すら説明していません。ところがZ医師は「結紮は認められている処置だ」と威張るのです。止むなき事情のもとで容認され得るという前提を空とぼけている上、そもそも、術前説明を何もしていないのですから、そのように威張る資格はありません。

■K大学病院整形外科で「脊柱管狭窄症」なしとの診断

　5月7日、アキレス腱再建のため入院したK大学病院整形外科の先生から「小林さんには朗報だ」と言って、腰椎検査したMRIの写真のコピーを渡されました（次頁写真）。

■訴訟の準備を進める

　6月12日(水)、弁護士Ｉ（女性）から電話あり。6月22日(土)午後1時30分頃、訪問したいとのこと。弁護士Ｉは娘も弁護士（Ih）をしており、母娘2人で来宅するとのこと。

　6月15日(土)、弁護士Ｉに依頼することについて妻と話し合う。

　6月16日(日)、知人来宅。「妻がＺ医師を訴える」と言うと、「訴訟はともかく、どこか大きな病院に行って治療について相談したら」と私の体の方を気づかってくれました。

　6月22日(土)午後1時45分頃、弁護士Ｉ、弁護士Ih お二方で来宅。

　裁判は2人で引き受けたいという。最初は調定から行うという。裁判所は立川になる。どうしても専門の医者の証言が必要になるようだ。これは大きな関門だ。

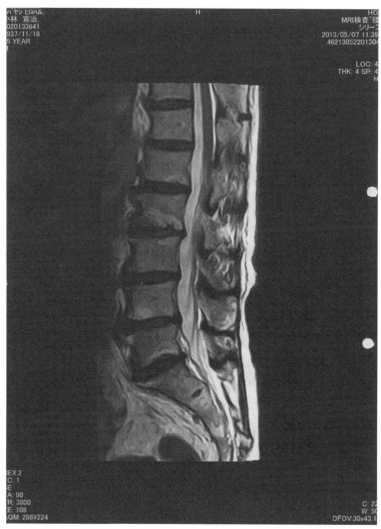

ハヤシ ヒロハル,
小林 寛治,
020133641
937/11/18
5 YEAR

H

HO
MRI検査 腰
シリーフ
2013/05/07 11:39
4621305220130

LOC: 4
THK: 4 SP: 4
H

REX.2
C: 1
E
A: 90
R: 3800
E: 108
QM: 288Y224

C: 22
W: 50
DFOV:30x43.1

K大学病院整形外科における腰椎 MRI（2013〈平成25〉年5月7日）
整形外科の医師より「小林さんには朗報だ」と言われた。「脊柱管狭窄な
し」との所見。

　裁判は裁判で進めるとして、知人に心配されるまでもなく、後遺症の方も良くなる見込みが少しでもあるなら真剣に考えなければなりません。血管外科の分野で日本一の手術件数を誇り、スタッフが揃っている「TJ大学病院血管外科」を受診しようと決めました。

■右臀部は常時痛む

　7月19日(木)、最近、歩く時だけでなく、寝ていても、寝返る時、ベッドから立ち上がる時、歩いて疲れて横になる時に強い痛みがある。右を下にして枕を当てて、しばらくして痛みが治まる。時として刺すような痛みが臀部から太ももに走ることがある。

■元かかりつけ医のY医師を訪ね、術前の判断を聞く

　7月30日(火)夕方5時、久々にY医師を訪問。Y医師は少し背中が丸みを帯びていましたが元気そうでした。挨拶をして「今日はお願いがあって来た。私の腹部大動脈瘤手術について、G医師からY先生あての手紙の内容が知りたいので伺った」とお願いしました。「健診で偶然見つかった腹部大動脈瘤が本当に緊急性があったのか知りたい。G医師からの手紙のコピーが欲しい」と頼みました。ところがY医師は、「それは出せない。コピーもだめだ」と拒否しました。が、事の重大性を察知したのか、「弁護士から裁判に使うと言うなら出せないこともない」と付け加えました。

　私は、「いま、訴えを起こしているわけではない」と前置きして、「偶然に見つかった動脈瘤を経過観察もしないで、いきなり手術を勧められた。手術をしないなら『もうこの病院に来ないでくれ』とG医師に言われた。インターネットでいろいろ調べてみると納得できないことが多い。手紙はY先生宛てではあるが、内容は私の情報であるので見せていただきたい」と訴えました。しかしそれでもY医師は、要望には応じません。Y医師はしぶしぶ当時（平成23年9月30日付）のG医師の手紙のところを開き、その内容をかいつまんでメモしてくれました。「腹部大動脈瘤は、のう状瘤の形態、紡錘状と比して、破裂の危険性が高いH

23. 9. 30」と書いてくれまし
た。術前にG医師が私に説明し
たとおりですが、Y医師に対し
ても「嚢状だから危険」という
一点で「緊急性」を訴えている
ことが分かります。しかしここ
でもG医師は手術目的が破裂す
る危険が高いのう状瘤だと言っ
ています。右内腸骨動脈瘤には
触れていません。

腹部大動脈瘤は
○のう状瘤 の形態、
○紡錘状 と比して、
破裂の危険性が高い。
H23. 9. 30.

Y医師自筆のメモ

■ 整形外科を受診し再度確認

　8月12日㈪、武蔵村山市の国立病院機構M医療センター整形外科で
診断してもらいました。同科の医師は「この画像からは、脊柱管狭窄症
とはいえない。全体的に年齢相応の所見だ。腰が悪くないとはいえない
が『脊柱管狭窄症』は足に来るので、臀部が痛いというのなら違うだろ
う」と言われました。次に私の腰の部分を診察し、膏薬が貼ってある部
分を見てくれました。私の患部を見たのはこの医師がはじめてでした。
S病院のG医師も、Z医師も、K大学病院のN医師も患部を見ても触っ
てもくれませんでした（セカンドオピニオンでは診察しないことが前提
になっているので仕方ありません）。

　なお、同医師は、「執刀した医師は間違っても、絶対に認めない。他
の医師が間違いを証明したり、診断が間違っているとは言えないのだ」
と言っていました。

■「大動脈瘤・大動脈解離診療ガイドライン（2011年改訂版）」

　日本では、日本循環器学会等関連7学会の合同研究班が作成してい
る「大動脈瘤・大動脈解離診療ガイドライン」がこの分野のバイブル的
な基準とされています。循環器病の診断と治療に関するガイドライン
の一環として、2000年に「大動脈解離診療ガイドライン」が発表され

ました。その後、「大動脈瘤」が対象疾患に加えられ、2006年に「大動脈瘤・大動脈解離診療ガイドライン（2006年改訂版）」としてまとめられ、さらに5年を経て改訂され、まさに私が手術を受けた年に「2011年改訂版」が発表されました。その後現在に至るまで新たな改訂は行われていません。ただし2011年当時の私はこのようなガイドラインの存在すら知る由もありませんでした。

■「診療ガイドライン」の位置づけ

近年「診療ガイドライン」について見聞きすることが多くなりました。『ウィキペディア』では「診療ガイドライン」について次のように記しています。

> 　診療ガイドライン（Medical guideline）とは、医療現場において適切な診断と治療を補助することを目的として、病気の予防・診断・治療・予後予測など診療の根拠や手順についての最新の情報を専門家の手で分かりやすくまとめた指針である。ガイドライン、ガイド、指針とも呼ばれる。1990年代以降に作成されるようになり、メタアナリシス（複数の研究を統合して分析する）やその時点のランダム化比較試験の証拠を強いものとして扱い、医学的な推奨事項をまとめたもの。

実際、術後になって「腹部大動脈瘤」を勉強するにあたっても「ガイドライン2011」は中心的な資料として非常に参考になりました。また、訴訟においても重要な意味をもつことになります。

なお、腹部大動脈瘤に関する医学的な内容は第2章にまとめました。

■「後遺症は本当に元に戻らないのか」TJ大学病院を受診

10月7日㈪思い切ってTJ大学病院血管外科を訪れました。電車を乗り継ぎ午前11時5分やっと到着。午前の受付は終了したというので、

「午後の外来でいいから」と頼んで待つことにしました。ようやく午後7時過ぎになって最後の患者として呼ばれました。待っている患者はもう誰もおらず、待合ホールはがらんと静かになっていました。

　S病院の資料を見せると、「それについて直接評価はしない」と言われました。S病院で大動脈瘤の人工血管置換術を受けたこと、右内腸骨動脈を縛って殿筋跛行、歩行困難が続いていることを説明し「もう治らないのか」と聞いたら「薬で治療するしか方法はない」と言われました。

　手術記録を見せて、**下腸間膜動脈を縛ったことについて**聞いてみました。するとベッドで触診しながら、「この状態なら大丈夫、下手をすると大腸が腐って大変なことになる場合がある」と言われました。

　薬を4週間処方され1日3回服用。ところが、2日目に動悸、顔のほてり、頭痛、気分不快が出現したため、TJ大学病院に電話で問い合わせ。担当医師不在とのことで、夜8時過ぎに看護師から電話あり、「薬は飲まないように」と言われて中止しました。体を元の状態に戻すのは無理だと思いました。

■ EBM と診療ガイドライン

　EBM（evidence-based medicine）の略であり「経験と意見に基づく医療」と呼ばれ、少なくとも統計レベル、または疫学レベルで有効性の根拠がある医療である。医療とは何かを明らかにしようとするものである。EBMにより証明を得た治療方針を「診療ガイドライン」という形にまとめたものである。

　しかし、現実には「診療ガイドライン」を守らなかったとしても法律や条例などの公的規範で定められた罰則があるわけでもない。しかし、さしたる理由もなく、標準的ガイドラインに反し、悪い結果が起きた時は医師の裁量権を超えたものとして制裁が科せられてしかるべきである。エビデンス云々という以上は少なくとも医療においては守るべき規範である。あるときはエビデンス云々を言い、都合が悪くなると語らないのは残念なことである（一部近藤喜代太郎　健康科学から引用）。

第 1 章のまとめ

☑ 手術説明がなされていない

　術前説明日を偽り、十分な手術説明を果たしているように偽装工作をした。虚偽の病名を書いて同意を強要した。説明責任を果たしていない。

☑ 捏造した CT 画像を示して、必要のない手術を強要した

　手術は考える時間を与えず、今にも「破裂する」と脅されてやむなく手術に同意した。

☑ 開腹手術のほかに選択肢を示さなかった

　ステントグラフト内挿術を聞いても「うちではやってない」と説明を拒否した。

☑ 術後後遺症としての殿筋跛行

　術後早期に右の臀部の疼痛を自覚し、1 年以上経っても軽快しないどころか増悪している。その原因を執刀医 Z 医師に聞いても「歩けば治る」と言うだけで納得できる説明がない。見かねた妻が術前の外来担当 G 医師に二度手紙を出しても返事すらない。両医師揃って不誠実で対応が甚だ不自然であり、私も妻も次第に両医師への不審を抱き、親戚筋の医師を通じて専門医に判断してもらったところ、症状は「殿筋跛行」というものであり、「右内腸骨動脈」を結紮したことによるものと明らかになった。手術 1 年後 Z 医師はやっと面談に応じた。「血管結紮による殿筋跛行ではないか」との判断を突き付けたが、殿筋跛行を認めず、「脊柱管狭窄症」だと、手術との関係を否定した。

☑ 右内腸骨動脈瘤についての術前説明義務、手術適応、術式について、説明も同意もしていない

　血管結紮による殿筋跛行が事実上明白になっていく過程で、そもそも右内腸骨動脈瘤は手術する必要がなかったのではないか。また、手術をするとしても術式（手術の方法）は妥当なものだったか、さらにこうした点について術前に Z 医師から説明が一切なかったことなどが疑問点として浮上してきた。一方 Z 医師は、手術目的を腹部大動脈瘤から右内腸

骨動脈瘤だと言い換えてきた。

☑ そもそも腹部大動脈瘤の手術は必要がなかったのではないか

　資料を検討し、勉強を重ねた結果、ついに根本的な問題にぶち当たった。手術は元々必要がなかった、あるいは緊急性が乏しく本来G医師が最初の頃二度も「経過観察します」と言ったことが正しい判断だった。不思議なことに突然判断が手術に変わってしまった。

☑ 訴訟を視野に入れ、行動に移る

　殿筋跛行をきっかけに多くの疑問点が浮上してきた。真相を解明しなければ問題は解決しない。Z医師との面談を終えた時点からS病院の心臓血管外科との対応は諦め、積極的に真相究明に動いた。最初は術後になったが、「セカンドオピニオン」を採ることから始め、多数の専門医をたずね意見を聞いた。私の手術には何か隠されたものがあると気づいた。

☑ 医学論文では、右内腸骨動脈瘤の「手術適応は30mm以上」ないし「40mm以上」とも

　九州大学の論文では孤立性腸骨動脈瘤の手術適応は「40mm以上」とも言っている。私の内腸骨動脈瘤は28.6mmで手術する必要はなかった。また同じ論文で殿筋跛行の注意喚起を促している。

☑ 後遺症は治らない。もはや裁判に訴えるしかなかった

　専門医の判断では、私の殿筋跛行は治らない。原因がどこにあるのかを追及し、精神的苦痛を少しでも軽くするために裁判に訴えるしかなくなった。

第2章　「腹部大動脈瘤」とはどんな病気か

■腹部大動脈瘤の議論のポイント

「腹部大動脈瘤」の医学的内容のうち、私の医療と裁判の経過で問題となった項目に限定し基礎的事項を整理しておきます。

　医療裁判においては、「診療当時の医療水準」が判断基準とされるため、医学論文については原則として手術当時（平成23年12月）以前に発表されていたものを採用しました。「ガイドライン2011」、関連学会論文、協力していただいた専門医らの見解などを含め、腹部大動脈瘤について勉強したことをまとめておきます。

1）正常の大動脈について

■「大動脈」とは

　解剖学では「大動脈」とは漠然と「大きい動脈」を意味しているわけではなく、「心臓を出てからアーチ状にカーブして下行し、背骨の前を縦に下り、下肢への2本の枝に分かれるところまでの動脈」に特別に与えられた名称です。英語では「大動脈」は"aorta"と呼び、一般の「動脈」は"artery"と呼んで区別しているため誤解されることがありません。しかし、日本語では、西洋医学の導入時に"aorta"が「大動脈」と翻訳されてしまったため一般社会ではしばしば「大きい動脈」と受け取られ、混乱の原因になっています。

「大動脈」のうち、横隔膜より上の部分を「胸部大動脈」、横隔膜より下の部分を「腹部大動脈」と呼びます。

■大動脈の太さ（径）

　大動脈は走行しながら順次枝を出して血液を分配していくため下流に行くほど径が細くなっていきます。この点、自然の河川が支流を合流させて順次川幅が広くなっていくのと異なります。実際、胸部大動脈に比

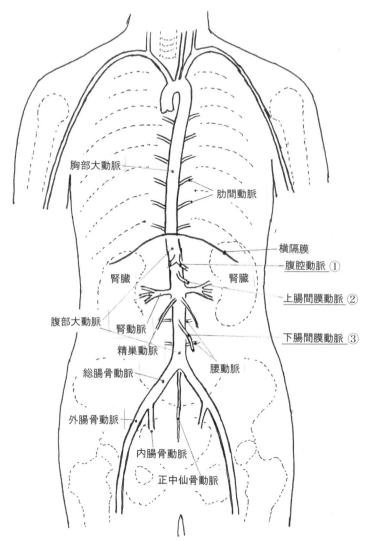

胸部大動脈

肋間動脈

横隔膜

腹腔動脈 ①

腎臓

腎臓

上腸間膜動脈 ②

腹部大動脈

腎動脈

下腸間膜動脈 ③

精巣動脈

総腸骨動脈

腰動脈

外腸骨動脈

内腸骨動脈

正中仙骨動脈

「大動脈」と一般の動脈（胸部と腹部の内臓を除去して示した模式図）

大動脈のうち、横隔膜より上の部分を胸部大動脈、横隔膜より下の部分を腹部大動脈という。

（和田医師作図）

べて腹部大動脈の径はやや小さくなります。

医学の教科書では、大まかな数字として、

> 胸部大動脈の径：約25〜30mm
> 腹部大動脈の径：約20〜25mm

などの数字が示されています。「ガイドライン2011」では、さらに単純化させ、

> 胸部大動脈の正常径：約30mm
> 腹部大動脈の正常径：約20mm

としています。

なお、詳しく言えば、同じ大動脈であっても上流と下流では径は異なり、また、年齢、性別、人種、体格などによっても径は異なります。従って大動脈瘤等の経過観察等にあたっては、患者個人の体格等を考慮する必要があります。

医学で血管の径というときは「直径」をいいます。また、血管には壁の厚さがあり「外径」と「内径」は異なります。「径」とは通常「外径」を指します。計測の単位は、古くは"cm"で表していましたが、近年は精密化の方向にあり、"mm"で表すことが多くなっています。

■腹部大動脈の枝

以下、胸部大動脈については省略し、腹部大動脈に限定します。

腹部大動脈は単純な1本の管ではなく、いくつもの枝があります。したがって腹部大動脈瘤の手術に際して枝の処理は重要な問題です。どの枝も必要があるから存在しているのであって基本的に全て温存しなければなりません。ところが私の手術では、右内腸骨動脈を切断されてしまったために殿筋跛行という後遺症が残ってしまいました。

腹部大動脈の枝は、枝の出る方向によって次のように整理することが

できます。

- 側方へ出る枝（横隔膜への枝、副腎への枝、腎臓への枝、腹壁・脊椎・脊髄への枝）
- 前方（腹側）へ出る枝（腹部内臓に向かう枝）
- 斜め前下方に出る枝（精巣卵巣への枝）
- 両下肢へ行く枝（骨盤内臓、臀部への枝を含む）

　これらの枝を出しながら、本幹は最終的に尾に向かう正中仙骨動脈になります。ヒトでは尾や尾骨は退化的であり、正中仙骨動脈も細い痕跡的なものになっています。

　実際には腹部大動脈は下大静脈と並行して走っており、それぞれの枝は複雑に錯綜しています。手術操作で静脈系に傷をつけるといつのまにかジワジワと出血して血の海になり、しばしば出血部位が直ちに分かりにくく止血に手間取ることがあります。反対に動脈の出血はピューピュー吹くのですぐに気づき止血部位も分かりやすく静脈出血よりむしろ止血操作は容易です。私の手術のときも静脈性の出血を複数回おこし大量出血になったようです。

　さらに、これら動静脈や腎臓の前面には腹膜（後腹膜）が被っており、そのまた前方には肝臓、胆嚢、膵臓、脾臓、胃腸などの腹部内臓があります（右図は、腹部内臓をほぼ取り去った概念図です）。実際の手術では内臓を押し分けながら後腹膜を切り開いて必要部位に到達します。登山ルートと同じように、到達ルートはかなり限られています。なお、左側の腸骨動脈の部位は前面にＳ状結腸が被っているため右側に比べると手術操作がやりにくいと言われています。

　次に、多くの枝のうち、特に私の手術で問題となった枝として、前方（腹側）へ出る枝、及び、両下肢へ行く枝についてみておきます。

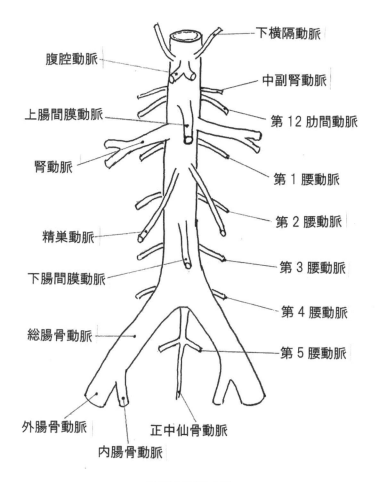

下横隔動脈

腹腔動脈

中副腎動脈

上腸間膜動脈

第12肋間動脈

腎動脈

第1腰動脈

第2腰動脈

精巣動脈

第3腰動脈

下腸間膜動脈

第4腰動脈

総腸骨動脈

第5腰動脈

外腸骨動脈

正中仙骨動脈

内腸骨動脈

腹部大動脈の枝

側方へ出る枝、前方へ出る枝、斜め前方へ出る枝、両下肢へ向かう枝、を出し、大動脈本幹は最終的に「正中仙骨動脈」という細い痕跡的な血管となる。

（和田医師作図）

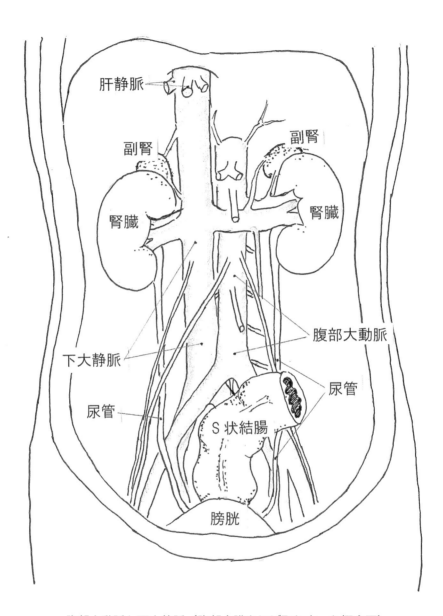

肝静脈

副腎

腎臓

腎臓

副腎

腹部大動脈

下大静脈

尿管

尿管

S 状結腸

膀胱

腹部大動脈と下大静脈（腹部内臓をほぼ取り去った概念図）

（和田医師作図）

■前方（腹側）へ出る枝（腹部内臓に向かう枝）

腹部大動脈から腹部内臓に向かう枝は３本あります。上方から順に、

- 腹腔動脈
- 上腸間膜動脈
- 下腸間膜動脈

の３本です。これらのうち、腹腔動脈、上腸間膜動脈は生命維持にとって絶対的に重要な枝であり、損傷は許されません。下腸間膜動脈は、大腸の左半分に向かいます。私の手術ではこの血管が結紮されました。ただし幸いなことに、それによる重大な後遺症は出ませんでした。

■両下肢へ行く枝（さらに骨盤内臓、臀部への枝を含む）

腹部大動脈の本幹は最後に下肢等に行く総腸骨動脈（CIA）を左右に出します。さらに総腸骨動脈は左右それぞれ外腸骨動脈と内腸骨動脈に分かれます。外腸骨動脈は鼠径部を超えると大腿動脈と名前を変えます。内腸骨動脈は骨盤内臓や臀部に行く枝を出します。実際の手術ではこれらの全貌が見えているわけではなく、必要な局所だけしか見えません。

私の手術では右内腸骨動脈が結紮されたため、その下流の上殿動脈、下殿動脈などの血流が途絶え、虚血症状としての殿筋跛行（手術後遺症）が残ってしまいました。そしてこのことが全ての不信の始まりになり、訴訟にまで発展する発端となったのです。

内腸骨動脈はさらに骨盤の大きな穴を抜けて後方に回り殿筋と股関節周囲に分布する枝（上殿動脈、下殿動脈）を出します。私の臀部痛、殿筋跛行の症状はまさにこの枝の分布領域に一致します。

血管外科の世界では、「下腸間膜動脈と左右の内腸骨動脈、計３本のうち１本は結紮してもよいが２本を結紮してはいけない」という経験則があり暗黙のルールとなっています（近年はさらに詳しい報告も出され

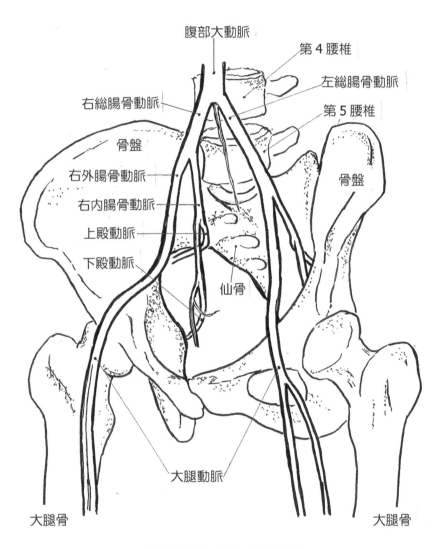

腹部大動脈

第４腰椎

左総腸骨動脈

右総腸骨動脈

第５腰椎

骨盤

右外腸骨動脈

右内腸骨動脈

骨盤

上殿動脈

下殿動脈

仙骨

大腿動脈

大腿骨

大腿骨

腸骨動脈系と骨盤の位置関係
左前やや上方より見た図。

（和田医師作図）

ています）。これらの血管の分布領域では互いに血管が枝を出し合って血流を補い合っています。このため3本のうち1本を縛っても臓器への血流はなんとか保たれます。しかし2本縛ってしまうとさすがに臓器の血液が不足してしまうから注意せよという意味なのです。ところが私の手術ではこのルールが簡単に無視されて、下腸間膜動脈と右内腸骨動脈の2本が結紮されてしまったのです。この結果、右殿筋部分の虚血が生じ、現在なお殿筋跛行で苦しんでいます。

2）「腹部大動脈瘤」のイメージ

　腹部大動脈瘤の95％以上は腹部大動脈の下部に発生します。また、腸骨動脈系の拡張や瘤を伴うことも少なくありません。病変がこれらの血管にまたがっていても一連の疾患とみなし、手術も一体的に行うのが普通です。なお、頻度は多くはありませんが腸骨動脈系に単独に発生する動脈瘤もあり、「孤立性腸骨動脈瘤」と呼ばれています。

　瘤が上方（頭側）に及ぶケースでは、腎動脈を巻き込んでいるか否かで状況が大分異なります。腎動脈に達するものでは、手術操作も複雑になり、また、腎臓は血流遮断に敏感な臓器であり、腎機能障害を回避するための種々の工夫が必要になります。腎動脈の再建が必要です。これらのことから腎動脈レベルに達するものは、特に腎動脈上部型（suprarenal type）といい、注意深い手順が必要です。私の動脈瘤は通常型の腎動脈下部型でした。

　腎動脈上部型（suprarenal）か下部型（infrarenal）かは決定的な違いがありますが、医師らはこれらの記述についても間違えていました。この記載ミス自体は単純ミスと思われますが記録全体の信頼性は大きく損なわれます。

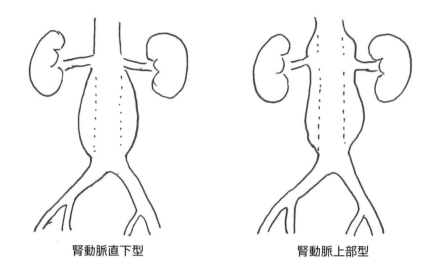

腎動脈直下型 　　　　　　　　　　腎動脈上部型

3）腹部大動脈瘤の概要（腹部大動脈瘤とはどのような病気か）

「動 脈 瘤（どうみゃくりゅう）」とは、動脈の一部が風船状〜瘤（こぶ）状に膨らんでくる病気です。動脈瘤は身体内の動脈のどこにでも発生する可能性がありますが、比較的発生しやすい部位は決まっています。胸部大動脈瘤、腹部大動脈瘤以外では「脳動脈瘤」が有名ですが、他に、四肢の動脈瘤や腹部内臓の動脈瘤などもあります。

　大動脈瘤は健診などで偶然発見されることが多く、通常痛みなどの自覚症状を伴いません。私の場合も痛くも痒くもなく、たまたま受けた健診で発見されました。動脈瘤は一般に年々拡大する傾向があり、破裂する危険性があるため、注意深い経過観察と適切な処置が必要です。

■ 腹部大動脈瘤はなぜ発生するのか

　動脈瘤がなぜ発生するかという問題については近年研究が進んでおり、発生や増大に関わる分子機構などが次々に報告されています。この本質的な問題が解決されれば福音であるに違いありません。しかし、現

58

時点では、実験レベルを除き、薬物等で発症や増大を防止できる段階には至っていません。喫煙は大動脈瘤の発生増大と関係が深いことは古くから知られています。私もかつて喫煙習慣がありました。

■ 腹部大動脈瘤の発生頻度（高齢者に多く、男性に多い）

　腹部大動脈瘤は世界的に高齢者（65歳以上）に多く、男女比では男性に多い傾向があります。日本では、50～70歳が発見時期（診断時期）のピークで、診断時の平均年齢は65歳前後、男女比は6～8：1程度といわれています。私は診断時73歳でした。

■ 日本人の大動脈瘤・解離（死亡率）は増加傾向

　世界的に、破裂を未然に防ぐための「予防的手術」の件数は年々増加傾向にあります。このため一部の先進国では破裂等による死亡率を減らすことに成功しています。しかし、残念ながら、日本人においては大動脈瘤等（胸部、腹部）の死亡率はまだ増加傾向にあります。

■ 腹部大動脈瘤の自然経過

　大動脈瘤は発生すると原則として徐々に拡大していきます。また、恐ろしいことに、瘤径が大きくなるほど増大速度も増していくという特徴があります。しかし、幸いなことに、一部の症例で、増大が止まってしまうものも散見されます。私の腹部大動脈瘤の瘤径は、観察期間4カ月の経過で、放射線科医は「変化なし」と報告しています。

■ 喫煙者は腹部大動脈瘤の発生頻度が高い

　喫煙者（または喫煙歴のある者）は非喫煙者に比べて腹部大動脈瘤の発生頻度が3～5倍高くなると報告されています。受動喫煙も影響があると報告されています。

■ その他の発生原因

　大動脈瘤のその他の発生原因として、動脈硬化症、高血圧症、血管

炎、大動脈の感染症、外傷などが挙げられています。なお、血管が弱く
なる難病、遺伝性疾患などもあり、それらについては特別なケアが必要
です。私は動脈硬化症などの要素がありました。

４）腹部大動脈瘤の定義（診断基準）

「ガイドライン2011」が記載する定義と診断基準を示します。

「大動脈瘤」の定義（ガイドライン2011）

> 「大動脈の一部の壁が、全周性、または局所性に（径）拡大または
> 突出した状態」

「腹部大動脈瘤」の診断基準（ガイドライン2011）

> - 局所的に拡張して瘤を形成する場合、その程度について定めな
>   し。
> - 全周性に拡大している場合には、直径が正常径の1.5倍（腹部で
>   30 mm）を超えて拡大した場合に「瘤 aneurysm」と称する。

「ガイドライン2011」では、腹部大動脈瘤の正常径を20 mm としてい
るため、その1.5倍である30 mm を超えた場合に「腹部大動脈瘤」と診
断します。

「嚢状」と「紡錘状」（ガイドライン2011）

　私の腹部大動脈瘤では「嚢状」か「紡錘状」かが問題とされました。
「ガイドライン2011」では、「紡錘状」、「嚢状」というタイプ分類を、
「概念図」によって示しています。しかし両者を区別する基準は何も示

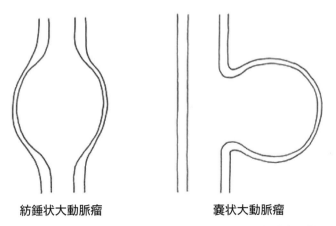

紡錘状大動脈瘤　　　　　　囊状大動脈瘤

大動脈瘤は、その形状が紡錘状であれば紡錘状大動脈瘤、囊状
であれば囊状大動脈瘤という。

されていません。

　なお、「ガイドライン2011」では、「全周性」、及び、「局所性」とい
う表現も用いています。「全周性」は「紡錘状」に、また、「局所性」は
「囊状」に近いように読み取れます。

　　　　「全周性」≒「紡錘状」、「局所性」≒「囊状」

　いずれにしてもこれらの分類は概念的であって論理的な判断基準はあ
りません。両者が判然としないときは、どちらかと言えば危険なタイプ
である「囊状」に分類してよいとされています。私の瘤については、殆
どの医師が「囊状ではない」と判断しました。「これを囊状だと言った
ら国家試験に落ちる」とまで言った医師もありました。私の瘤は紡錘状
でした。

■**径の計測は「紡錘状」における計測を想定している**
「紡錘状」の場合は、瘤の横断面がおよそ円形ないし楕円形になるため

「径（長径／短径）」の意味は明瞭ですが、「嚢状」の場合は断面が不規則な形になるため、「径（長径／短径）」の計測自体、簡単なことではありません。「ガイドライン2011」においては、径の計測は紡錘状における計測を想定しています。

■「径」とは「外径」を意味する

　血管には血管壁の厚さがあるため「外径」と「内径」とでは数値が異なります。「径」とは「外径」を意味します。

■血管断面が楕円形になる場合、「最大短径」に着目する

「最大短径」という言葉を聞いても患者はその意味を理解できません。ここでは「最大短径」の意味を検討しておきます。

　血管の断面はきれいな円形になることはむしろ稀であり、多少とも潰

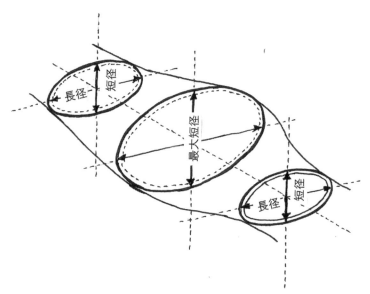

断面が楕円になる場合の長径と短径（血管の走行が体軸方向と平行である場合）

　　動脈瘤の拡張は、「最大短径」で評価される。

（和田医師作図）

れた円形をしています。これを単純化して楕円で近似することにします。楕円の「直径」は、どこで測るかによってさまざまな数値になりますが、最も大きいところを「長径」、最も小さいところを「短径」といいます。

　次に、血管の瘤の部分に着目します。血管の走行方向に直行するいろいろな断面を考えたとき、それらの断面における短径で最も大きいものを「最大短径」といいます。血管が最も膨らんでいるところの断面での短径ということです。

■なぜ「長径」でなく「短径」に注目するのか

　動脈瘤の径の拡張の程度を評価するための計測値としては、「長径」ではなく「短径」が採用されます。血管が外部から圧迫されて断面が楕円形を呈している場合には、長径が大きくなっているとしても真の血管拡大とは言い切れません。この問題を除外するために短径を採用します。仮に血管が外部から圧迫されて変形しているという要素があるとしても、短径が拡大していれば間違いなく血管自体が拡大しているものと判断されるからです。血管の断面積の方が「拡大」を直接反映すると思われますが、医療現場での実用性から「長径」「短径」などの「長さ」が採用されてきたものでしょう。

■血管走行が蛇行する場合

　血管の走行は必ずしも直線的ではなくしばしば蛇行しています。「血管の断面」とは、血管の走行方向に垂直な断面（これを「直交断面」という）を意味します。「最大短径」を正確に計測するためには3D-CTなどの３次元（立体）画像検査を用い、血管走行方向（血流中心線）に対するいろいろな直交断面における「短径」の中で最大のものを選びます。

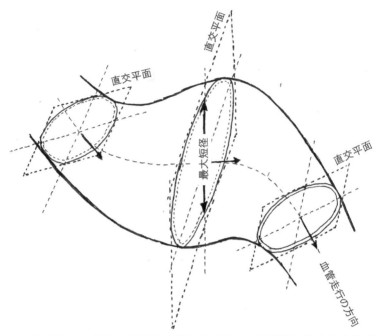

血管が蛇行する場合の長径と短径（血管の走行が体軸方向からはずれる場合）

動脈瘤の拡張は、血管走行方向に直交する断面「直交断面（直交平面での断面）」における「最大短径」で評価される。

（和田医師作図）

　血管が蛇行しているケースでは、体軸方向に対する直交する通常の断面（通常の CT の横断面）での計測値は、血管走行方向に対する直交断面での計測値に比べて一般的に数値が大きくなってしまいます。

■ **断面の取り方で数値は変わる**

　一般的に、断面の取り方によって瘤の計測値はさまざまな数値を取り得ます。意図的に大きい数字をつくり出すこともできるのです。「長径」でも「短径」でも斜め切りの断面を選べば大きい数値をつくり出すことができます。

　私の大動脈瘤の径についてもさまざまな数値が出されましたが、医師

らは数字の意味を説明することなく、ただ「拡大している」と言うのみ
でした。恣意的な操作によって数値は自由に作り出すことができるので
す。

5）腹部大動脈瘤の破裂の回避

　腹部大動脈は破裂に至った場合の救命率は現在でもきわめて低いのが
現状です。無症状でたまたま見つかった腹部大動脈瘤を如何に取り扱う
かが問題となります。腹部大動脈瘤の破裂を回避するための治療として
は、

- 内科的薬物治療
- 予防的手術治療（開腹人工血管置換術、ステントグラフト手術）

があります。
　内科的治療は現在のところ、血圧を上げないようにコントロールして
瘤の拡大進行を少しでも遅らせることが中心になりますが、有効性には
限界があります。
　予防的手術には、従来からの開腹人工血管置換術、及び、血管内操作
によるステントグラフト挿入術の2つがあります。日本では、2006年
7月に腹部大動脈瘤のステントグラフト製品が認可され、2007年4月
から使用可能となりました。私が手術を受けた2011年には全国の心臓
血管外科でステントグラフト手術が広く行われていました。開腹手術と
ステントグラフト手術との比較では、開腹手術の方が手術の負担と危険
性が大きいため、ステントグラフト手術が好まれる傾向にあります。し
かし、中長期の経過を含めて考えるとステントグラフト手術にも問題は
あり、両手術の選択は慎重に考える必要があります。
　予防的手術も一定の危険性を伴うものであるため、破裂の危険性と手
術の危険性を天秤にかけて、破裂の危険性の方が上回ると判断される場
合に手術を選択するという手順になります。癌や感染症においては早期

発見早期治療が原則ですが、大動脈瘤の「破裂」は将来起こるか起こらないかは確率で推測するしかありません。手術の危険性や後遺症との比較の上で手術選択が迫られるという独特な難しさがあります。

■動脈瘤における手術の考え方

前述の通り、腹部大動脈瘤については、早期診断は良いことですが、必ずしも早期手術が良いわけではありません。基本的には、手術の危険性と破裂の危険性を天秤にかけて判断します。これがこの疾患特有の手術適応の考え方です（脳動脈瘤でも同様の考え方になります）。そこで、手術の危険性と破裂の危険性をどのように数値化すべきかという問題になります。

■手術の危険性

欧米では、腹部大動脈瘤予防手術（開腹手術）の手術死亡率は4〜5％です。欧米では手術の負の側面も公開し患者の了解を得た上で手術を選択させる傾向があります。しかし、日本では、手術死亡率を公表している施設が少ないのが現状です。日本血管外科学会は近年手術症例の全国集計を行い公表しており、開腹手術の手術死亡率は0.5〜1.0％であるとしています。しかしこの数字をそのまま鵜呑みにはできないでしょう。日本では負の側面の公表に消極的です。この集計は各施設の自己申告に基づいています。また、手術が原因の死亡か他の原因による死亡かの判断は難しいことも少なくありません。これらの要素を考えても、数字の解釈は簡単ではないと思われます。さらに、全国集計と個別の医療機関における実績は当然異なります。実際に手術を受けるにあたっては、手術死亡率は医療機関における数値をもとに、詳しくは執刀医師の実績をもとに評価する必要があります。Ｓ病院で手術説明書に「退院時死亡率＝約0.5〜1％」と印字してありましたが、これは全国平均なのか自院の実績なのかは分かりません。術前には手術死亡率の意味をゆっくり考える余裕もありませんでした（「退院時死亡率」については後述）。

■放置した場合の破裂の危険性

　腹部大動脈を放置した場合の破裂の危険性は、「次の1年間に破裂する確率」で評価する習慣になっており、これを単に、「破裂率」と呼びます。

　ところで、破裂率の算出は思いのほか困難なのです。古い時代（20世紀まで）は、大動脈瘤は診断されることは少なく破裂して突然死する疾患でした。世界の診断能力は次第に上がっていきましたが、20世紀後半からは予防的手術が行われるようになり、破裂が危惧される危険なケースは積極的に手術されるようになりました。こうした事情により、自然経過がよく観察されたのは、診断能力が高まって、かつ、予防的手術が一般化される前までの、20世紀の一時期に限られるのです。そこで現在でも「破裂率」は、その頃のデータを頼りにしているのです。

　瘤径が大きいほど破裂しやすいことと、拡大速度が大きいほど破裂しやすいことは古くから注目されていました。

　20世紀後半に、Nevitt ら（1989年）、Reed ら（1997年）、Brown ら（1999年）、Scott ら（1998年）、Jones ら（1998年）、ADAM 研究（2002年）などが瘤径と破裂率との関係を報告しています。これらを基礎として、2003年に世界の関連学会が破裂率についてのコンセンサスを取りまとめました。2005年、米国心臓病学会と米国心臓協会（ACC/AHA）が、動脈瘤等に関する総合的な診療ガイドライン「ACC/AHA ガイドライン（2005年）」をまとめ、ここでもこの破裂率のデータが採用されました。

「腹部大動脈瘤の瘤径」と「次の1年間に破裂する確率」との関係

腹部大動脈瘤の瘤径（cm）	次の1年間に破裂する確率（％ / 年）
4未満	0
4〜5	0.5〜5
5〜6	3〜15
6〜7	10〜20
7〜8	20〜40

8以上	30〜50

腹部大動脈瘤、瘤径ごとの破裂率（関連学会のコンセンサス）
この数値は、日本の「ガイドライン2011」でも採用されている。

　結局、手術死亡率と破裂危険性を天秤にかけて手術適応を考えるなら、欧米の手術死亡率4〜5％とこの表を見比べ、径5〜6cm以上であれば破裂の危険性が上回るから手術を選択するということになります。私の手術の術前説明書においても、まさにこの数字がそのまま掲載されていました。

　破裂の危険性は瘤径のほか「**拡大速度**」をも考慮に入れなければなりません。私の場合4カ月しか経過観察されませんでしたが、**この期間で大きさに変化はありません**でした（カルテ開示の章参照）。

　なお、手術の危険性と破裂の危険性を比較する以外に、実際には、患者の既往症や併存疾患、患者の生命予後、患者の意思なども考慮する必要があります。

予防手術適応判断に際して考慮すべき事項
　①瘤の破裂の危険性
　②予防手術自体の危険性
　③患者の生命予後
　④患者の意思

■ガイドライン2011における手術適応基準

　日本の「ガイドライン2011」は、基本的に「ACC/AHAガイドライン（2005年）」を踏襲しています。「瘤の破裂の危険性の評価は、最大短径、瘤の形状、瘤の拡大（拡張）速度、症状の有無、疫学因子で行う」としています。同ガイドラインは「破裂の危険性」については海外データを踏襲していますが、残念なことに、手術の危険性については明言を避けています。これでは本来手術適応は決められないはずです。ところ

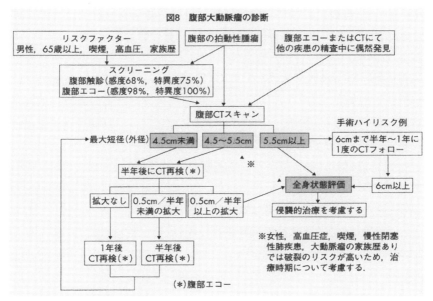

「腹部大動脈瘤の診断」のフローチャート（流れ図）

「ガイドライン2011」より

　が不思議なことに同ガイドラインはこの比較を省略して手術適応の基準を定めているのです。

　瘤の最大短径については「50 mm あるいは55 mm を超えると破裂リスクが増大する」と述べており、「腹部大動脈瘤の診断」のフローチャート（流れ図）では、「4.5〜5.5 cm は経過観察」、「5.5 cm 以上は手術治療を考慮する」としています。

　同ガイドラインに従えば、私の瘤径42〜43 mm は「半年後に CT 再検」、4 カ月後にも CT を行い変化がないのですから、更に経過を診て 1 年後 CT の部類に入ります。

6）内腸骨動脈瘤

　腹部大動脈瘤は腹部大動脈の下部に発生しやすく、本幹の瘤に伴っ

て、総腸骨動脈や内外腸骨動脈に瘤ができることもまれではありません。解剖学では「大動脈」は分岐部までであって、それより下流は「大動脈」ではないのですが、臨床の現場ではこれらの枝に生じる動脈瘤をも含めて一つの病態ととらえ、全体をまとめて俗に「腹部大動脈瘤」と呼ぶことも少なくありません。しかし、私にはそのような感覚はありませんから「内腸骨動脈瘤」は別の病名と理解します。なお、腸骨動脈系に単独に発生する動脈瘤も頻度は少ないのですが存在します。

　私の腹部大動脈瘤は右内腸骨動脈瘤と一緒に発生していました。手術において、右内腸骨動脈を人工血管と縫い合わせておけば何の問題もなかったところ、結紮して殿筋虚血・殿筋跛行を生じさせたために、これをきっかけとして、医師らの説明義務違反などが次々に表面化したのです。

　内腸骨動脈瘤の瘤径と破裂率のデータは大動脈本幹ほどには調べられていません。しかし、経験的に、破裂の危険性は瘤径3〜4cmを超えると高くなることが知られています。4cm以上を手術適応としている報告もあります。私の内腸骨動脈瘤の瘤径は3cm弱でした。これについても経過観察すべきでした。

7）腹部大動脈の枝の処理

　既に整理した通り、前方に向かう枝（腹部内臓に向かう枝）は、①腹腔動脈、②上腸間膜動脈、③下腸間膜動脈の3本です。

　これらのうち、腹腔動脈、上腸間膜動脈は重要臓器に血液を送る血管であり絶対に結紮切離できません。なお、下腸間膜動脈は実際の手術に際してはしばしば結紮され、血行再建が省略されます。下腸間膜動脈は大腸の左半分に血液を送る血管ですが、この血管は結紮しても、通常は上方の上腸間膜動脈から動脈ループ（血管吻合）を経由して血流が維持されることが多いからです。しかし、動脈ループの発達は個人差があるため、実際の手術で切断せざるを得ない場合には、切断端の逆行血流等を確認する必要があります。

　腰動脈は通常結紮されますが、通常大きな問題は起こりません。内腸

骨動脈を結紮すると相当な頻度で殿筋跛行を発症します。したがって原則的に再建すべきです。

8）手術合併症としての殿筋跛行

　内腸骨動脈結紮切離によって殿筋跛行を発生し得ることについては国内外の多数の論文報告があります。「ガイドライン2011」でも「骨盤血流維持」の項目でこの点について触れており、腹部大動脈瘤の手術に際し、「下腸間膜動脈、内腸骨動脈の血流が障害され」たときに、術後合併症の一つとして、「殿筋跛行」を生じる場合がある、と明記しています。さらに、「殿筋跛行」を発症させないための術式として、下腸間膜動脈、内腸骨動脈再建を行った場合、行わなかった場合についてはまだ経験数が少ないため簡単に結論は出せないとしています。

9）開腹手術かステントグラフト手術か

　開胸開腹手術に比べれば、ステント手術の負担が圧倒的に軽いことは想像に難くありません。特に私のような心臓病の既往があるケースでは検討の余地があっただろうと思われます。実際、国内外のいずれでも、手術に関連した死亡率は開腹手術に比べてステントグラフト手術の方が低くなっています。ただし、中長期的にみるとステントグラフト手術にはデメリットも少なくありません。開腹かステントかの選択にあたっては病状等を勘案し慎重に検討する必要があります。

■腹部大動脈瘤全国の手術実施状況

　全国の心臓血管外科、血管外科における実施状況を示します。2006〜2007年の保険適用を受けてステントグラフト手術が急速に実施されるようになりました。大動脈瘤の患者数の増加は緩やかなのですが、安全で身体負担の小さいステント手術が好まれたために手術件数が著しく増加しました。私が手術を受けた2011（平成23）年には、ステント手術

は全国的に広く実施されている状況でした。多くの施設でステントグラフト内挿術の件数が開腹術を上回るようになっていました。

　ところがＳ病院では「うちではやっていない」の一言でステントグラフト手術の選択の余地もありませんでした。

10) 人工血管について

　私は術前に人工血管の実物を見せられたとき、「こんな人工血管で血が漏れないのか」と心配でした。また、手術後は、「人工血管はどのくらいもつのか」とも思っていました。退院直前に医師から「10年は大丈夫だ」と告げられて複雑な思いでした。もうすぐ術後10年になります。

　人工血管は一見したところ単純な管状の構造物ですが、生体内で長期にわたり安定して血管同等の役割を果たすためにはさまざまな観点からの性能が求められます。人工血管が備えるべき条件としては以下の項目が挙げられています。

人工血管に求められる条件
- 耐久性（長期的に劣化しにくく、丈夫であること）
- 組織適合性（生体との適合性がよく、毒性、発癌性、抗原性がないこと、血栓を生じにくいこと）
- 非感染性（細菌感染などの温床になりにくいこと）
- 力学的適合性（コンプライアンス等、力学的にストレスが少ないこと）
- 医療現場における操作性・実用性
  血液が漏れないこと、縫合しやすいこと、柔軟であること、つぶれないこと、折れないこと、商品としてラインナップが充実していること、滅菌や保存などの管理が容易であること
- 経済性（適正な価格であること）
  など

■材質

　歴史的にはさまざまな素材が試みられましたが、現在では、ポリエステル系合成繊維（polyethyleneterephthalate; PET、米国デュポン社商標「ダクロン」）とフッ素樹脂系（polytetrafluoroethylene; PTFE、米国デュポン社商標「テフロン」）が主流になっています。

■繊維の編み方（織り方）

　繊維の編み方（織り方）では、平織り（plain weave）系と機械編（knitted）系に分けられます。平織りは摩擦に強いとされ、機械編系は柔軟性に富むと言われています。

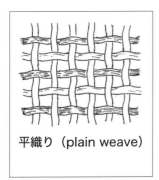

平織り（plain weave）

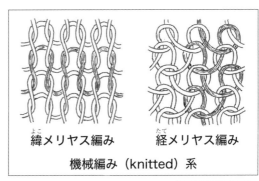

緯メリヤス編み　　経メリヤス編み

機械編み（knitted）系

（和田医師作図）

■耐久性・強度

　長期の耐久性に関するデータはあまり公表されていません。現在のところ「耐久性に問題はない」とされています。管の構造が潰れないように輪状に「皺」をつける構造にしています。この輪状の皺をクリンプ（crimp、「皺、襞、縮れ」などの意味）と呼びます。

■組織適合性等

　ダクロン、テフロンは生体との相性がよく異物反応（拒絶反応）が生じにくいとされています。非血栓性、非感染性などについてはコーティ

ング剤などの工夫がなされています。

■ラインナップ

　大動脈の枝の温存に関して市販の人工血
管のラインナップは豊富とは言えません。
腹部大動脈の本幹部分を置換するか、両下
部の分岐部分を含めて置換するか、さらに、
内外腸骨動脈の分枝（左右２分枝ずつ計４
分枝）を含めて置換するかという目的に応
じて、それぞれ「Ⅰ型」、「Ｙ型」、「３分枝
型」、「４分枝型」などがあります。日本血
管外科学会による集計では、ほとんどの
ケースで「Ⅰ型」か「Ｙ型」が用いられて
います。

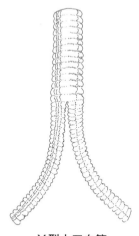

Ｙ型人工血管
（和田医師作図）

　私の手術をめぐっては「４分枝人工血管」
の使用が問題となりました。術前には、内外腸骨動脈同時再建が予定
されていたものと思われます。

　患者の個々の病態に応じて適切な人工血管を選択すればよいのであっ
て、診療科として４分枝人工血管に執着する根拠はないと思われます。

■私の手術で使われた「人工血管」

　私の手術で使われた人工血管は、
Intervascular SAS 社製「コラーゲン使用人
工血管インターガード・Ｋ」の４分枝型
でした。ポリエステル製、メリヤス編み
のタイプで、牛腱由来コラーゲンを表面
に被覆したもの（血液漏出防止目的）で
す。

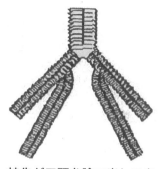

被告が口頭弁論で出してき
た４分枝の人工血管

第2章のまとめ

☑ 腹部大動脈瘤に関する基礎的な事項を整理した。

☑ 特に「最大短径」の考え方を整理した。

☑ 動脈瘤の破裂を回避するための考え方を整理した。

☑ 大動脈瘤径42〜43mmも内腸骨動脈瘤28.6mmもいずれも「経過観察」すべき大きさであることが分かった。

☑ 内腸骨動脈の結紮は高頻度に殿筋跛行を発生させる。

　以上で大動脈と腹部大動脈瘤に関する医学的なポイントの整理を終わる。

第3章　カルテ開示

　訴訟を前提とし、2013（平成25）年4月S病院に対しカルテ開示を請求し、また、同年9月、裁判の証拠保全によって病院側の資料を再度入手し、次々に新真実が明らかになってきました。

　医療の資料は医学用語、横文字、略語が多く一般人には難解な点が少なくありません。しかし幸いなことに、現在のかかりつけ医（W医師）から細かく指導を受けることができました。カルテの読み方、画像検査の解釈、医師の手紙の意味などを丁寧に調べました。

　第3章では、事実経過をもう一度ふり返りながら、カルテ開示と証拠保全によって再確認された事実及び新たに判明した事実を整理します。

2011（平成23）年2月〜

　2月17日㈭、T病院の健診で腹部エコー検査を受け「腹部大動脈瘤の疑い」と診断。「心配ない」と言われたが、心配が残るので再度調べる方針とする。3月10日㈭、T病院に出向いて相談するが、T病院では腹部大動脈瘤の診療科がないとのこと、特定の医療機関は紹介出来ないと言われ、そこで他院あての紹介状を書いてもらいました。

■ T病院放射線科で出してもらった紹介状

　T病院放射線科では、紹介先を指定せず、どの医療機関でも受診できるように「外来担当医」あてとなっています。なお、この他に腹部エコーの画像も添えられていました（次頁）。

　文面は次のとおり。
「H23.2.17当院で施行した総合健診の超音波検査にて『腹部大動脈瘤の疑い』の診断でした。つきましては画像情報を添付しますので御高診をお願いいたします。」

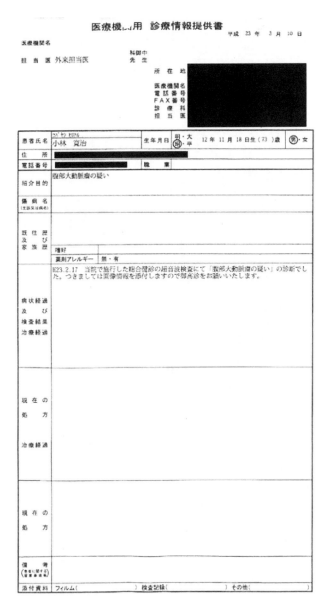

Ｔ病院放射線科医師から「外来担当医」あての情報提供書
（紹介状）

2011（平成23）年3月10日付

この紹介状は、「画像情報を添付するので診てくれ」と言うに過ぎず、きわめて事務的です。医師が「心配はない」と言っているのに患者が「紹介状を書け」と言うので仕方なく書いてくれたのです。この文面からは、病状の切迫性や緊急性は感じさせません。私の手術は本当に必要だったのか、あらためて疑問に思われます。

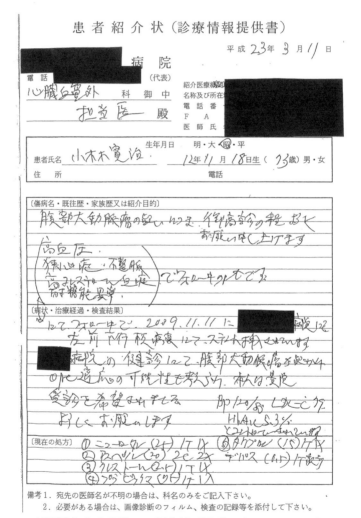

Ｙ医院からＳ病院への紹介状（平成23年３月11日付）

記載内容は次の通り。

- 高血圧症等の現在のY医院における病名（高血圧、狭心症等）
- 心臓疾患（冠動脈病変）のため2009年11月11日にT病院にて左冠動脈前下行枝にステントを留置したこと
- T病院健診で腹部大動脈瘤が疑われ、手術（ope）適応の可能性も考えられ、本人はS病院受診を希望していること
- 現在の処方薬（高血圧症治療薬、抗不整脈治療薬等）

　Y医師はT病院放射線科の所見をそのまま述べているだけでありY医師自身の判断は盛り込まれていません。少なくとも、「腹部大動脈瘤が疑われ」「手術適応の可能性」という表現からは病状の切迫性、緊急性はやはり感じられません。

■ S病院初診時は特に問題なし

　S病院心臓血管外科G医師初診日のカルテ。3月15日㈫。
　T病院放射線科からの紹介状、及び、当時のかかりつけ医（Y医師）からの紹介状を持参してS病院を受診しました。

　S病院心臓血管外科では、独自に印字やハンコを使い、省力化を図っています。このページは特に「初診用」として工夫されています。G医師の外来日は毎週火曜日でした。この日のカルテ記載の要点は次のとおり。

- 患者の自覚症状はないこと（痛くもなく不都合もないこと）
- 健診でたまたま「腹部大動脈瘤」と説明されたこと
- T病院の腹部エコー所見で瘤径約40mmと記載されていること
- Y医院には、高血圧、高脂血症で通院中であること
- その他、冠動脈ステント留置（'09年）、大腸出血（'10年）、前立腺手術の既往があること

記載内容はいずれもその通りであり、この時点で特段問題はありません。

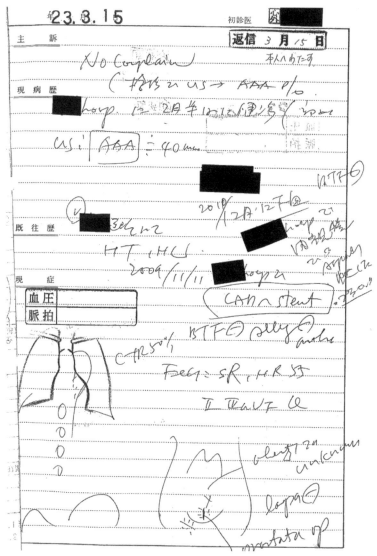

G医師の外来カルテ（平成23年3月15日）

カルテ開示によって入手したもの（以下同様）

■ S病院での初回 CT 検査

　３月28日㈪、CT 検査を受け、翌29日㈫、G医師の２回目の外来を受診。

➢ ３月28日のCT、放射線科の読影レポート

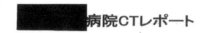病院CTレポート

ID 2747871

コバヤシ　ヒロハル　　生年月日　　昭和12年11月18日　　年齢　73　　男性

小林　寛治 殿

検査日 2011年03月28日

臨床情報

所見

胸部から骨盤単純CT

腎動脈分岐下の腹部大動脈に最大短径43mmの拡大がみられる。
胸部大動脈に拡大なし。
PCI後。

腎嚢胞。
結腸に憩室多発。
胸腹水(-)。

リンパ節腫大なし。

Imp)
AAA

Rt. CIA≒20mm..

CT

診断医

この日の放射線科のレポートは患者に報告されることはなく、G医師に報告されました。

　同レポート（3月28日）では肝心な右腸骨動脈系について何も記載がありません。すなわち、放射線科が病変を見落としたのでないとすれば、「右腸骨動脈系について手術が必要なほどの病変はない」ことを意味していると理解することができるでしょう。実は、立体画像（後出）を見れば分かるとおり、私の腹部血管は、左右の腸骨動脈系が全体的にやや拡張ぎみであり内腸骨動脈だけが突出して拡張しているわけではないことから、放射線科は特に内腸骨動脈だけを指摘しなかった可能性も考えられます。

　なお、後日（7月15日）の放射線科CT読影レポートを見ると、「右内腸骨動脈に最大短径3cm弱の拡大あり。前回（3月28日）から明らかな増大なし」と記載しています（後出）。

G医師の手書きコメント「総腸骨動脈径20mm」と記載

　放射線科のCT読影レポート（3月28日）の上にG医師と思われる筆跡で"lt. CIA≒20mm"（右総腸骨動脈の径約20mm）と書かれています。G医師は、翌日（3月29日）のカルテにも「右総腸骨動脈（CIA）の径は約20mm」と記載しています。放射線科は「内腸骨動脈（IIA）」を問題としており、G医師は「総腸骨動脈（CIA）」を問題としており、両者は違う血管に注目しているのです。後日問題になるのは内腸骨動脈の方ですが、**G医師はこの時点で内腸骨動脈に注目していないのです。**なお、両血管はごく近くに位置していますが造影CTでは両血管を区別することは容易であり医師らが血管を間違える可能性はまずありません。

　前述のように、私の左右の腸骨動脈系は全体的にやや拡張ぎみだったのであり、総腸骨動脈も内腸骨動脈も軽度拡張していました。放射線科とG医師がそれぞれ違う血管を指摘していても不思議ではありません。逆にいうと、ここでも再び、「内腸骨動脈だけが突出して拡張していたわけではない」ことを証明しているということができます。

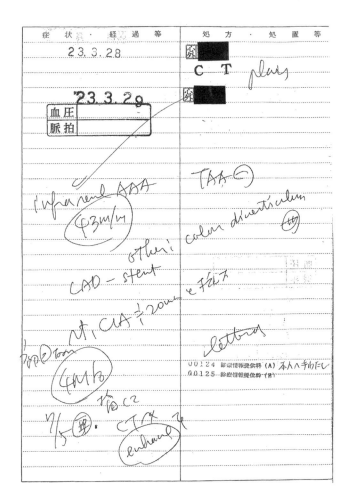

➢ **3月29日のカルテ**

要点は次の通り。

- ▪ 腹部大動脈瘤（AAA）は腎動脈下（infrarenal）のタイプである
  こと（腹部大動脈瘤の位置が腎動脈分岐部より下方であるという
  こと。腹部大動脈瘤としては普通のタイプ）
- ▪ 腹部大動脈瘤の瘤径は約43 mm であること

- 胸部大動脈瘤（TAA）はないこと
- 右総腸骨動脈（Rt. CIA）の径は約20mmに拡大していること

既往歴；
- 冠動脈（左前下行枝）にステント留置
- 大腸憩室（diverticulum）（出血）

今後の方針：
- 4カ月後に造影CTを予定する

　G医師は「右総腸骨動脈、径約20mm」に注目しています。既往歴の内容は初診時にも記載した通りです。心臓病と大腸出血の既往は外科手術に際して重要な事項であるため、G医師自身が再確認している様子です。

➤ **G医師からY医師への返事（3月29日）**
　手紙の要点は次の通り。

- 3月28日のCTの結果、腹部大動脈瘤の最大径42〜43mmであること
- 腹部大動脈瘤は40mm超から破裂の危険性があると言われるが、このサイズ（42〜43mm）では経過観察となること
- 次回4カ月後の7月にCT再検査を予定すること
- 血圧コントロールが重要であり、Y医院での管理を継続するお願いをする

　要するに「腹部大動脈瘤の径が42〜43mmなので経過観察する」という内容です。腸骨動脈系については何も記載していません。これはG医師があまり重要と考えていなかったか、Y医師が血管の専門家ではないために詳細を省いたかのどちらかでしょう。

診 療 情 報 提 供 書

平成 23 年 03 月 29 日

（下記の方についてよろしくお願いします）

紹介先医療機関名
■■医院

担当医
■■■■■先生　御侍史

フリガナ　コバヤシ　ヒロハル
小林　寛治　（男性）
ID 番号　0002747871
生年月日　昭和 12 年 11 月 18 日　（73 歳）

■■■■■■■■■■■■

■■■■■■■　病　院

■■■■■■■■■

心臓血管外科

■■■■■■■　印

傷病名　腹部大動脈瘤、狭心症、高血圧症、高脂血症

紹介目的　当科検査結果のお知らせとご加療継続のお願い

既往歴および家族歴
嗜好　　　薬物アレルギー

症状経過等

平素，大変お世話になっております．

前回のご連絡通り、2011/3/28 に CT 検査を施行いたしました．

腹部大動脈瘤としては、最大径 42・3mm 程度でした．

腹部大動脈瘤の破裂の危険性は 40mm 超から破裂の危険性がありますが、このサイズでは経過観察となります．

今回が初回発見ですので、4 ヵ月後の再検査をお勧めしました(通常、このサイズでは 1・2mm/年の拡大傾向が予想されます)．7/3 に再診頂きます．同日採血を行い、次回は造影 CT とします．

拡大・破裂の予防のためには高血圧のコントロールがなにより重要ですので、ご加療の継続をよろしくお願いいたします．

ご紹介ありがとうございました．今後ともよろしくお願いいたします．

現在の処方

備考

放射線科レポートもご参照下さい．

➢ G医師外来カルテ（7月5日、7月15日、7月22日）

7月5日

カルテ記載内容：

- 血液検査上異常がない（Ab ⊖）こと
- 特に、腎機能、コレステロール値に異常がないこと

7月15日

この日、私は腹部造影CT検査を受けました。S病院でのCT検査としては２回目になります。この日の検査がいろいろな意味で非常に重要な意味をもつことになりました。

■腹部造影CT（７月15日検査）の放射線科レポート

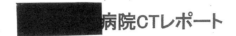

病院CTレポート

ID 2747871

コバヤシ　ヒロハル　　生年月日　　昭和12年11月18日　　年齢　73　　男性

小林　寛治 殿

検査日 2011年07月15日

臨床情報

所見

> 胸腹骨盤造影CT　　前回CT(2011/03/28)と比較。
>
> ・腎動脈分岐下の腹部大動脈に最大短径43mmの拡大がみられる。右内腸骨動脈に最大短径3cm弱の拡大があり、血栓化が目立つ。いずれも前回から明らかな増大なし。
> ・胸部大動脈に拡大なし。
> ・胆、膵、脾、両副腎、右腎に特記すべき異常なし。左腎嚢胞(+)。結腸憩室(+)。
> ・明らかな肺腫瘍や活動性炎症所見を認めない。
> ・PCI後。
> ・有意なリンパ節腫大(−)。胸腹水(−)。
>
> Imp)
> ・AAA
> ・右内腸骨動脈瘤

　この放射線科のレポートはやはり患者には報告されません。G医師に報告されました。要点は次の通り。

- 腹部大動脈の最大短径43mm の拡大があること
- 右内腸骨動脈に最大短径3cm 弱の拡大があること
- いずれも前回（3月28日）と変わらないこと

Imp）
- AAA（腹部大動脈瘤）
- 右内腸骨動脈瘤

"Imp"とは、Impression(s)（印象）のこと。診断医にとって診断し難いときや断定を避けたいときにしばしば使われます。

7月22日㈫

この日、G医師からCT画像のプリントをいきなり手渡されて「55.5mm に拡大したので手術になります」と言い渡されました。当時は「そうなのか」とただただびっくりしました。

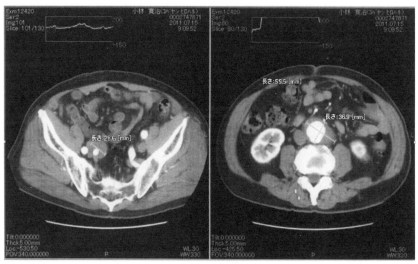

2011（平成23）年7月15日撮像の造影CTのプリント（再出）

7月22日、「腹部大動脈瘤が55.5mm に拡大している。手術になります」と言ってG医師から手渡された。左は28.6mm の右内腸骨動脈瘤。

　右の写真は腹部大動脈瘤の高さでの、左は内外腸骨動脈の高さでのスライス（横断面）です。内外腸骨動脈は造影CTでは仲良く２つ並んで見えるため血管名を間違うことはありません。右の写真（腹部大動脈瘤を中心とする写真）には、「55.5 mm」「36.9 mm」の２つの計測値が印字してあります。それぞれこのスライスにおける長径と短径のように見えます。実はここに重大なトリックが隠されているのです（後述）。

左の写真	右の写真
▪大動脈分岐部よりやや下（内外腸骨動脈が分岐する高さ）のスライス。 ▪右内腸骨動脈瘤が認められる。並んで右外腸骨動脈が見える。 ▪長さ28.6 mmと計測値が印字されている。	▪左腎下縁（大動脈分岐部付近）のスライス。 ▪腹部大動脈瘤は認められる。 ▪長さ55.5 mm、長さ36.9 mmと計測値が印字されている。

　一方、この日（７月22日）のG医師のカルテ記載は次のとおりです。

　　G医師外来カルテ記載内容：
　　（７月15日の腹部造影CT検査の結果として）
　　▪腹部大動脈瘤は腎動脈下のタイプであること
　　▪腹部大動脈瘤の瘤径は42〜43 mmであること
　　▪腹部大動脈末端部で嚢状に左片に突出していること
　　▪右内腸骨動脈の径が拡大しており30 mmであること

「55.5 mm」の記載はどこにもありません。患者には「55.5 mmに拡大している。手術になります」と言っておきながらカルテにはその旨の記載が一切ありません。一体どういうことなのでしょうか。プリントの計測値「55.5 mm」は最大短径でも何でもないのです。G医師は虚偽の説明をして患者を脅かし手術を迫ったのです。しかもカルテ上証拠を残

さないために「55.5mm」は一切記載していないのです。殿筋跛行から次々に判明する「虚偽」の中でもこれは致命的とも言える大問題です。

■放射線科レポートとG医師カルテの比較

　放射線科とG医師は同じ画像を見ているはずですが、放射線科レポートとG医師カルテ記載とでは表現が微妙に異なっています。両者対比してみます。

所見のポイント	放射線科レポート	G医師カルテ記載
腎動脈との関係	腎動脈分岐下	腎動脈下のタイプ
腹部大動脈瘤の径	最大短径43mmに拡大	瘤径は42〜43mm
腹部大動脈瘤の形状	（記載なし）	腹部大動脈末端部で嚢状に左方に突出
3月28日との比較	前回から明らかな増大なし	（記載なし）
右内腸骨動脈瘤の径	最大短径3cm弱	拡大30mm
血栓化	血栓化が目立つ	（記載なし）
3月28日との比較	前回から明らかな増大なし	（記載なし）

　G医師のカルテでは形状を「嚢状」としています。また、7月15日の検査は3月28日の検査との比較が大きな目的であったはずですが、肝心なこの点について記載していません。増大していないことはG医師にとって邪魔な情報だったのでしょう。意図的な情報選択がなされているように思われます。「なんとかして手術に持ち込もう」というG医師の動機を前提とすればこうした一つ一つの記載の偏りがどれも矛盾なく説明できます。

■大動脈瘤の「55.5mm」はまやかしの数字

　右の写真の「長さ55.5mm」はG医師がつくり出したまやかしの数字だったのです。第2章で勉強したとおり、CTは断面の取り方によって計測値をいろいろに変えることができます。この「55.5mm」という数字は私を説得させるためだけにつくり出したものだったのです。

　現在見れば「55.5mm」は「短径」ではなくむしろ「長径」です。しかも斜め断面における「長径」であって瘤を評価する上では全く意味のない数値です。患者に「長径」「短径」の区別など分かるはずもありません。G医師は手術が必要だというために意図的にまやかしの数字を患者に示し、カルテにはその数字を残していません。

■内腸骨動脈瘤「3cm」も数値水増し

　内腸骨動脈瘤についても3cmに達しないものを水増しして「30mm」にしているのです。この数字の書き換えは不自然であり異常なことです。「孤立性腸骨動脈瘤の手術適応は3cm以上（九州大学は4cm以上とも）」という暗黙の了解があります。G医師、Z医師はこの条件を満たすため「30mm」に書き換えたのでしょう。

　動脈瘤の径について1mmの差は命を左右する大きな違いです。近年動脈瘤の計測値はcmではなくmmで表すようになっていることも1mmの意味が大きいからです。医師らはこうした感覚を当然備えている筈です。

　「55.5mm」はカルテに証拠を残さず、「30mm」の方は堂々と記載したのは何故でしょうか。**G医師は、「28.6mm」を「30mm」と書き換えても、日常感覚からすれば見過ごされる範囲だろうと見込んでいたのではないでしょうか。**実際この点につき弁護士も裁判官も誰も目にとめていません（訴訟の章参照）。

■「嚢状」も無理なこじつけ

　G医師らは大動脈瘤の形状を「嚢状」だと主張し続けました。「42〜43mm」では手術適応がありません。そこで形状の話に持ち込んだので

す。「嚢状」「紡錘状」は主観的なイメージに
よって区別するに過ぎず、数値などで線引きさ
れるものではありません。医師らは「嚢状だ」
と言い通せば通ると考えたのでしょう。しかし
多くの専門医師が私の画像をみて「嚢状ではな
い」と明言しているのです。

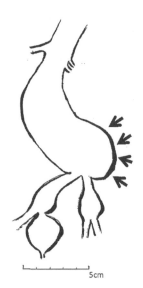

　術前の大動脈全体の立体画像（3D画像）が
得られています。大動脈のどこを見ても「嚢状」
（ふうせんのように膨らんだ）の拡大は認められ
ません（左右に丸く見えるものは腎臓です）。

➢ CT（7月15日）の立体画像

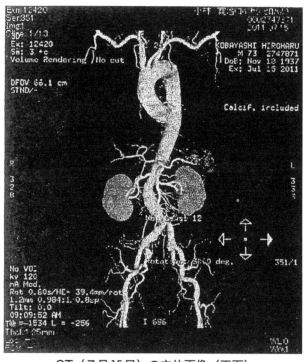

CT（7月15日）の立体画像（正面）

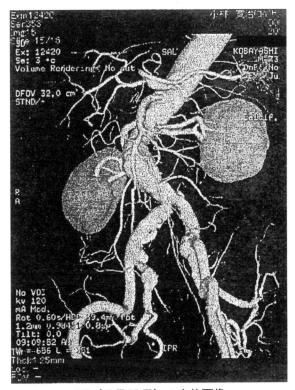

CT（7月15日）の立体画像
（腹部〜骨盤部の拡大像、やや左下方から見上げる方向）

立体画像で分かる「55.5mm」のまやかし

「長径」「短径」という区別の他に、立体的な関係や解剖学的な関係も考慮に入れる必要があります。立体画像を見ると、大動脈は蛇行し、腸骨動脈系も斜めに走行しています。このため、普通のCTの横断面では血管は斜めに切れてしまいます。斜めに切れた断面では「見かけの径」は実際より大きくなってしまいます。また、大動脈分岐部では血管が二股に分かれるため左右方向の径が大きくなっていきます。これらの立体的な関係や血管の分岐の状態によっても「見かけ上の径」はいろいろに変わります。

プリント画像（右半分の画像）は通常の CT の水平断面であり、左腎臓下縁の高さで切られています。これを立体画像で見ると、大動脈瘤の下部から分岐部に移行するあたりに相当します。まさに、斜め切り、分岐部の影響も加わっているものと考えられます。いずれにしても「55.5 mm」は意味のない数字です。

結局、手術を受ける必要はなかった

　大動脈瘤も内腸骨動脈瘤も手術を受ける必要はなかったのです。殿筋跛行が発症したために、予想もしなかった重大な事実が明らかになりました。**しかしそれにしても医師がウソをついてまで手術を強要するのは一体なぜなのでしょうか。**

■ G 医師外来カルテ 9 月 30 日㈫

カルテ記載の要点は次の通り。

- 9月13日からT病院で2泊3日の入院検査、心臓カテーテル検査（CAG）を行ったこと
- そのときの検査で冠動脈に部分的な狭窄（segmentなstenosis）が認められたこと
- 心エコー検査にて、駆出率（EF）74％（良好である）
- Y医師への返事（患者本人へ手渡し）
- T病院への返事（郵送）

　この段階で私は手術に同意していませんが、しかし私には手術をしないと決める根拠もありません。こうした迷いの中で、既に手術を前提とした検査が着々と進められているのです。G医師は、「心臓病の既往があるが手術は可能だ」と判断しています。Y医師への手紙の中で「耐術可能」と記載しています（「耐術可能」とは意味が重複しており妙な日本語です。医療界で普通に使われる言葉ではありません）。

■G医師からY医師への手紙（9月30日付）

　手紙の要点は以下の通り。

- T病院で心臓カテーテル検査（CAG）を行ったこと。その結果カテーテル留置部分に再狭窄（手紙の「最狭窄」は漢字変換ミスであろう）がないこと、手術可能と判断すること。
- 大動脈瘤の形状が「嚢状」であって「破裂の危険性が高い」と判断していること。
- しかし「ご都合などの関係で12月になりそう」であること。「その間に破裂しない事を切に期待して」いること。

　G医師は、Y医師に対しては「嚢状」だけを手術の根拠と告げています。根拠としては薄弱です。手術目的は腹部大動脈瘤だったのです。

診 療 情 報 提 供 書　　　　　平成 23 年 09 月 30 日

（下記の方についてよろしくお願いします）

紹介先医療機関名

　　　　■■ 医院

担当医

　　　　　■■ 先生　御侍史

フリガナ　　コバヤシ　ヒロハル

　　小林　寛治　（男性）

ID 番号　0002747871

生年月日　昭和 12 年 11 月 18 日　（73 歳）

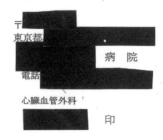

〒■■

東京都　■■

　　　　　　　　　　　　　　病　院

電話　■■

心臓血管外科

■■　　　　　　　印

傷病名	腹部大動脈瘤、狭心症、高血圧症、高脂血症

紹介目的	当科手術予定のご連絡とご加療継続のお願い

既往歴および家族歴

　　　嗜好　　　　薬物アレルギー

症状経過等

平素，大変お世話になっております．

■■病院にて CAG を施行して頂きました．結果としては PCI 部の最狭窄などなく耐術可能と判断しております．

前回にご連絡させて頂きましたように，腹部大動脈瘤は偏心性で嚢状瘤の形態で通常の紡錘状の 42-3mm と比して著しく破裂の危険性が高いことから，早めの手術を強くお勧めいたしました．

しかし，ご都合などの関係で 12 月になりそうです．その間に破裂しない事を切に期待しております．

11/8 に再診して頂き，予定を確認します．同日に術前検査を行う予定です．

その際に改めてご報告させて頂きます．

ご紹介ありがとうございました．今後ともよろしくお願いいたします．

現在の処方

備考

Ｙ医師、Ｇ医師のシナリオ通りに動く

　Ｇ医師の手紙（９月30日付）を持ってさっそくＹ医師を訪ねました。Ｙ医師は手紙を一読して「Ｇ医師がここまで心配してくれているのだから手術を受けた方がいいのではないか」と急に態度を変えたのでした。

まさにG医師のシナリオ通りに事が進行しています。なお、Y医師はこのときもG医師が言っていることをオウム返ししているだけで、ご自身の判断や見解を一言も加えていません。

G医師は、本当は破裂すると思っていない

「破裂しない事を切に期待しております」は脅し文句に聞こえます。Y医師としても「手術を受けるようにY医師からも説得してくれ」という意味に受け取り、その通りに私に説明しました。

　ところでG医師は本当に破裂を心配していたのでしょうか。本当に心配しているなら患者が納得するまで何としても自分で説明するのが普通ではないでしょうか。病状が本当に深刻であるなら、この分野の専門でもないY医師を道具に使うことは無責任であり、通常あり得ないことです。また「破裂しない事を切に期待しております」という表現はそもそも日本語として妙です。他人事のようであり、深刻さもなく、やはり無責任です。「破裂の可能性は低く本当は手術適応はないのだ」という判断が無意識のうちに言葉の端に現れたものと考えられます。

　被告はのう状瘤で手術適応と言っているが、被告準備書面(2)によれば、「医学的には明確に両者を鑑別出来ない場合は、のう状として扱うことから、典型的でないことを理由に紡錘状として扱うことは出来ない」と反論している。のう状瘤だから破裂すると論理を拡大している。裁判所はこれらの書類を見ていないかのように被告の言い分を採用している。

私の躊躇

　私はまだ手術に踏み切る決心がつかず躊躇していました。この様子をG医師は「ご都合などの関係で12月になりそうです」などと表現しています。私が躊躇しているという事実を医師はどうして包み隠すのでしょうか。

　G医師はこうした患者の躊躇と自分の苛立ちの原因（つまりウソの説得）に関わることには触れたくなかったのでしょう。それが「ご都合な

どの関係で」という妙な表現になったものと思われます。G医師の心理が説明できます。

■ Y医師からG医師にあてた葉書（10月7日付）

（カルテ開示によってS病院から入手）

　Y医師は「小林に手術を強く勧めた」という趣旨の返事をG医師に送っています。

　文面は次のとおり。

「拝啓、いつもお世話様です。小林寛治殿（腹部大動脈瘤）の御高診を頂き、ありがとうございます。本日来院され、先生のお手紙を持参されました。本人には、手術が必要であることを、強く、私の方からも伝えました。12月まで血圧コントロールを中心にフォローさせて頂きます。どうぞよろしくお願い申し上げます。平成23年10月7日　Y医院　Y医師」

　やはりG医師の思惑通りに事態は進行しています。

　なお、英語"follow"は「追いかける」「後をついていく」などの意味です。「経過観察」や「外来管理」の意味では"follow-up"（しばしばf/uと略される）と書かれるのが普通です。一般社会でも「フォロー」の誤用はみられます。

■G医師外来カルテ11月8日㈫

カルテ記載の要点

胸部腹部X線写真：異常なし。

　特に、"vertebrare? n.p."は、「脊柱（背骨）に異常なし」のように読める。

　足関節上腕血圧比（ankle brachial index; ABI）1.10, 1.15を示しており良好（ただし、137/121＝1.13で計算が合っていない）。

"vertebrare"は、ラテン語"vertebra（背骨）"の複数"vertebrae"の間違いでしょう。

　ABI検査は下肢動脈の閉塞の有無を調べるものですが、「閉塞はない」ことを示しています。

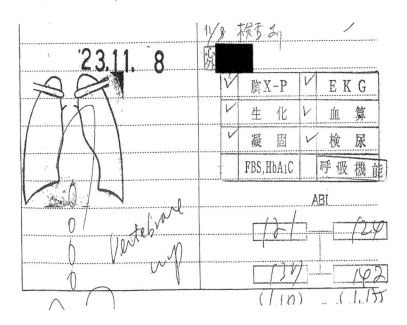

ECG: SR, HR 80

aVF ⓘ,

Resp: VC = 3.29 ℓ (101%)
FEV$_{1.0}$ = 1.96 ℓ (63%↓)

Hb 1.6, (T. 621.7) CT, liver F/B
up ten

アスピリン → 消化管 nasal bleeding ⊖
プラビックス

び アスピリンプラビックス のみ

H₂O
hypoS↓
アスピリンで 3 ten

心電図：洞調律（sinus rhythm; SR）、心拍数（heart rate; HR）50 bpm

II, III, aVF

呼吸機能検査（Resp）：肺活量（vital capacity; VC）3.27 L（101％）

　　　　　　　　　　1秒量（FEV1.0）1.96 L、1秒率（FEV1.0%）63%↓

1秒率でやや低下。

血色素（hemoglobin; Hb）16 g/dL、総ビリルビン（Total Bilirubin; T. Bil）

1.7 mg/dL

CT にて肝臓 np とのこと。

　アスピリン、プラビックス併用で、鼻出血（nasal bleeding）（＋）、肛門出血（anal bleeding）（＋）であったためプラビックスのみ

　T病院からはアスピリンで可とのこと。

平成20年H市○○病院にて右鼠径ヘルニア手術。

- 入院手術が近づいたため「血液サラサラ薬」を作用の弱いものに変更し、手術前も続けること（プラビックス錠を中止してバイアスピリン錠に変更すること）
- 12月2日㈮入院予定とすること、12月5日㈪または12月7日㈬手術予定とすること

などが記載されています。

　心臓の冠動脈を保護するために血液サラサラ薬を継続することが必要ですが、一方、血液サラサラ薬を服用したまま手術を行うと出血しやすくなるため好ましくありません。そこで、妥協点として、周手術期は作用の弱い血液サラサラ薬バイアスピリン錠で乗り切る方針としたものとみられます。次回の外来予約（Z医師に引き継ぐ）は電子カルテ上で入力されたものとみられます（S病院の心臓血管外科の「論文」ではY型人工血管「腹部大動脈瘤の手術では85％が使われている。ガイドラインにもある」と4分枝人工血管との比較研究の課題の一つとして、手術直前までアスピリン錠を服用させて手術することが目的としてあった。通常では血液がサラサラになり、手術時の出血の可能性が高く服用を止

めるのが普通です。私が過去に行った複数回の手術においては、かかりつけ医に連絡があり服用は止めていました。ところがS病院が意見を求めた国際医療福祉大学心臓血管外科Ob教授は、アスピリン錠を直前まで飲ませ続けて手術をしたことに対して、驚き、賞賛しています）。

心臓外　外来
2011/11/08(火)　版:01
バイアスピリン錠100mg　　　　　　　　　　　1錠
1日1回　朝食後　　　　　　　　　　　　　　14日分
11/28より内服開始（11/21からプラビックス中止）
後発薬品変更可

外来 2 号

■ Z医師の外来（初顔合わせ）

　2011（平成23）年12月1日、はじめてZ医師の外来受診。Z医師の説明に先だって1組全3枚の説明書を渡されました。Z医師は1枚目と2枚目の途中までを説明しました。

➢「同意書」（術前説明書、全3枚のうち1枚目）

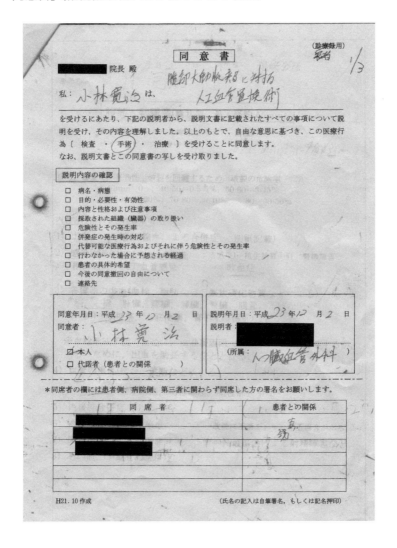

「私：⌷小林寛治⌷は、⌷腹部大動脈瘤に対する人工血管置換術⌷を受けるに
あたり、下記の説明者から、説明文書に記載されたすべての事項につい
て説明を受け、その内容を理解しました。以上のもとで、自由な意思に
基づき、この医療行為｛検査・⌷手術⌷・治療｝を受けることに同意しま
す。なお、説明文書とこの同意書の写しを受け取りました。」

　確かに、「書かれたことは十分に理解し手術に同意した」ことになっ
ています。しかし、実際はＺ医師がこれらの書類を10分程度で棒読み
したに過ぎません。
　なお、この同意書は「第三者」の同席をも前提としています。妻の友
人が同席したことを叱責される理由はなかったのです。

➤参考

説明書（1/3）の記載	解釈と勉強
Ｓ病院院長殿	Ｓ病院院長に対して「（手術に）同意」の意思を表示した形式になっている。訴訟に際しては「院長」の責任も問われるはずである。
説明内容の確認 □ 病名・病態 □ 目的・必要性・有効性 □ 内容と性格および注意事項 □ 採取された組織（臓器）の取り扱い □ 危険性とその発生率 □ 併発症の発生時の対応 □ 代替可能な医療行為およびそれ	チェック☑が一つも付いていない。

に伴う危険性とその発生率 □ 行わなかった場合に予想される経過 □ 患者の具体的希望 □ 今後の同意撤回の自由について □ 連絡先	
説明年月日：平成 23 年 12 月 2 日 説明者： Z （所属： 心臓血管外科 ）	この「2日」は事実ではない。事実は「1日㈭」である。カルテ記載上も12月2日は入院日である。これほど明らかな日付の間違いについてもZ医師は「2日」だと言って譲らない（同意書に「12月2日」と誤った日付が書かれていることは訴訟時になって初めて気づいた）。 **（257頁の心臓血管外科入院時看護記録参照）**

➤**「説明書」（術前説明書、全3枚のうち2枚目）**

病名：腹部大動脈瘤（嚢状型；最大径約55mm）

　　　狭心症（カテーテル治療後；ステント術後）

　　　バイアスピリン内服中

　　　（手書き）

　　　右内腸骨動脈瘤Φ30mm

　　　（この手書きの「右内腸骨動脈瘤Φ30mm」は12月1日当日Z医師が書き込んだものであってZ医師からの説明はありませんでした）

説明内容：

　　　目的、必要性、有効性；破裂を回避するため（破裂の危険率％/年）

$\langle 40\,\mathrm{mm} \fallingdotseq 0\%,\ 40\text{-}50 = 0.5\text{-}5\%,\ 50\text{-}60 = 3\text{-}15\%,$
$60\text{-}70 = 10\text{-}20\%,\ 70\text{-}80 = 20\text{-}40\%,\ \rangle 80 = 30\text{-}50\%$

（Z医師の説明はここで終了。以下の項目については説明していません）

説　明　書

説明日： 2011 年 12 月 2 日　説明者：█████　2/3

患者名： 小林 寛治

病　名：　腹部大動脈瘤（囊状型；最大径約 55mm）
　　　　　狭心症（カテーテル治療後；ステント術後）
　　　　　バイアスピリン内服中　　　右回腸骨動脈瘤（径 63mm）

説明内容：

目的，必要性，有効性；破裂を回避するため（破裂の危険率　％/年）
$\langle 40\mathrm{mm} = 0\%,\ 40\text{-}50 = 0.5\text{-}5\%,\ 50\text{-}60 = 3\text{-}15\%,$
$60\text{-}70 = 10\text{-}20\%,\ 70\text{-}80 = 20\text{-}40\%,\ \rangle 80 = 30\text{-}50\%$

内容と性格および注意事項

1）出血 ← 輸血（輸血による合併症… 別紙記載）

2）感染（細菌（MRSA などの耐性菌）による感染）→抗生物質→肝，腎機能障害
　　創部感染，人工血管感染など → 敗血症

3）各臓器の虚血（血栓，脂肪などの粥状硬化物質などによる）
　　脳，心臓，肝臓，膵臓，脾臓，腎臓，腸管，下肢など
　　　→例）脳梗塞，心筋梗塞，腎不全（＝透析）など

　　※血栓形成予防のために，血液凝固阻止剤（ヘパリン）を投与するが，
　　　そのために，出血を助長することとなる．

4）血管の損傷（吻合，遮断などによる）
　　　→ 出血，動脈解離，吻合部瘤，吻合部狭窄など

5）術後肺合併症

6）術後腸閉塞，腹壁瘢痕ヘルニア→改善に手術を必要とする場合がある

7）尿管損傷による腎機能障害，下腹神経叢損傷による射精障害など

8）その他，予期せぬ合併症

█████ 病　院

■手書き部分について

「右内腸骨動脈瘤径30 mm」は12月1日当日、説明の直前にZ医師が書き込んだとのこと。

➢「説明書」（術前説明書、全3枚のうち3枚目）

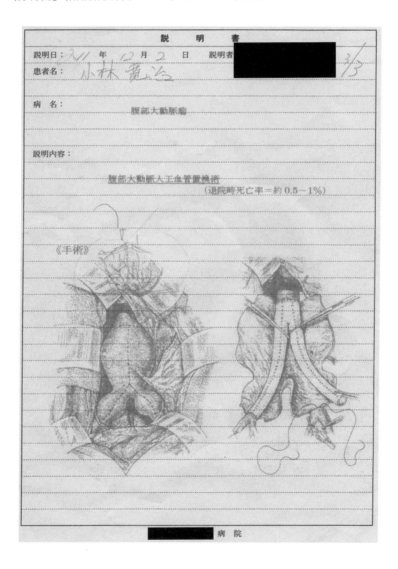

◇病名と説明内容
　　病名：腹部大動脈瘤
　　説明内容：腹部大動脈人工血管置換術（退院時死亡率＝0.5-1％）

■ 説明図は外科教科書のコピー

　説明書（3/3）の図は外科手術書からコピーしたものと思われます。「腹部大動脈瘤」であればどんな症例にでも共通するような、「代表的な手術の説明図」です。患者ごとの特殊性を説明するものではありません。この図はY型人工血管を使った標準的な術式の図であって、私に行われた手術の術式ではありません。

■「退院時死亡率」≒「手術が原因で死亡する率」

「退院時死亡率」とは、ほぼ「手術が原因で死亡する率」を意味します。しかし、「退院時死亡率＝0.5-1％」というだけでは意味は曖昧です。第1に、全国の医療機関の集計なのか、S病院の成績なのか、第2に、開腹手術の集計かステント手術を含めた集計か、第3に、予防的手術の集計か緊急手術（破裂症例）を含めた集計なのか、などの確認が必要です。術前にはそれらの説明はありませんでした。私にとってはこの手術死亡率が最も気がかりでしたので質問しましたが、Z医師は最初は話をそらして「放置した場合の危険性」の方にもっていき、もう一度「私が知りたいのは手術が原因で死ぬ確率の方なのだ」と聞くとやっと「1％内外だ」と答えました。その時は、私の方も全国統計か否かなどの点に考えが及ぶわけはありません。放置して破裂する確率とを見比べながら、ただ漠然とその数字を心に収めただけでした。

■ 大動脈瘤の「手術死亡率」はもう少し大きい

　後になって調べてみると、説明書に印字されている「0.5〜1％」やZ医師が言った「1％内外」という数字は論文発表されている中でトップクラスに小さい数字です。

　国保旭中央病院の集計によれば、日本における全国レベルの手術死亡

率は１～４％だとしています。ドイツにおける全国集計（2012～2014年）では手術死亡率6.2％と報告されています。一般的に、腹部大動脈瘤に対する人工血管置換術（開腹手術）の手術死亡率は数パーセント（３～６％）としているものがほとんどです。緊急手術（破裂症例）の死亡率は桁違いに高いので集計は別扱いするのが普通です。開腹手術とステント手術の比較ではステント手術の方が死亡率は小さい傾向にあります。数字の意味を理解するためには、これらのさまざまなファクターを考慮する必要があります。Ｓ病院では自院の手術死亡率は公表していません。「0.5～１％」や「１％内外」という数字はおそらく多くの報告のうち最もよい数字を拾ったものだろうと思われます。Ｚ医師が口淀んだのはそれなりの理由があるのでしょう。

■「放置した場合の危険性」と「手術の危険性」を天秤にかけるべし

　予防的手術においては、「放置した場合の危険性」と「手術をした場合の危険性」を慎重に天秤にかけて方針を決定します。従って、「手術をした場合の危険性（手術死亡率、手術後遺症）」の評価はきわめて重要です。しかしながら、これらは医療機関にとって、また医師にとって負の側面とも言えるため、特に日本においてはあまり公表されていないのが現状です。しかし手術を受ける患者にとっては切実な論点です。「退院時死亡率」という言葉づかいは日常的にはあまり見かけません。手術死亡率に関連する言葉づかいについて事項で検討しておきます。

■ 手術死亡率（surgical mortality）

「手術が原因で死亡する確率」と言えばその概念は一見明らかなように思われますが、実際には「手術」と「死亡」の因果関係を証明するのが困難な症例も少なくありません。因果関係は裁判においてもしばしば争われる難しい面を含んでいます。そこで、実務上、因果関係の厳密性をやや緩め、「手術関連死亡」という概念が使われるようになりました。原因を問うことなく単に「術後30日以内の死亡」を「手術関連死亡」と呼びます。これは、手術が原因となって死亡した可能性が高い

もの、と解釈することができます。その率のことを「手術関連死亡率 perioperative mortality rate」と呼びます。「手術関連死亡率」は、「手術死亡率」に準ずる危険性の指標として位置づけられます。

✧「手術関連死亡」の定義は日本でも同様
　日本の外科系領域においても「手術関連死亡」は「術後30日以内の死亡」の意味で用いられています。

✧「退院時死亡 in-hospital mortality」とは
　しかし、実際の集計作業においては、「原因を問わない」ことは機械的で取り扱いやすいのですが、退院後の集計、及び、30日以内かそれ以後かを区別する集計は実務上は手間がかかります。そこで、さらに実用上の便宜を狙った「退院時死亡」をしばしば「手術関連死亡」の代用とすることがあります。「手術を受けた患者が退院時に生存しているか死亡退院となったか」という区別をするだけでよいため、集計作業はきわめて容易になります。

「退院時死亡」で集計した場合、「退院はできたが退院後まもなく死亡した場合」などは死亡事例としてカウントされない問題があり、また、退院までの時間を考慮しないため因果関係はさらに曖昧になるなど問題点も含まれます。

　理論上の「手術死亡率」と比較して、「手術関連死亡率（術後30日以内の死亡の率)」、「退院時死亡」となるに従って曖昧さの度合いは増していきます。

　Ｓ病院では「退院時死亡率」を採用しているのですが、Ｓ病院の集計なのかなど、諸条件をきちんと公表しない限り数字の意味はよく分かりません。

■入院
12月2日㈮、入院。

➤入院カルテ（入院診療録）の表紙

入院カルテの表紙にも入院日は「12月2日」と書かれており、疑いの余地はありません。年齢は73歳を74歳に訂正してあります。これも事実通りです。

甲第 2 号証の 1

登録番号		心外科 入院診療録	

フリガナ	コバヤシ ヒロハル	性別		住所	〒
氏名	小林 寛治	男			

生年月日	昭和 12年 11月 18日	74~73才	電話番号 連絡先		期限 24. 3

入院月日	平成 23・12・2	主治医	
退院月日	平成 23・12・17	（紹介者）	
初診月日	平成 ・ ・	入院日数 16日	転帰

備考：
転科の記録
月 日～ 月 日 科

心臓血管センター

薬剤禁忌：

ヨード過敏（＋ −）・ HB（＋ −）・ ワ氏（＋ −）・ HCV（＋ −）・ MRSA（＋ −

傷病名	開始	終了	転帰
腹部大動脈瘤	23年12月2日	年 月 日	治癒・軽快・不変・転医
右内腸骨動脈瘤	23年12月2日	年 月 日	治癒・軽快・不変・転医
狭心症（s/o PCI）	23年12月2日	年 月 日	治癒・軽快・不変・転医
高血圧症	23年12月2日	年 月 日	治癒・軽快・不変・転医
	年 月 日	年 月 日	治癒・軽快・不変・転医
	年 月 日	年 月 日	治癒・軽快・不変・転医
	年 月 日	年 月 日	治癒・軽快・不変・転医
	年 月 日	年 月 日	治癒・軽快・不変・転医

病院

入院カルテの表紙（証拠保全で入手したもの）
入院日は「平成23年12月2日」と記載してあり疑う余地はない。

✧入院カルテの内容（改竄された電子カルテ）

　入院カルテの内容は全てK医師が記載しています。年月日の記載はローマ数字を用いた古風なスタイル。「1/XII/'11」、つまり、「2011年12月1日」と書いています。"New Admission"は「新規入院」の意味でしょう（和製英語）。

　初診時のカルテと同様に、診断、主訴、現症、既往歴、家族歴、評価とプランを簡略化しながらも整理しています。これは初診時カルテの特徴であって2日目以降にこのような形式で書くことはありません。

---

1 / XII /'11　　New Admission

Clinical diag：#1.腹部大動脈瘤(infra-renal type)
　　　　　　　#2.狭心症
　　　　　　　#3.血圧症
　　　　　　　#4.高脂血症
　　　　　　　#5.耐糖能異常

　　　c.c：腹部 CT 異常陰影、腹部拍動性腫瘤触知

P.I,P.H,F.H について前述とする。

A/P)

　　12/7 手術施行予定。手術に必要な検査追加施行。
　　入院時家族来院あり。手術に関する説明施行。
　　→(本人、妻、　　　　　　)へ説明とした。

✧改竄した術前説明日

　S病院のカルテには、12月1日は入院した日、New Admission 新規入院と読めますが、入院した日ではありません。正しくは、術前説明日です。入院時、家族来院とありますが、私と妻、甥と妻の友人の4名です。同意書（3分の1：説明書とセット）をみれば明らかです。私がS病院に行ってカルテの公開を要求したとき、病院は今カルテを電子化している途中である、という話がありました。このカルテは12月1日の部分だけがパソコンの文字で、何だかわけが分からないように改竄して

います。12月2日のカルテは欠落しています。12月3日、12月4日は手書きしています。

　病院は12月1日が術前説明日であることを認めることができないのです。すべてがウソであることが分かってしまうからです。真実は隠せません。関連しているからです。S病院の記録が証明しています。術前説明日は12月1日、入院日は12月2日です。入院診療録、入院診療概要録、決定的なのは心臓血管外科センターの入院時看護記録です。12月2日入院、入院時間10時00分独歩で入院した、と記録があります（257頁）。

「説明書」記載の12月2日、朝10時には私は病室にいたので、手術説明を家族が受けることはできないのです。

　この証拠をもって、12月2日に術前説明をしたという、Z医師等が言っていることは全てウソと分かります。ですから、12月2日を前提に被告Z医師が法廷で証言したことは実態がない偽証です。宣誓したように偽証は罪です。手術説明はしていないことは明らかです。言っていることすべてが裁判所を欺く下手なシナリオで演技していたのです。被告側弁護士とZ医師の演技に裁判官、原告側弁護士も騙されたのです。しかし、裁判所が証拠を吟味してさえいればこのような失態が起こるわけがありません。何かが隠されているとしか思えません。こんな実態のない演技で真実が葬られ、私は裁判に負けたのです。このような裁判がまかり通ってはいけないのです。

➤参考

カルテの記載	解釈と勉強
1 / XII / '11	2011（平成23）年12月1日
New Admission	「新規入院」の意味だろう。英語では、"on admission"、"day of admission"などと書かれる。

Clinical diag： ＃１．腹部大動脈瘤 ＃２．狭心症 ＃３．血圧症 ＃４．高脂血症 ＃５．耐糖能異常	臨床診断 clinical diagnosis（複数形 diagnoses） 「血圧症」は「高血圧症」の単純間違いだろう。 「主病名」の他、併存疾患等をナンバー記号"＃"を付けて列挙している。G医師外来カルテから転写したものだろう。
C. C.	主訴（chief complaints）
腹部 CT 異常陰影 腹部拍動性腫瘤触知	主訴の内容として、「腹部 CT 異常陰影」「腹部拍動性腫瘤触知」の２点を記述している。 しかし、３月15日 G 医師の初診日の記録では「肥満のため腹部腫瘤は触知できない」と記録していることと矛盾する。この点、医師によって見立てが異なることはあり得るのだが、Z 医師は実際には<u>触診</u>をしていない。患者を見ずに教科書的な「主訴」を盛り込んだ可能性が高い。
P.I, P.H, F.H については前述とする。	現症（present illness; P.I.） 既往歴（past history; P.H.） 家族歴（family history; F.H.） 「前述とする」は「G 医師の外来カルテを見よ」という意味だろう。
A/P）	assessment and plan（A/P）＝評価と方針。

「12月2日」の入院カルテは欠落しており、次の記録は「12月3日」に飛び、手書きになり、K医師のサインも入っています。

（12月2日10時に入院し、昼食は病院食、検査もしています）

（　　）

of Cardiovascular Surgery			GENERAL HOSPITAL	No.:

手術時期　定期　　　分類AAA　　　　ID 274-7871

手術日　　2011/12/7　　　　　　　　　　　指導医 ████

術者 ████　　第1助手 ████　　第2助手 ████　　手術時間；2hr57min　（9:51-12:48　）

名前　　小林　寛治　　　生年月日 S12/11/18　　73歳　男・女

術前診断　Abdominal Aortic Aneurysm(suprarenal &saccular type ϕMax; 45mm)
　　　　　　Rt. Int. IA Aneurysm(ϕMax; 30mm)

手術診断　do

術式　　　Graft Replacement (Quadrifurcation: INTERVASCULAR 16x 8x 7mm)
　　　　　distal to Bil. Ext.IA(¢ 7mm), Lt. Int.IA(¢ 6mm)), Rt.IIA ligation

麻酔　　　A.O.S＋fenta.＋remifenta.　　　麻酔医 ████

Autotransfusion 3310ml→1880ml

Ao-clamp time; 43min, Rt.EIA;52min, Lt.EIA;62min, Lt.IIA;76min)

《Pre.OP Summery》

████病院における健診にてAAAp/oされ, ████ 医院より紹介. CTにてAAA ¢ 43mm, Rt.IIA20mm.
4カ月後のf/u CTにおいて, AAA ¢ n.p.もsaccular type, IIA ¢ 30mmへの拡大あり手術予定となる.

Lisk Factor; p/oPCI(Cypher to LAD(2008/12); Tokyo Hosp.)
　　　　　上記に対して, バイアスピリン内服のままとした.

1. 全麻下, 腹部正中切開にて開腹. 術野を展開し後腹膜を切開.
   まず中枢側より剥離施行し遮断可能とした.
   末梢は, 右内外腸骨動脈をそれぞれテーピング. 内腸動脈は, 瘤を鈍的に剥離し遠位部を確保.
   左は, 新たに後腹膜を切開し内外腸骨動脈をテーピングした.
2. 全身へパリン化(ヘパリン70mg i.v.)後, 中枢側遮断(ACT 280sec).
   末梢側は, 左内外腸骨動脈を遮断. 右は, 外腸骨動脈を遮断. 内腸骨動脈は, 0SILK用いて結紮.
   動脈瘤に拍動のないことを確認し, 動脈瘤を切開した.
   瘤切開時に, IVCより出血認め4-0prolene pledget付用いて止血した.

3. 瘤内を検索し, 腰動脈を数本2-0Ticron用いて結紮した.
   中枢側をtrimming. 16x 8x 7 mmのQuadrifurcation graftを用い, まず中枢側吻合施行.
   4-0 prolene 連続縫合にて吻合. 遮断解除後に止血に4-0 proleneを2針使用.
4. 次に, 右外腸骨動脈と右脚(¢7mm)を, 4-0 prolene 連続縫合にて端々に吻合した.
   左は, 腸骨動脈前面を通るようにgraft左脚(¢ 8, 7mm脚)を内外腸骨動脈分岐部まで誘導.
   外→内の順にそれぞれ4-0 prolene 連続縫合にて端々に吻合した. 剥離時に内腸骨静脈損傷した
   ため, 4-0prolene pledget付用いて止血した.
   使用しなかった人工血管 ¢ 7mmの右脚は, 0SILK用いて3重に結紮し, さらに3-0Ticron用いて
   O&Oにて縫合閉鎖した.
5. IMAは, back flow良好にて結紮した.
7. 末梢のpulsationを確認し, 後腹膜腔内を温生食にて十分に洗浄後腹膜を閉鎖.
   さらに, 腹腔内を温生食にて十分に洗浄し, 層々に閉創し手術を終了した. 無輸血.

記載者 ████

手術記録（全2枚のうち1枚目）（再出）

　はじめてこの手術記録を入手したときは横文字ばかりで全く意味不能でしたが、その後かかりつけ医らの指導を得てよく分かるようになりました。以下、手術記録の内容を整理します。

手術に入った医師ら
　術者（＝執刀医）はＺ医師。Ｇ医師は指導医、かつ、第１助手として、手術記録に名を連ねており、責任ある立場として「手術」に加わっています。「手術をしていない」というＧ医師の弁はウソです。

私の当時の年齢
「73歳」は誤り。正しくは74歳でした。医師らの記載には不注意な間違いが少なくありません。

術前診断
　"Abdominal Aortic Aneurysm" は「腹部大動脈瘤」のこと。"suprarenal" は「腎上型」の意味ですが、これは（おそらく不注意な）誤りです。私の状態は infrarenal（腎下型）でした。"saccular type" は「囊状型」の意味ですが、これはウソです。Ｇ医師らは危険性の高い「囊状型」と主張し、この記録上もそのように記載しています。私の瘤の形状は「紡錘状」でした。

　"Φ Max; 45 mm" は「最大径45 mm」の意味ですが、私の大動脈瘤径は、常に「42〜43 mm」でした。Ｚ医師はいつの間にか "45 mm" に水増しして記載しています。

　"Rt. Int. IA Aneurysm" は「右内腸骨動脈瘤」のこと。"Φ Max; 30 mm" は、「最大径30 mm」の意味ですが、私の右内腸骨動脈瘤径は、「28.6 mm」または「3 cm 弱」でした。Ｚ医師はいつの間にか "30 mm" に水増しして記載しています。一般的に、「右内腸骨動脈瘤の手術適応は径30 mm 以上」とされていることから、「手術適応がある」ことを根拠づけるために水増ししたのでしょう。

　実際には、大動脈瘤も右内腸骨動脈瘤も手術適応がなかったのです。

"Autotransfusion 3310 ml →1880 ml"

"Autotransfusion 3310 ml → 1880 ml" は、乱暴な書き方ですが、「出血量3310 ml、自己血輸血1880 ml」という意味でしょう。しかし、麻酔記録と対照すると、出血量が誤りであることが分かります。正しくは、「出血量3595 ml、自己血輸血量1880 ml」です。ガーゼ出血（ガーゼに浸み込んだ血液）285 ml 分を書き落とし、3310 ml としています。Z医師は少しでも出血量を小さく見せかけたかったのでしょう。いずれにしても出血量は3Lを超えており大量出血をおこしていたのです。

"Pre.OP Summery"（術前要約）

ここでは「腹部大動脈瘤の径は43 mm、4カ月の経過で変化なし」と正しく記載しています。他方、形状については、ここでも「嚢状型」とウソの記載をしています。無理にでも手術適応にしたかったのでしょう。「右内腸骨動脈瘤の径は4カ月の経過で20 mm から30 mm へ拡大」と記載していますが、これらの数字はいずれもウソです。事実は、「28.6 mm または3 cm 弱で、4カ月の経過で変化なし」です。

手術手順（1〜7）（6が欠番になっている）

✧血管を露出させる操作（手順1）

開腹後、まず、血管を露出させる操作を行っています。血管は後腹膜という膜の裏側を走っているため、後腹膜を切開して血管を露出させる必要があります。この露出操作は、大動脈頭側→右腸骨動脈系→左腸骨動脈系の順に行っています。

手順6が欠番になっているのは、おそらく前の手術記録を上書きし、順序をくり上げることを怠ったものです。

✧全身ヘパリン化と血行遮断（手順2）

血流を止めたり、血管を切ったり繋いだりする操作を行う場合、血栓防止目的で、血液サラサラ薬「ヘパリン（注射薬）」を使います。これを「全身ヘパリン化」と言います。腹部大動脈瘤の上流に鉗子をかけて血流を遮断します。この時点から後は血行再建が終了するまで下流の血

行が途絶えるためなるべく早く全ての操作を終了しなければなりません。そこで「阻血時間（血流が途絶えている時間）」を測りながら操作を進めます。

　なお、右内腸骨動脈瘤を処理し、右内腸骨動脈末梢側を結紮することをあっさり決断している様子であり、この操作を最初に行い、3枝（右外腸骨動脈と左の内外腸骨動脈）をつなぐ方針としています。

　なお、「瘤切開時にIVC（下大静脈）より出血」とありますが、このあたりの時間や位置の関係がはっきりしません。大量出血であった可能性があります。プロジェット（止血用パッド）を縫い付けて止血操作を行っていますが、術野は血の海になったことが推測されます。止血操作がどのくらい難航したものかは記録されておらず分かりません。

✧大動脈瘤の処理、人工血管の吻合（縫合）（手順3、4）

　4対の腰動脈は結紮します。人工血管の吻合は、頭側、右腸骨動脈系、左腸骨動脈系の順で行っています。

　左側の剥離操作の過程で左内腸骨静脈を損傷し再度出血。血の海になったものと推測されます。ここでもプロジェットを用いて止血操作をしています。どの程度難航したものかは記載がなく不明。

✧下腸間膜動脈（IMA）の結紮（手順5）

　下腸間膜動脈の再建は本来必須です。「下腸間膜動脈（IMA）、左右の内腸骨動脈、計3本のうち2本は再建が必要」であることは血管外科の共通の認識であり、Z医師自身もそのように明言しています。既に右内腸骨動脈を結紮しているのですから、IMAは再建しなければなりません。「back flowが良好」という理由で、この血管を結紮するのは理屈が通りません。

▪下腸間膜動脈の結紮

術後のS状結腸虚血予防のために下腸間膜動脈の再建が必要かどうか診断するため下腸間膜動脈断端圧を測定する。瘤の内腔側から22ゲージほどのエラスター針を挿入して動脈圧を測定する。同時に体血圧を測定して両者の比を撮る。そして下腸間膜動脈圧≧0.5なら下腸間膜動脈を、その起部で結紮する。比＜0.5ならば下腸間

膜動脈を再建する。これが重要血管に対する定型的な手術手技といわれています。安直にバックフローがいいから縛ったというのはうなずけない。被告Z医師も手術の最後に再建している。論文ではすべて再建しているとも言っている。医療は科学と聞いています。

◇血流の確認と閉創（手順７）

血流良好であることを確認し洗浄し閉創。

なお、「無輸血」は虚偽。この記録中にもある通り、自己血輸血（autotransfusion）を行っています。腹部にあふれ出た血液を洗浄してまた血管内に戻す装置「セルセーバー Cell Saver（商品名）」が使われています。この Cell Saver による回収血液量が1880 ml です。

■ すべての記録は、他人の術前説明書、手術記録のコピーだった

手術記録が他人の記録のコピーの上書きであるように、術前の手術説明書も他の患者の説明書のコピーでした。Z医師は、説明書2/3、3/3と交互に見比べながら、丸や点、アンダーラインを加えて説明していると主張している。しかし、私の手元の説明書には最初から印は入っていた。右内腸骨動脈瘤が手術目的であれば病名が違うのではないかとの質問に対し、病名は追加になったという。だから急いで加えた病名には説明や手技図などが入っていなかった。手術記録も他人のコピーでした。ですから、腎臓の位置や手術時間、手術目的が右内腸骨動脈瘤が20〜30 mm に拡大したとか、無輸血や項目の６が抜けているのです。８年間、Z医師は、このような記録を繰り返して、多くの患者が知らずに、犠牲になっていたのだと思います。

> 上皇陛下の術者、天野篤医師は手術記録について著書『熱く生きる』でこう書いています。「手術記録には"絵"を入れるのが大事だと教えられたが、現在私の手術記録は絵を加えずに文章で記している。ただその文章に絵のような感覚をいれるというか、それを読めばいつでも絵が描けるくらい写実的な文章を心掛けている。医師のみならず専門外の人にもすぐ理解できるからである。」

➤手術記録2/2（全２枚のうち２枚目）

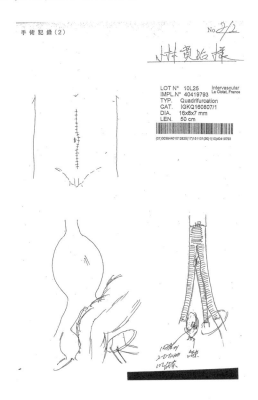

左上：上下腹部正中切開（臍は左側に避ける）

右上：使用した人工血管製品のロット番号等

左下：開腹所見（腹部大動脈瘤と右腸骨動脈瘤、視野の中央を斜めに横
　　　切っているのはS状結腸）一般的に、S状結腸が視野の邪魔をす
　　　るため、左側の手術の方がむずかしい。右側は術野がよくとれる。

右下：人工血管で置換した図。４分枝人工血管の枝のうち右内側の枝は
　　　切断結紮されている。また、右内腸骨動脈の断端は結紮されて
　　　いる。「内腔より2-0タイクロンにて結紮」と書き込まれている。
　　　別に、血管外周からも「結紮」と書かれている（手術記録１枚目
　　　で「0SILK 用いて結紮」と書かれているところか）。

➢ 麻酔記録（左半）

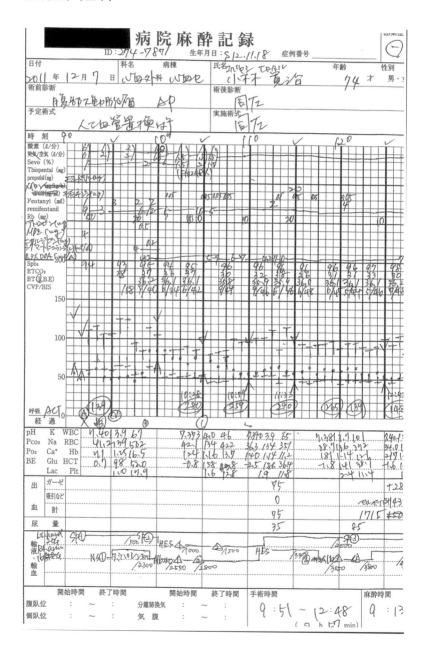

➤麻酔記録（右半）

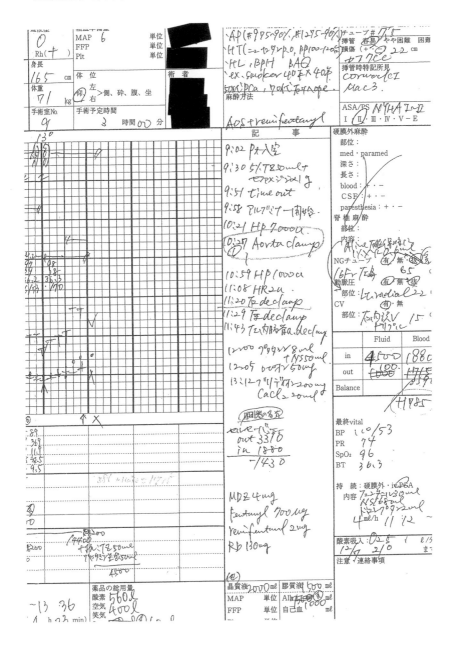

麻酔記録から読み取れること

❖大量出血をおこした

　手術の麻酔記録（チャート）では、大量に出血した様子が記録されています。全出血量は、セルセーバー（Cell Saver）吸引3,310ml、「ガーゼ出血（ガーゼに浸み込んだ血液)」285ml、計3,595ml と記載されています。トータルの出血量は3,595mlでしたが、Cell Saverによって1,880mlを血管内に戻しています。出血量3,595mlという手術は、術野が血の海で「地獄の手術」という状況だったと思われます。失血（ショック）にて心臓が止まる危険性もありました。麻酔科医師は汗だくだっただろうと思います。手術中に血液検査が行われており、血色素濃度（Hb）は、術前の16.5g/dLから、手術開始約30分後には13.7g/dLに急激に低下しています。これは急な出血に対処するため血液のボリュームを保つため補液を行い血液が希釈された結果であると考えられます。

　自己血回収装置で体内に戻せなかった実質の出血量は、3,595 − 1,880＝1,715mlという計算になります。この不足分は、ヘスパンダー輸液やアルブミナーで補っています。

　ヘスパンダー輸液の本体はでんぷん溶液であり、血液のボリューム分だけを補います。アルブミナーはヒト血液から精製されたアルブミン（蛋白）製剤（つまり血液の成分）です。

　輸血（MAP 6U）は手術室に準備してありました。MAPは濃厚赤血球製剤の一種。1単位（U）は献血200mlから調整される輸血製剤の量。6Uつまり血液1,200ml相当の輸血にあたる量を準備してあったということです。しかし、MAPは使わなかったので術後に院内の輸血部に返却したと書かれています。

麻酔記録に記された体液バランス収支

	Fluid（補液）	Blood（輸血）	Sum（体液合計）
In	4,500 ml	1,880 ml	6,380 ml
Out	100 ml（尿量）	3,595 ml	3,695 ml
Balance（収支）	+4,400 ml	−1,715 ml	+2,685 ml

（"＋"体に入った分、"−"体から出た分）
吸引（出血）量 out＝3,310 ml
自己血回収（洗浄血）戻し in＝1,880 ml
体液バランス（Op total balance）＝+2,685 ml

❖出血量を少なめにごまかし、「無輸血」とウソの記載

　トータルの出血量はガーゼ出血分をごまかし少なめに記載し、手術記録における「無輸血」と書いているのもウソです。

「無輸血」という記載は、「出血が少なく安全な手術だった」と誇示したかったのでしょう。実際、術後意見聴取に応じた一人の医師は、「無輸血」という手術記録をすっかり鵜呑みにして手術の手技を褒めていました。実際には大量出血を起こし危険な状態でした。手術記録ではこうした事実に触れず、同業の医師の目を欺いているのですから罪は重いというほかありません。

❖大出血の原因は、下大静脈の損傷及び左内腸骨静脈の損傷による

　手術記録と麻酔記録を対比して明らかになったのは、大動脈を止めて行った手術の最初の段階で、大動脈と並走している大静脈を剝離時に損傷し、大出血をきたしたため、止血操作に時間を使い余裕が無くなったものとみられます。腹部大動脈瘤の手術では、大動脈自体を剝離する必要があり、その際に並走する下大静脈を損傷したものと思われます。また、右内腸骨動脈瘤を切開する際も右内腸骨静脈を損傷して出血しています。

　このため、リスクは覚悟の上で下腸間膜動脈の再建を省略したのでしょう。Z医師は「下腸間膜動脈を縛れば腸が腐る」という認識を持っ

ていました。

◇「時間がなかった」のは大量出血の処置に追われたため

　内腸骨動脈や下腸骨動脈を基本ルールにも反してあっさりと結紮した理由は「時間がなかったため」とＺ医師は口を滑らせたことがありましたが、実は大量出血で大慌てになったからだろうと思われます。右内腸骨動脈の状態は記載がないため何とも判断できません。

◇Ｓ病院医師らの驚くべき言動

　Ｓ病院医師らは、これらの誤りやウソだらけの手術記録等を術後Ｔ病院に送って報告しています。このことについて、裁判においてわれわれの弁護士が問うたところ、医師らは、「手術記録は誰かに見せるためではない」、「見ても誰も問い合わせてくるものではない」、「腎動脈上、腎動脈下というのは、かなり専門的な話ですので、受け取る側にそれがご理解いただけるかはなかなか難しいかもしれませんけど」などと答えています。腎動脈上のタイプの手術は確かに技術的には難しいのですが、腎動脈上・腎動脈下の違いを理解することは既に勉強した通り難しい話ではなく気取って専門的というほどのことではありません。また、われわれの弁護士が「20mmから30mmに拡大したということについては、一般の人でもわかりますよね」と質問したところ、医師らは「そこまで読んでいただければわかると思いますけれども、なかなか読む機会はないかも知れません」などと述べて質問をはぐらかしています。

　患者を馬鹿にし、医療をも愚弄する言語道断な態度というほかありません。確かに、同業医師の目を欺き、裁判官の目を欺くことは成功したと言えるかも知れません（訴訟の詳細は後述）。

◇自己血回収装置

　セルセーバー（Cell Saver）とは米国製の「自己血回収装置」の商品名です。術中大量出血に際して、不純物の混じらないきれいな血液であれば、装置を用いてさらに洗浄し調整した上で血管内に戻すことができ

ます。自己血回収装置を使用したということは、まさに自己血輸血をしたことに他なりません。事務上も「自己血輸血」として取り扱います。「無輸血」という記載することは許されません。

　日本では30年の使用の歴史があり、現在では条件が整えば医療保険でカバーされます。がんや感染症の手術では血液に不純物が混ざるため使えません。心臓血管外科と整形外科で使用されることが多く、心臓血管外科をもつ医療機関の手術室ではほぼ100％この装置を保有しています。

　医療保険上、600ml以上の出血事例で使用が認められています。保険点数5,500点です。つまり、この装置を使えば55,000円の病院収入になります。多くの病院の手術では、出血量は500ml以内で、自己血の貯血を行い、輸血は極力さけています。

◇入院診療概要録

　入院経過のまとめ「入院診療概要録」が残されていますが、これは入院診療を主として担当したZ医師またはK医師が記載したものとみられます（記載者のサインはありません）。要点は次の通り。

- 12月2日入院。
- 3月下旬のCTで「（腹部大動脈瘤の）最大短径43mm」、「内腸骨動脈瘤20mm」
- 7月のCTで「腹部大動脈瘤は拡大無かった」、「内腸骨動脈が30mmと拡大」
- 「腎動脈分岐下の腹部大動脈に最大短径43mmの拡大」、「右内腸骨動脈に最大短径3cm弱の拡大があり、血栓化が目立つ」
- 術前検査（T病院における心臓カテーテル検査）の結果：右冠動脈＃9で90％の狭窄、左冠動脈前下行枝＃12で75〜90％の狭窄
- 12月7日、手術施行。開腹人工血管置換術、4分枝人工血管使用。ただし、右内腸骨動脈は結紮。
- 術後第8病日（12月15日）にCT施行。吻合部狭窄なし、吻合部の造影剤のリーク（漏れ）なし。

入院診療概要録

コバヤシ ヒロハル		同科 1 回目入院	
	心臓血管外科	前回退院年月日	
S12/11/18　M			
274-7871	氏名 小林 寛治	年齢	73才 O(+)

入院月日	2011/12/02 より	退院月日	2011/12/17 （ 心臓外科外）へ	在院日数	16 日

入院目的 1検査・診断目的 2教育入院 3計画された短期の繰り返し入院 4その他の加療	入院経路	救急車搬送 有 ・ 無

入院の契機となった傷病名	腹部大動脈瘤（非破裂）	当院既往 有・無 （予定入院・予定外入院）
主傷病名 （主要病態）	腹部大動脈瘤（非破裂）	
最も医療資源を使用した傷病名	腹部大動脈瘤（非破裂）	

併存症 （入院時、既に存在した疾患）	1　右内腸骨動脈瘤
	2　狭心症(p/o PCI)
	3　高血圧症

合併症 （院後発症）	1
	2
	3

手術名	1　Graft Replacement (Quadrifurcation: INTERVASCULAR 16x 8x 7mm)　　2011/12/7
	2
	3
	4

治療	・化学療法(有・無) 1.経口 2.静注又は動注 3.その他　・ホルモン療法(有・無)　・免疫療法(有・無)　・放射線治療(有・無) ・インターフェロン(有・無)・インスリン(有・無)・γグロブリン(有・無) ・人工呼吸器(有・無)・IVH(有・無)・人工透析(有・無)・治験(有・無)・リハビリ(有・無) 1.理学 2.作業 3.言語

退院先	1当院外来通院	2他院外来通院	3他院転院	4治療終了(死亡)	9その他

病理診断		主治医	

入院診療概要録（1枚目）

コバヤシ ヒロハル		住所 東京都 ████████	紹介 ███
S12/11/18	M		
274-7871			⇒ 心臓外科外来

現病歴 高血圧、狭心症、脂質異常症、耐糖能異常の診断にて、███医院通院されていた。H23年1月███病院で健康診断受診した際に、腹部大動脈瘤指摘され、精査加療勧められ、当科外来紹介。H23年3月15日、当科外来受診、echo上infrarenal type AAAを確認。3月下旬に腹部CT施行（最大短径43mm、右内腸骨動脈20mm）。保存的に経過観察となった。7月再診し、再度腹部CT施行。腹部大動脈は拡大無かったものの、右内腸骨動脈が30mmと拡大しており、手術適応と判断。術前検索の為、███病院で心機能評価ののための心カテ施行（#9 90% ,LCx #12 75-90%）。手術可能と判断。この他の術前検索施行後、12月2日手術目的に入院。

所見 腎動脈分岐下の腹部大動脈に最大短径43mmの拡大がみられる。右内腸骨動脈に最大短径3cm弱の拡大があり、血栓化が目立つ。

既往歴 前立腺癌：2001年摘出手術、自己血貯血施行した。
3年前：右鼠径ヘルニア手術
50代：痔核手術
高血圧、高脂血症内服加療中

Risk f. HT（＋）　DM（－）　≪食事（－）　内服（－）　insulin（－）　≫CRF（－）　HD（－）　Asthma（－）
TCho148　TG202　HDLC　　LDLC 84　　Marfan s.（－）　tobacco（＋）B.I.：1500≦　alcohol（－）

BP: 121/74 mmHg　HR: 55bpm　Chest Xp.: clear、congestion（－）　　　　　CTR53　%
ECG RSR　　　:HR 55、II,III,aVF : Q(+)

＜術後経過＞
2011/12/02入院。手術まで腹部症状、特に変化なし。
2011/12/07: **Graft Replacement (Quadrifurcation: INTERVASCULAR 16x 8x 7mm) distal to Bil. Ext.IA(¢ 7mm), Lt. Int.IA(¢ 6mm)), Rt.IIA ligation**
術後経過は良好。3PODより微弱ながら腸蠕動有り。5POD朝より飲水・内服開始。離床も積極的に施行。同日昼より流動食を開始とした。経口開始による嘔気、嘔吐なし。以後適宜食上げとしたが、摂食に問題なし。5POD腹部創全抜糸施行。採血data上、炎症反応の改善認め、抗生剤終了とした。7POD朝回診時、全抜鈎施行。8POD Follow up CT 施行。吻合部狭窄は認めなかった。創部については感染徴候なく、処置終了。最終確認の採血Data(8POD)上で炎症反応改善、Cr値上昇も認めず、軽快を確認(CRP2.3mg/dl,WBC6020,Cr 値0.57mg/dl)。レントゲン上も問題なし。退院可能と判断し、本人へ病状説明。10POD(12/17)退院。

次回外来H24年1月5日木曜日Dr███外来受診予定。

＜術後CT＞
吻合部狭窄なし。造影剤のリークなし。主要臓器の血流は保たれている。末梢臓器の描出も良好。

Rp) バイアスピリン(100)1T/1×
　　タケプロンOD(15)1T/1×

入院診療概要録（2枚目）

この入院診療概要録では、術前診断につき、「腎動脈分岐下の腹部大動脈に最大短径43mmの拡大」、「右内腸骨動脈に最大短径3cm弱の拡大があり、血栓化が目立つ」と、腹部大動脈瘤も右内腸骨動脈瘤も手術適応のない数字をそのまま記載しています。手術適応にこだわっていない書き方であることからK医師が記載したものと思われます。なお、殿筋跛行の兆候は出ていたはずですが、それらしき記載はありません。

■退院後はY医院とT病院へ

G医師は、退院前日（12月16日）にT病院循環器科に対し、「退院後は、1度外来で診させていただきますが、問題ないようでしたら、以後のfollow upを引き続きY医院および貴院にお願いする予定でおります」と書いています。T病院循環器科は術前心機能評価で検査したに過ぎません（紹介元という意味ではT病院は放射線科です）。またY医師は紹介元ですが循環器科でも血管外科でもありません。G医師はこれらの医師にどうして術後follow upを頼むのか不可解です。実際、私は術後後遺症（殿筋跛行）につきZ医師の外来を訪ねたのであり、T病院にもY医院にも相談することはなく術後通院もしていません。

この手紙の時点でG医師は殿筋跛行のことはまだ十分に認識していないか、あるいはよほど軽く考えていたのでしょう。しかしそうであっても下腸間膜動脈と内腸骨動脈を結紮したのですからしばらくは自分の科で経過をみていくのが普通でしょう。

なお、G医師からZ医師に引き継いだのであればZ医師が実質的に責任をもつはずです。そうであるのに退院時に至ってもG医師がこのように前面に出て取り仕切っている様子は非常に奇異に思われます。S病院心臓血管外科は今なお徒弟制度に従っているのでしょうか。

■ Z医師の外来

退院後1年あまりにわたるZ医師の外来では内容のある資料はほとんどありません。

診 療 情 報 提 供 書

平成 23 年 12 月 16 日

（下記の方についてよろしくお願いします）

紹介先医療機関名

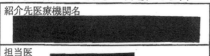

担当医	
	御侍史
	御侍史

心臓血管外科

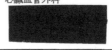

フリガナ　　コバヤシ　ヒロハル

小林　寛治　様（男性）

ID 番号　0002747871

生年月日　昭和 12 年 11 月 18 日（73 歳）

傷病名　腹部大動脈瘤術後、狭心症、高血圧症、高脂血症

紹介目的　退院にあたってのご報告と加療継続のお願い.

既往歴および家族歴

　　嗜好　　　　薬物アレルギー

症状経過等

平素，大変お世話になっております.

小林様の経過についてご報告します.

12 月 2 日に入院され，7 日に手術施行．経過など問題なく，週末退院予定となりました.

退院後は，1 度外来で診させていただきますが，問題ないようでしたら，以後の follow up を引き続き■■■医院および貴院にお願いする予定でおります.

退院にあたり，ご報告させていただきました.

　今後ともよろしくお願いいたします.

現在の処方

バイアスピリン 1T/1x, タケプロン OD 錠 15 m g/1x, プラビックス錠 75 m g/1x

備考

手術記録を同封しました.

ご参照下さい.

131

■久しぶりでＹ医師を訪ねた時のメモ（再出）

　2012（平成24）年7月30日㈫、術前のＧ医師の判断を再確認しようと考え、久しぶりにＹ医師を訪ね、Ｇ医師からＹ医師にあてた手紙を見せてもらおうとしましたが了解が得られず、Ｙ医師から概要のメモだけをもらいました。

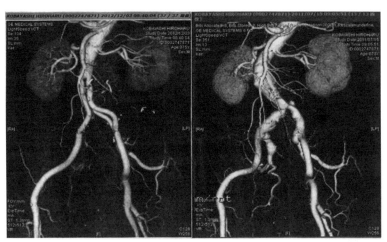

　メモには、「腹部大動脈瘤は、○のう状瘤の形態、○紡錘状と比して、破裂の危険性が高い H23.

G医師の手紙（9月30日付）をみてY医師が書いたメモ

9.30」と書かれていました。「囊状瘤」ただ1点で「危険性」を訴えています。

■術後1年後の CT 画像（再出）

　その後の情報は12月6日㈭、「手術前の CT と現在の CT を並べた画

2012（平成24）年12月6日㈭、Z医師からもらった造影 CT 画像
（左）術後約1年（2012年12月3日撮像）、（右）術前（2011年7月15日撮像）。

像をプリントしてください」と要望してＺ医師がくれたプリントのみです。

第3章のまとめ

- ☑ 術前、腹部大動脈瘤の最大短径は42〜43mm、紡錘型であり、右内腸骨動脈瘤の最大短径は28.6mmであり、いずれも手術適応はない。

- ☑ Ｇ医師、Ｚ医師らは、無理に手術適応にするため、腹部大動脈瘤を嚢状とし、右内腸骨動脈瘤の最大短径を3cmとした。虚偽を重ねている。

- ☑ Ｇ医師は、さらに「腹部大動脈瘤の径は55.5mmに拡大した」とCT画像のコピーを示して私に説明したが、このことはカルテに何も残していない（8頁、88頁参照）。

- ☑ Ｚ医師は説明書を10分程度で棒読みし簡単な説明しか行わなかった。Ｚ医師が陳述書でいう、12月2日、病院の別室で1時間以上に亘って説明したというのは病院の記録から不可能である。

- ☑ 下腸間膜動脈、内腸骨動脈を結紮したのは「時間がなかったから」だとＺ医師が言ったが、それは手術中に大出血をおこしたことが原因だった。

- ☑ 手術記録には大出血をおこしたことを記載していない。それどころか、自己血輸血を行ったにもかかわらず「無輸血」と虚偽記載している。

- ☑ 術後の殿筋跛行は当然ケアしなければならない状況であったにもかかわらず専門外の紹介元に戻すべく手紙を出している。術後後遺症についての患者への配慮はない。

- ☑ 術後1年目のCTも患者に要求されてＺ医師はやっと検査に応じた。その結果をみてもＺ医師は血管結紮による殿筋跛行を認めようとせず、腰椎が原因だと言い続ける。

第4章　訴訟に向けての準備

▌訴訟まで

　医事の紛争解決にあたっては訴訟以外に「裁判外紛争解決手続き alternative dispute resolution; ADR）」という方法があることは知っていました。ADR には、「あっせん」「調停」「仲裁」の３つの類型があります。いずれにおいても、基本的には当事者同士の交渉が必要になります。しかし、医療という専門領域の問題を当事者間の交渉で解決できる見込みはなく、実際、医療過誤被害者にとって ADR の有効性は低いことも知りました。そこで ADR は止めました。

　訴訟に向けて、事実調査、情報収集、診断医（G医師）への説明要求、執刀医（Z医師）との面談、カルテ開示請求、複数の専門医師からの意見聴取を順次行いました。

　弁護士選びも簡単ではありません。医療訴訟を専門とする弁護士は少なく、容易には受けてもらえませんでした。やっと話を聞いてもらえても S 病院の件だと言うと弁護士らはことごとく嫌がり断られました。よほどの相手だということでしょうか。それでも何とか、専門外だが、医療裁判を経験したという、以前からの知人の弁護士に受けてもらうことができました。訴訟の趣旨を説明し、証拠を揃えて裁判の依頼をして、裁判の委任状に押印して契約をしました。着手金を払いました。

■訴訟で手術の真実を明らかにしたい

　手術から２年近くが経過しましたが、私の臀部の痛みは一向に改善する様子がありません。とにかく、歩くと痛みが出てきて、臀部から大腿部内側の筋肉が硬直し、歩けなくなります。月日の経過とともに治ると言う Z 医師の話は信じられなくなり、回復への希望は次第に薄れてきました。外来受診のたびに「歩け、歩け、治らないものはいない」と言っていた医師の言葉には裏があると思うようになりました。しかし、今さ

ら、どうにもなりません。せめて、手術の真実を明らかにしたいと考え
ました。

　医療訴訟は患者側が勝つことは難しいと聞いています。しかも訴訟に
は時間と費用と労力がかかります。それでもなお訴訟に踏み切る決心を
したのは、ただ一つ、真実が知りたかったからに他ありません。

　妻がG医師あてに2度に亘って手紙を出して説明を求めましたが梨の
礫でした。

「殿筋跛行」は血管の結紮（縛る）によって捲き起こされたことは、ほ
ぼ間違いありません。ところが、Z医師はそれを認めようとはしませ
ん。G医師が42〜3mmの大動脈瘤の径を55.5mmだと見せかけ、「手術
になります」と言われたこと。嚢状の突出した部分を強調して描いた手
書きのシェーマ（92頁）、「破裂する。年内は持たない」と脅して手術
強要したことはすべて嘘でした。

　ところがG医師は一切認めようとはしません。その上、「手術をしな
いなら来るな」と私を恫喝しました。こうした医師の不条理がまかり
通ってよいものでしょうか。訴訟という公開の場で真相を明らかにし、
同じような患者の苦しみを繰り返さないようにしたい、それが私のせめ
てもの願いでした。

　被告らの虚偽や不正は火を見るより明らかです。患者側に厳しい医療
裁判といえども、真実は私に有利に働いてくれるものと思っていまし
た。

■いよいよ提訴

　私としては、これまで述べてきたG医師、Z医師の言動のすべてをぶ
ちまけたいという心境でした。しかし、訴訟というものは、形式を整え
なければいけません。民事訴訟であれば民事訴訟の形式に即して一定の
形式や論理、すなわち争点を整理しなければなりません。

　まずは、訴状の提出です。民事の訴えの形として、「不法行為に基づ
く損害賠償請求」という形をとることにしました。執刀医であるZ医師
とS病院院長を被告としました。私はG医師とZ医師の二人を被告とし

て考えていましたが、原告側弁護士Iは「具体的な証拠がそろってい
て、手術を実行したZ医師の方を被告とした方がいい」という意見であ
り、その意見に従いました。

　結局、裁判の全過程で、事故の首謀者であるG医師は「証人」として
立った僅かな時間、法廷に立っただけでした。被告にできなかったのは
残念でした。

　裁判というものは原告側、被告側双方とも「訴訟代理人」たる弁護士
が表に立って、審議を行うので、<u>原告本人、被告本人は法廷で自由に意
見を述べることができません。</u>

　被告Z医師も証人尋問当日まで出廷しないので裁判は弁護士任せなの
です。

　2013（平成25）年10月31日、東京地方裁判所立川支部（以下立川支
部という）に提訴。民事裁判は「被告の住所を管轄する地方裁判所（支
部がある場合は支部）」に提訴することになっています。

　訴状の全文はやや長いので、概要を示しておきます。

■訴状の概要

訴状（概要）

平成25年10月31日

　原告：小林寛治（著者）

　被告：S病院組合代表管理者S病院長、Z医師

　損害賠償請求事件

　訴訟物の価格　金1100万円（慰謝料1000万円、弁護士費用100万円）

　貼付印紙類　　金5万3000円

　請求の趣旨

（上記金額請求の形式的な説明のため省略）

　請求の原因

　　▪腹部大動脈瘤、右内腸骨動脈瘤の径は2回のCT検査でそれぞれ

42〜3 mm、28.6 mm であり径の増大がなく、予防的手術の適応がないところ、被告医師は 2 回目の CT 検査で瘤径がそれぞれ 55 mm、30 mm に増大したと偽り、紡錘状と見える瘤の形状を嚢状と偽り、さらに「破裂の危険性が高い。年内ももたない」などの脅迫（G 医師）まで行い、原告の自由な判断の余地を封鎖して手術に同意させたことは契約（診療契約）義務違反かつ不法行為というほかない。

- 医学的には経過観察すべき病態であったところ（原告患者には経過観察と言いながら）、原告に情報提供をしないばかりか、経過観察という選択肢に触れることもなかったことは、被告医師らの契約（診療契約）義務違反かつ不法行為というほかない。

- 予防的手術の適応があるとしても、開腹手術の他、当時の医学レベルに鑑み、ステントグラフト手術の選択肢があったにもかかわらず、術者に質問しても「うちではやってない」の一言で説明もしなかったことは、原告に選択の自由を与えないという、被告の説明義務違反である。

- Z 医師は「説明書」2/3 の病名欄下の既往症、服薬等欄右端に、当日慌てて書き込んだという、右内腸骨動脈瘤については全く説明されていません。説明書のどこを見ても説明記述はありません。どこの場所を手術するのか、手術手技、手術による合併症の記載もありません。私が同意したのは、「腹部大動脈瘤に対する人工血管置換術」です（説明書2/3）。「右内腸骨動脈瘤Φ30 mm」については説明も受けず同意もしていないのです。私はこの手術によって、重大な障害を受けました。Z 医師らは患者の知らないうちに大事な動脈を無断で切断し血流を遮断し縛ったことは、刑法の傷害罪に該当する犯罪行為です。

- 右内腸骨動脈を結紮すれば少なからぬ頻度で殿筋跛行を生じ、そのうち一定の確率で殿筋跛行が慢性化する事実を知りながら術前説明もなく「許された手術だ」という被告医師の行為は説明義務違反、善管注意義務違反、また不法行為というほかない。

- 下腸間膜動脈、左右の内腸骨動脈のうち 2 本の結紮は禁忌であるこ

とを知っていながら被告医師らは手術において2本の動脈を結紮した。医療の経験則を確信的に無視した不法行為というほかない。

- 予防的開腹手術の適応を認めるとしても、手術の具体的な方法、手術合併症（後遺症）について最低限の説明すら行っていないことは、被告医師らの説明義務違反である。

- 手術後、原告（筆者）が繰り返し殿筋跛行の苦痛を訴えても被告は「歩けば治る」を繰り返すばかりで、再度「殿筋跛行」について説明義務を果たさないばかりか、「これ以上外来に来るな」「あとは紹介医師に連絡してある」と言って自ら診療を打ち切るなど、診療契約不履行の責任は重い。

- 被告医師らは、術後後遺症について、原告及び原告家族から再三にわたり書状等を通じ、説明を求めたが1年以上にわたり応じなかった。1年2カ月後、被告病院内、医療安全管理室を通じてようやく面談が成立した。Z医師はこの席上で初めて、右内腸骨動脈を結紮したことを認めたが、その他は終始自己の正当性を主張するばかりで現行の抱える苦痛に対しねぎらいや、謝罪の言葉はなく、「殿筋の疼痛は仕方がない」と言い捨て、後遺症等の懸念に真摯に耳を傾ける様子はなかった。この面談は、事実上、不当にも医療側から一方的に医療契約を破棄する結果をもたらしたものと言わざるを得ない。

- 被告医師らの一連の行為は上記複数の点において民法上不法行為に該当する。主意的請求として、被告医師2名に対し不法行為に基づく損害賠償を請求する（民法第709条）。

- 予備的請求として被告組合に対して債務不履行に基づく損害賠償請求を求める（民法第415条）。

第5章　訴　訟

1）口頭弁論はこのように進行した

　裁判を求める者（原告）の訴訟は、被告の居住している地域を管轄する地方裁判所に訴えることになっています。私は相手の所在地から東京地方裁判所立川支部に訴状を提出しました。2013（平成25）年第一回の口頭弁論は10月26日、立川支部で開かれました。
（ここでは、原告側弁護士、被告側弁護士と呼ぶことにします）

■口頭弁論とは
　民事訴訟手続きにおいて、双方の当事者又は代理人が公開法廷における裁判官の前で、争いのある訴訟物に対して意見や主張を述べあって攻撃、防御の弁論活動をする訴訟行為を言う。このような各自の言い分の法律上、事実上の根拠並びに証拠（攻撃防御方法）を裁判所に口頭で告げることを口頭弁論と言います。そして、口頭で告げるといっても、実務上はあらかじめ攻撃防御方法を記載した書面を裁判所及び相手方に提出しておき、法廷においては、「あらかじめ提出した書面のとおり陳述します」と述べるだけがほとんどです。
　口頭弁論は、地方裁判所では1人の裁判官又は3人の裁判官の合議制により、高等裁判所では原則として3人の裁判官の合議体により、それぞれ開かれます。
　私の裁判は専門部のある霞が関の東京地方裁判所医療集中部に回され3人の合議体によって行われました。
　口頭弁論は口頭弁論期日においては裁判長の指揮の下に、公開の法廷で裁判手続きが行われます。原告、被告本人又はその代理人が出頭したうえで、事前に裁判所に提出した準備書面（自分の主張や相手の主張に対する返答を書いた書面）を元に主張を述べ、その主張を裏付けるための証拠を提出することが要求されます。被告が欠席した場合には、被告

が答弁書（訴状の書いてある原告の請求、主張等に被告が返答する書面）等において原告の請求を争う意図を明らかにしていない限り、被告に不利な内容の判決が言い渡される可能性があります。裁判長は当事者の主張や証拠に矛盾や不明確な点があれば、質問し、次回にその点を明らかにするよう準備することを命ずることができます（裁判所HP）。

　口頭弁論の審理を進めていく手続きを主宰する役割は、基本的に裁判所側にあるとされていますが、当事者にも一定程度の関与が認められています。私の場合は、このようなことは知らず、弁護士任せにしていたため、1回法廷を開いただけで、後は裁判所が指定した部屋で行われました。原告側弁護士が公開の法廷で審理を要求するか、医療過誤原告の会や被害者の会等、関心を持っている人の傍聴があれば、審理の状況が変わった展開になったかもしれません。この点、被告側弁護士・裁判所のイニシアチブが審理に大きく影響したと思っています。

　口頭弁論は必要に応じて回数を重ねていきます。

　私の場合、公開の法廷で行われる裁判は第1回目だけで、後は裁判所が用意する部屋で行われました。口頭弁論は本来当事者が公開の場で激しい議論を重ねるのかと思いましたがそのようなことはなく、書面のやり取りをする場だそうです。

　口頭弁論は書類のやり取りだけで、裁判長が不明のところを聞いて、次回の日程を決めて終わります。この間僅か5分程度です。このようなことが口頭弁論の概要でした。

■第1回口頭弁論
2013（平成25）年10月26日、午前10時　東京地方裁判所立川支部
第1回の口頭弁論が開かれました。

　被告病院から弁護士、医療安全課の職員3名、原告側から原告本人と妻、原告側弁護士2名合計8名。

　傍聴は自由にできると聞いていましたが、傍聴席には誰もいませんでした。

　法廷に出て待っていると、定刻、正面後方の扉が開いて3人の裁判官

が並んで入ってきて、ひな壇に座りました。中央が裁判長、両脇に陪審の判事が座りました。右側に女性の判事、左は男性でした。その前の段に書記が座りました。

　原告側代理人（以下原告側弁護士）が左側に座り、被告側代理人（以下被告側弁護士）が右側に座りました。正面の裁判長とおぼしき人が「こちらに医療専門の裁判官がいないので、専門官がいる霞が関で裁判を行う」と言われました。

　当日はこれで終わりです。5分とかかりませんでした。

　審理ができないことが分かっているのなら最初から東京地裁、霞が関と指定してくれればいいのにと思いました。

■ 第2回口頭弁論
2014年4月22日、第2回目以降の口頭弁論は霞が関の東京地方裁判所

　第2回からは場所は法廷ではなく14階の民事第4部30の部屋に案内されました。部屋の大きさは畳8畳程度の広さで真ん中に机が1つあり、正面に裁判長ともう一人の判事が座り裁判長から右に原告側弁護士と原告、左側に被告側弁護士と被告病院の職員が座って脇に書記とおぼしき人の計10人が着席しました。これで部屋はいっぱいでした。裁判長は何か原告・被告側弁護士と話をしていましたが私には何のことか分かりませんでした。後で聞いたら準

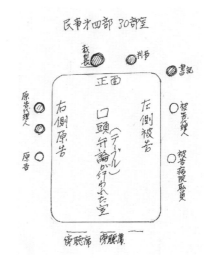

備書面のことだといわれました。そして次の打ち合わせ日時を2カ月先に決めて第2回の口頭弁論は終了し、解散しました。

　最初に紹介がないので裁判長の名前、判事の名前はわかりませんでした。原告側弁護士に聞いても知らないといわれました（後で分かったこ

とでしたが、裁判所から代理人に通知がしてありました）。

■第3回口頭弁論
2014年4月22日　東京地裁14階民事第4　30部室

裁判官2名（1人は裁判長で後の人は陪席）、他に書記1名、被告側弁護士1名、病院関係者出席せず。

原告側弁護士2名、原告の3名。司法修習生2名が勉強のためと裁判長から言われ傍聴。裁判長は左右の内腸骨動脈2本と下腸間膜動脈の3本の手術について聞かれました（証拠物件、被告医師との面談録音）。

腹部大動脈瘤の手術において被告・執刀医は左右の内腸骨動脈2本、下腸間膜動脈3本の内1本は手術で失ってもいいが2本はダメだと言っていたが（面談時の録音記録）事実は下腸間膜動脈と右内腸骨動脈の2本を切って縛って血流を止めている。執刀医の言うことと、やっていることは矛盾します、と答えました。これによって臀部への虚血が起こり骨盤内の筋肉が固まって間欠性跛行の原因になった、と主張しました。裁判長は理解したかどうか分からない。

次回は6月10日午後2時と決めて解散。

■第4回口頭弁論
2014年6月10日午後2時　東京地裁14階民事第4部　30部室

裁判長、陪席の2名、書記1名、被告側弁護士1名、被告病院から医療安全課職員1名、原告側弁護士2名、原告と妻2名、計9名。

被告の答弁書が裁判所に届いていないということで、実質的な話はできなかったが、被告側弁護士は術者が「執刀医は……3本のうち2本は縛ってもいいという話……言葉足らずであった、という意識を持っていると言っている」という話をしました。

被告側、CT画像の供覧を渋々応じる

原告側弁護士から、G医師が腹部大動脈瘤を42〜3mmと測定した（42〜43mmということ）画像を出すように被告側弁護士に要求しまし

た。被告側弁護士は「コンピュータ画像を計測するソフトで測っているため画像には記録されていない」と主張しました。原告側弁護士はその画像でいいから出すように言った。相手方はこれを了承しました。

被告側は「典型的な（囊状型）ではない」ことを自ら暴露

　裁判長は「動脈瘤の形状について、言葉の齟齬があった」と言った（齟齬とは、食い違いのこと）。下腸間膜動脈と左右2本の内腸骨動脈のうち、どちらかの1本あればいいと言う被告病院。最低2本（内腸骨動脈、下腸間膜動脈の2本の動脈）は確保すべきだという原告。主張の違い。病院は下腸間膜動脈と右内腸骨動脈の2本を結紮した（縛って血流を止めた）。

　被告Gは（病院は）区別できないのは囊状型でいいとされている、と言っている。結局は今にも破裂するような危険性がある動脈瘤ではなかったことを認めているのだ。

　（結局はどちらともつかないということでは証拠にならないようだ）手術の目的・必要性は破裂の防止にあるのに。手術する意味がなくなっているのに（説明書2/3手術目的参照）。裁判長は動脈瘤の形状をどのように判断したのか分からない。

境界事象は危険の高い方のカテゴリーに入れる（危機管理上の一般原則）

　紡錘型といえども身体の構造物が常に対称性を保っているはずはありません。非対称な部分に目くじらを立てて「囊状型」だと言い出せば、その議論は収拾がつかなくなるでしょう。

> 「ガイドライン2011」においても、囊状型か紡錘型かという区分けは典型例を想定した概念的なカテゴリー分類に過ぎません。
> 　実際、囊状型と紡錘型を区別するような厳密な定義は定めていません。むしろ、「どちらか判断に迷った場合は『囊状型』に入れて取り扱ってよい」という約束を定めて境界問題を処理しています。
> 「判断に迷う場合はとりあえず危険性の高い方のカテゴリーに入れ

て慎重に対処しよう」という姿勢は医学に限らず危機管理上の一般原則でもあります。

次回は夏休みに入る前の7月18日午前10時に決定。

■第5回口頭弁論
2014年7月18日午前10時　東京地裁14階民事第4部　30部室

予定の10時5分に呼ばれた。参加者は原告側弁護士2名、原告。被告側弁護士、病院から医療安全課職員1名、裁判所から裁判長、書記（女性）の2名。計7名。

冒頭、裁判官から「裁判長は異動した」といわれ、私が引き続き審議を行うというようなことを言われました。この人が裁判長か？

前回の資料の確認と新たに出された被告病院の心臓血管外科・G医師より、4画面の画像の入手と共に、その画像について説明を受けたといって、被告側弁護士から「報告書」の提供があった。

裁判長Bは被告側答弁書の内容をもとに被告側弁護士に質問しました。

（被告側答弁書において）

裁判官が「原告の記憶の中では自分の大動脈瘤の大きさは55mmとインプットされた」とあり、（原告が）最大短径に関心を持っていることは既に明らかになっている。術前説明においてZ医師がCT画像を供覧して最大短径が43mmであると口頭説明しても、原告は（最大短径55mm）との誤記を見て納得していたものと考えられる、との記述はどういう意味なのか？　と、質問した。

被告側弁護士は「原告が43mmであることを承知していた筈である」と答えました。

Z医師は（G医師も）「最大短径」という医学用語を1回も使ったことはありません。G医師からも、最大短径という言葉も、動脈瘤は最大短径で測るとも聞いていません。それなのに、答弁書では「最大短径に関心を持っている」などと勝手に書いている。私は黙っていられなく

なり、「そんなことはありません」と口を挟みました。被告側答弁書の内容は全くのデッチアゲです。「Z医師が43mmだと説明したが、私が55mmだと誤解した」などというのは真反対です。G医師は「55.5mmに急拡大したから手術だ」と（CT画像を示し）私に告げたのであり、Z医師は上司であるG医師の診断をそのまま引き継いだにすぎません。

　被告側弁護士は「あくまで、被告の言い分ですから」と声を上げました。被告側弁護士は自分の見解を述べているわけではないとでも主張するがごとき姿勢を見せました。

　私はその後最後まで黙っていました。

　これまでの口頭弁論は終始被告側の言いたい放題で進められており、原告側の反論が乏しく、裁判長の思い通りに仕切られていましたので、夏休みを挟んで、対策を立て直したい旨原告側弁護士に伝えてありました。原告側弁護士は、夏休みをとりたいので少々準備の時間が欲しいと主張しました。被告側弁護士の同意を得て、次回の期日を9月24日午後2時からと決定し、この日は終了。

（原告側弁護士が交替した裁判官の名前を知らないはずがありません。裁判所の事務官が原告側弁護士に必ず通知をしています。現に判決後資料を閲覧したときに連絡通知がありました）

■第6回口頭弁論
2014年9月24日午後2時　東京地裁　14階民事第4部　30部室
　出席者：被告側弁護士と病院から医療安全課職員1名。原告側は弁護士2名、原告。裁判長は新任B裁判長、前からいた若い陪席裁判官と女性の書記。計8名であった。

　定刻、呼ばれて部屋に入りました。裁判長が替わっていた。前の裁判長より優しそうな人に見えた。事務的なやり取りの後で、裁判長が原告側弁護士に私の訴えの主点、痛みについて聞かれたが、もたもたしていたので、許しを求めて痛みの具合を発言した。

　その後B裁判長は被告等に部屋から出るように指示し、原告に向かって、唐突ながら「被告側は認めないが、見舞金ということで示談にしな

いか」と提案をしてきました。原告側弁護士は、私と相談するために一旦退出して相談したいと告げて、退室しました。入れ替わりに被告側弁護士と病院の関係者が入って同様なことを言われたようでした。

　原告側弁護士は私に「裁判長の意向は100万円以下だと言っている」と告げました。私は代理人に「見舞金は話にならない。原因追及、損害賠償と謝罪も含めて考えてくれ」と言ったら、"損害賠償請求で謝罪はありえない"と強く言われた。いずれにしても見舞金は受け入れない（見舞金を受け散ったら原因追及は出来なくなる）と結論し部屋に入った。代わって被告が入室し、裁判長に見舞金は受け入れられないと、被告側も同様に返事をしたようである。

　次回は10月30日午後3時と決定し、この日は終了。

■第7回口頭弁論
2014年10月30日午後3時　東京地裁　民事第4部　30部室
　出席者：被告側弁護士、病院側から医療安全課職員1名、原告側：原告側弁護士2名、原告、裁判長、陪審、書記の8名。

　原告準備書面(4)は原告側Ih弁護士（娘弁護士）が書いている。

　私は原告側弁護士Iに石川寛俊著『医療と裁判 — 弁護士として同伴者として —』（岩波書店）を読んでほしいと言って母親弁護士に渡した。被告病院の医師達の説明とのあまりにもの落差に数ページ読んで笑っていた。

　裁判長は前回交替した人で、右脇に今までの若い裁判官が座り書記は裁判長側の原告に並びの席についた（この裁判は2名の裁判官で行うのか、立川支部では3人だった。3人の裁判官による合議制か？）。

　裁判長は原告側弁護士に何か話しかけていたが聞き取れなかった。どうも内腸骨動脈瘤の手術について聞いているようなので、代理人は説明に困っていたため、私が手を挙げて、裁判長の許可を求めた。裁判長は原告本人ですね、と確認してから私の発言を許した。

　私は、「腹部大動脈瘤はそもそも手術適応ではないにもかかわらずG医師等は手術を強要した。一方、右内腸骨動脈には28.6mmの瘤がある

にもかかわらず事前に執刀医は何らの説明もしていない。しかも、右内腸骨動脈は再建するために4分枝人工血管を使いながら再建せずに結紮したという」と説明した。

　裁判長は私に「（原告側が提出した資料に基づき）セカンドオピニオンとしてのN医師の証明では右内腸骨動脈瘤はかなり大きくなっているため手術することは妥当だ、と書いてある。あなたは手術をした方が良かったのか、しなかった方が良かったのか」と質問しました。

　（被告側のN医師の意見書では、腹部大動脈瘤は手術適応でない「手術するならむしろこっち〈右内腸骨動脈瘤〉の方だと前提を置いた意見書」で、そうでなければ問題である、と言っています。裁判所は被告の都合のいいように解釈している。このような一部だけを切り取った判断をされたら原告はたまらない）

　私がS病院の資料をもってK大学の医師にセカンドオピニオンを聞いたのは、腹部大動脈瘤の手術適応についてではなく、説明も同意もしていない内腸骨動脈瘤の手術について聞いていたのです。S病院は腹部大動脈瘤を置いて内腸骨動脈の手術の是非に問題をすり替えていたのです。N教授は「手術するのは内腸骨動脈瘤、こっちの方だ」と腹部大動脈瘤の手術適応の否定と合わせて言われたのです。

裁判長は大動脈瘤が手術適応ではないという話を無視

　私は裁判長の質問は変だと思いました。私は「腹部大動脈瘤の手術適応の是非」を一貫して問題にしているのです。動脈瘤は大きさの点でも、瘤の形状の点でも、もともと手術の適応はなかったはずです。術後の私の勉強でも、また複数の先生の意見のいずれにおいても、「腹部大動脈瘤は手術適応がない」という点では完全に一致しています。Z医師による術前説明は「腹部大動脈瘤が最大径55mm、瘤が嚢状で破裂の危険がある」という話だけで、内腸骨動脈についてはG医師、Z医師共に一言も触れていません。この前段の議論（大動脈瘤の手術適応問題）をすっ飛ばして、当日慌てて書き込んだという内腸骨動脈瘤の部分だけについて問われれば、「むしろ手術をするなら右内腸骨動脈瘤だ」という

N医師（K大学の教授）の判断に従って、「内腸骨動脈瘤については、手術した方がよかった」と回答するしかほかありません。

　私は、「手術した方がよかったのではないかと思う」と答えました。

　しかし、この内腸骨動脈瘤について私に示された画像の数値は28.6mmで、G医師は何の説明もしなかったのです。裁判長は手術説明書の「病名」を無視して何故右内腸骨動脈瘤を手術しないのか、と聞いてきたのです。

「賠償金は数万円程度だ」

　裁判長は、内腸骨動脈瘤の病名も、当日説明書の右端に慌てて書き込んだものを病名と認めて（私には認めた理由は全くわからないが）「説明不足は認めるが、賠償金の対象としては数万円程度のものだ」と妙な判断を示しました。手術説明をしていないことを、「説明不足は認めるが」と言いながら、全く説明をしていないとの原告の主張に耳を貸さない。病院が後から出してきた、腹部大動脈瘤の手技図を見ても、下肢の右内腸骨動脈瘤の説明をしていないことが明らかなのに、なぜ、メインの腹部大動脈瘤を置いて、右内腸骨動脈瘤だけを言うのか分からない。私には腹部大動脈瘤の手術は必要なかった、右内腸骨動脈瘤の手術説明は受けていないし、同意もしていない、と訴え続けているのです。

　前段の議論（大動脈瘤の手術適応問題）が無視され続けては困ります。裁判になりません。もともと、訴訟の準備段階から、私は代理人に対して、「手術適応を決定したG医師」を訴訟の対象に入れることを主張していましたが、私の弁護士は取り合ってくれませんでした。

手術適応を決めたG医師こそが重要人物

「（術前診断が重要な点なのだから）今からでもG医師を対象に加えたい」と強く主張したところ、同弁護士は「G医師を追加してもよいが、印紙代はかかる」という。私は印紙代については了承しました。ところが、肝心の裁判長は「原告は病院を訴えているので、G医師は含まれている。改めて追加する意味はない」と拒絶しました。

　裁判長は、私に、「術後障害が手術に起因するものだと主張するのであれば、その証明をせよ」と言いました。

協力してくれる医師を探すのが喫緊の課題

　私は「何か方向が違う」と思いました。「手術と合併症との因果関係」を被害者である患者が証明しなければならないとは方向が変ではないか（被告Z医師は〈面談では〉右内腸骨動脈瘤の結紮と殿筋跛行の因果関係を認めている）、理不尽ではないかと思いました。さらに専門知識や情報量の少ない患者側が医学的な証明をしなければならないということです。しかし、裁判の世界ではそれが常識のようです。協力してくれる医師を探すことが喫緊の課題になってきました。

　裁判長というものは原告の訴えには厳しく、主張の全部を証明せよというのです。

　次回は2015年2月10日に決めて終了した。

■第8回口頭弁論

2015年2月10日3時30分　　東京地裁14階　民事第4部　30部室

　陪席の裁判官が変わった。女性でS（？）という人だ。

　裁判長は私に、「右腸骨動脈瘤の手術をしてよかったと思うか？」と、またしても再度尋ねられた。再度同じ質問に対して私は、まずは「手術してもらって、よかったのかもしれない」と答えましたが、前回質問された時には十分な説明ができなかったこともあり、今回はさらに発言を加えました。「術前私に示されたCT画像では大動脈瘤の径が55.5mmである点のみ説明されたにすぎない」。G医師もZ医師も右内腸骨動脈瘤については一言も触れていません。右内腸骨動脈瘤について話が出たのは術後1年2カ月も経ってZ医師がようやく面談に応じた時です。私の持参した、親戚筋から得た情報、右内腸骨動脈の結紮したカラーの模式画像を見て、その時になってZ医師は「右内腸骨動脈瘤について手術の適応があった」などと言ったのです。

　それで、私が知らないうちに右内腸骨動脈瘤が手術されたことを確認

しました。ところで私の右内腸骨動脈瘤は28.6mmだったが、腸骨動脈瘤の手術適応は、セカンドオピニオンでも血管外科の各施設の方針でも普通30mm以上だ。この点をZ医師にぶつけると、「内腸骨動脈瘤の手術適応は医者によって異なる、と言われた」と主張した。すると裁判長は「そのような意見書を出すように」と言われました。私は裁判長に対して、「医療の壁は厚い、裁判長が言われるように簡単に情報が得られるものではない。外部の医師がたとえ相談に乗ってくれたとしても、同業者の足を引っ張りかねないようなことを、簡単に教えてくれる人は少ない。インターネット情報にしても客観的な証拠足り得るかどうかは疑問だ」と心情を吐露しました。裁判長は「それでもいい」と言われた。

　次回、3月18日午後4時からの予定を決めて終わった。

資料集めに奔走する

　終了後、私は代理人と相談して、出来る限りの資料を集めることとしました。

　さっそく、インターネットに公開されている医学論文の中から、内腸骨動脈の結紮と虚血に関するものを数点選び、裁判長あてに代理人を通して提出しました（甲第B29号証）。更に提出したW医師の意見書、医学論文に対して裁判長は一顧だにせず、葬ってしまいました。

■第9回口頭弁論
2015年3月18日午後4時　東京地裁14階　民事第4部　30部室

　午後4時に裁判所に行ったが先方の弁護士は来ていなかった。忘れたのか、用事があったのかどうか分からない。40分近く待たされた。

　前回裁判長に言われたことで、私が現在かかりつけ医であるW医師（循環器内科/外科等標榜）からの協力が得られました。右内腸骨動脈瘤の手術適応については40mmが適応（後述）。同医師によれば「下腸間膜動脈は左半分の大腸等を栄養する重要な血管であり、腹部手術において安易に切断・結紮すべきではない。血管手術等においても可能な限り同血管は温存（切断が避けられない場合は再建）すべきである」との

意見。同医師に腹部血管に関する資料を作ってもらいました。また、J医大血管外科を受診して意見を聞いたところ、「一般的に下腸間膜動脈を結紮すると大腸が壊死することがある。私の場合は幸いにも今のところ心配はないようだ」との判断でした。

　W医師作成の資料、J医科大学血管外科の判断、バチスタ手術で著名なN医師、それにTセンター所長N医師の聞き取り報告の3点を裁判所に提出。

　今までの（原告側）経過を整理すると以下のようになる。

1）腹部大動脈瘤は存在していたが手術適応ではなかった。瘤の形状（囊状瘤）もウソで、破裂するものではなかった（手術をする必要がなかった）。

2）大動脈瘤の径は42〜43mmで4カ月余りの経過で拡大も認められなかったところ、G医師、Z医師等は大動脈瘤の手術適応にするために、瘤径43mmを55.5mmであると偽り（55.5mmのCT画像を渡された）、私を説得して手術を強要し実施した。私のこれらの指摘に対し、同医師等は術後、裁判になって「55.5mmは誤記である」などと、患者にとって重要な手術目的を簡単に「誤記」と言いだし、信頼を根底から覆す主張をしている。

3）G医師、Z医師等が虚偽などの無理を侵してまでも手術を実施しようとする行動には十分な理由があった。3-1）まず、外科医にとって手術は技術修練そのものであり、外科系医師は手術実施に非常に積極的である。次に、3-2）外科医師の個人レベルについてみると、専門資格、指導資格取得の条件として手術件数の多寡は重要である。さらに、3-3）病院の血管外科の評判や格付け面で手術件数は、分かりやすい評価基準になる。その上、3-4）医療保険の制度上近年は手術件数によって医療機関のランク付けがなされるようになり、手術件数が一定基準に満たないと診療報酬が得られない仕組みが導入されてきている。医師個人のみならず、診療科、病院を挙げて、せっせと手術を進める力学が働いて

いることは明らかである。また、4分枝人工血管置換術の実績を
稼ぐためでもあった。これが真の目的でもあったのだ。

4）内腸骨動脈瘤について、G医師、Z医師は術前評価が甘く、極め
て低い認識しか持っていなかった。G医師等の「右内腸骨動脈の
径と人工血管の径が合わなかったので（再建手術として）使用で
きなかった」との答弁は信じられない。これは術前評価ができて
いなかったことを自ら露呈していることに他ならない。

5）麻酔記録を第三者医師に診てもらったところ、私の手術は、大量
出血を来し、血の海の中、止血操作に追われる危険な手術であっ
たと評価した。したがって、人工血管の上下断端4カ所のうち、
どうしても縫合しなければならない3カ所の縫合を行い、残りの
1カ所、すなわち右内腸骨動脈野再建などはしたくてもできない
状況であった（もちろん、最初から右内腸骨動脈瘤は結紮するこ
とに決めていた〈手術室記録〉）。大量出血は、下大静脈、総腸骨
動脈ほか複数箇所の損傷によるものであり、術者及び第一助手の
手技上の問題も懸念される。

6）S病院心臓血管外科G医師やZ医師等は、随所に異常な理屈や言
動を見せた。一般社会では決して通用するはずがないことを平然
と言っている。同診療科の運営は、G医師、Z医師を中心とする
少数の医師の独断場となっており、特にZ医師はほとんどの手術
を行っており、G医師は8年間ほとんど手術をしていなかった
（G医師の証言）。経営母体も病院長も院内の他診療科や他部署の
意見や批判を受け入れる素地がなく、したがって自浄作用が働か
ない構造になっているものとみられる。このことは同診療科に限
らず病院全体のガバナンス欠如の問題であるかもしれない。医療
安全委員会の組織を見ても明らかである。

7）G医師は病院内の医療安全委員会の役職を（当時）兼ねている。
このことは前で指摘したS病院の構造的な矛盾の証左であり、不
健全この上ない体質といえる。医療安全管理委員会の部長である
副院長は私をクレーマー呼ばわりし、それを病院議会の席で「患

者は完全に治っている」と答弁し、患者の訴えそのものをなかったこととして、取り上げようとしなかった。医療安全管理委員会は形ばかりで機能していなかった。

■第10回口頭弁論
2015年４月28日午後３時　東京地裁14階　民事第４部　30部室

　私の弁護士Ｉ、弁護士Ihも揃ったので、14階30部室前で座って待っていた。すでに、被告病院の担当者が来ていた。

　定刻呼ばれて部屋に入った。

　裁判長はＨ？という人か（弁護士は裁判長の名前を知らないという）。初めて自分で名乗ったので分かった。それから陪席と思われるＳ？と書記、医療訴訟を勉強したいという司法修習生２名に我々３名が部屋に入り着席した。

　被告側弁護士は来なかった。

　裁判長が前にインターホンのような受話器を置いて、電話をかけて被告側弁護士を呼んだ、裁判長が今どこにいるのかと聞いたら越谷警察署の前にいるとのこと。先日の証拠書類について被告側弁護士に裁判長が電話を通して聞いたら、「W先生の書類について、図が小さくて見えない。何のことか分からないから分かるようにして欲しい」と難癖をつけてきました。またNb医師との聞き取り調査の報告書について「Nb医師への聞き取りは原告も一緒に行ったのか」と裁判長に聞いてきた。裁判長の問いに原告側弁護士は「弁護士だけが行った」と答えました。

　被告側弁護士は姿を見せませんでした。私は「被告側弁護士が出席しないで、電話でやり取りは、アリですか」と裁判長に聞いた。裁判長は「アリです」と言った。私等は何と軽く見られているのか、馬鹿にされた感じがした。

　裁判長は、更に電話で、先日の証拠書類について質問した。被告側弁護士はこちらも医師の意見書を出したい、と言った。

　さらに被告側弁護士は電話で「ゴールデンウイークがあって５月中は忙しい、６月いっぱい時間をくれ、意見書を出す」という返事であっ

た。それでは次回は何日にするかとの話になり、７月８日の午前はどうかとの裁判長の問いに、こちらの代理人は、時間は何時でもいいと返事をしたが、被告側弁護士は「午前は駄目、午後３時なら都合がいい」との返事で７月８日、午後３時に決まった。

　その時には被告病院の意見書が出ているものと考えてもいいか、と原告側弁護士が裁判長を通して、被告側弁護士に聞いたら、「多分」ということであった。当てにはならない。最初もそうだった。この日は被告側弁護士が姿を見せないまま、終了した。被告側弁護士は我々を軽く見ている。

■第11回口頭弁論
2015年７月８日午後３時　東京地裁14階　民事30号室

　出席者：被告側弁護士、病院職員１名、当方は原告、原告側弁護士２名、裁判所から裁判長、陪席、書記（女性）の３名、計８名。

　裁判長は、被告の出した意見書に対して原告側弁護士に、「今回被告が出した意見書を中心に議論していくのか、それとも最初の反論を中心にするのか」を聞いた。原告側弁護士は、「意見書に反論します」と答えた。被告側弁護士は「最初の反論を中心に議論する」と言った。

　準備書面を議論する「口頭弁論」はこれで終わった。僅か５分に足らない時間であった。

　次いで、裁判長が「次回は９月15日（火曜日）午後２時から審理する、そして証人尋問ということになる」と言われた。

　裁判の予定曜日について被告側弁護士が裁判長に質問した。裁判長は法廷が使えるのは原則、木曜日を公判に用意している、また月曜日なら何とかなると言った。被告側弁護士はG、Z医師を証人として出廷するため、あらかじめ聞いたようだ。

　裁判長は、「次回は９月15日（火曜日）午後２時から審議する」と言った。「それまでに原告は陳述書を準備するように」と、言われた。

　私は原告側弁護士に証人尋問について聞いたら「被告側弁護士は原告を証人尋問するだろう。その時に備えて言いたいことを書けばいい、沢

山の場合は目次を付けるように」と言われた。「準備手続きが終わって
から、新しい証拠を出されては困る」とも言われた。

　原告側弁護士は私に陳述書は8月5日までに事務所に送って欲しい、
夏休みに軽井沢の別荘で読みたいと言われた。原告側弁護士は、原告の
代理人で原告に代わって裁判に臨んでいる。それなのに何か他人事のよ
うに聞こえる。

　この準備手続きに要した時間は15分だった。今までの口頭弁論で一
番時間がかかった。これで口頭弁論というもの形式のやり取りはすべて
終わった。

次回は9月15日午後2時からだ。

　8月2日（日曜日）全労会館「医療過誤原告患者の会」主催相談
会に行った。3階3号室でNさん（医療安全を考える協議会代表）
ともう一人の方がいたが名前は失念した。私は進行中の医療裁判に
ついて相談した。これからどのような経過をたどるのか、示談とは
どんなものかを聞いた。N氏は示談でお金を貰ったら、他に病院の
ことを話してはならない、という条項が入る、ブログで情報発信し
たらどうかと言われた。もう一方は、手記を書いて公開した方がい
いのではないかとの提案があった。

■第12回口頭弁論
2015年9月15日午後2時　東京地裁14階　民事40部室

　出席者は被告側弁護士、病院職員、当方は原告、原告側弁護士2名、
裁判所から裁判長、陪審（女性）、書記（女性）の3名。合計8名。そ
れに医療事故を勉強したいという裁判官が傍聴した。

　いつものところ（部屋の入口にある椅子に腰かけて）で待っている
と、呼ばれて入ったのは、いつもの部屋ではなく奥の部屋だった。同じ
時間にいつもの部屋が使う予定があったためという。

　裁判長は時間に10分遅れてきた。冒頭、時間に遅れてすまないと陳
謝。

裁判長は被告側の陳述書が提出されていないことについて被告側弁護士に聞いた。被告側弁護士は「間に合わなかった」と言いながら、詫びることなく、原告の陳述書は60ページですか、と念を押すような口調で問うありさま。原告側弁護士は「そうです」と答えた。

　裁判長は仕方ない様子を示し、「もう一度公判を行う」と提案。我々も同意するほかありませんでした。

　被告陳述書はこの日までに、必ず出てくると言った。これまでの様子から信用していいのかと大いに懸念した。W医師の意見書、署名・押印したものを1通裁判所に提出した。これで、本日の口頭弁論は終わった。

　その後、地下1階の喫茶店でお茶を飲んだ。W医師の意見書で当方の主張、反論が明確になった。相当有利に展開できる、と原告側弁護士Iが裁判の見通しを言った。また、殿筋跛行、歩行障害について、あくまで否定するなら、「**行政訴訟**」するという。あくまで、1000万円に近い金額が出ないなら、「和解しない」ということで意見が一致した。私も、事実がハッキリするのだからそれに賛成した。

　次回は10月20日午前11時からに決まった。

■第13回口頭弁論
2015年10月20日午前11時　東京地裁14階　民事30部室
　出席者：被告側、被告側弁護士、病院職員1名。原告側、原告、原告側弁護士2名。裁判所側、裁判長、左右に陪席（一名は女性）、書記（女性）。計9名。裁判所側は初めて3人の合議制とわかった。

　事務方が迎えに来たので部屋に入った。裁判長を正面にしてコの字に座った。私と、被告病院関係者は少し離れ左右の椅子に座った。

　裁判長は被告側弁護士に被告の陳述書が提出されていないことについて聞いた。被告側弁護士は「被告の記憶がハッキリしないので待ってほしい」と言った。2カ月以上も待たせて、記憶がハッキリしないので待ってくれとは全く人を馬鹿にした態度だ。

　裁判長は三度伸ばして、11月10日までに時間を切って、それまでに

提出するように言われた。結局何の意味もない口頭弁論だった。

　裁判長は次回を11月10日午前10時30分に設定。同意するしかないので、同意して約5分で終わった。

■第14回口頭弁論
2015年11月10日10時30分　東京地裁14階　民事30部室

　出席者：被告側弁護士、被告病院職員1名。原告側から原告、原告側弁護士2名。裁判長、陪席（女性）、書記（女性）の3名。計8名。

　本日の準備書面の交換で、ようやく先が見えてきた。第一回（2013年10月26日）の立川支所からほぼ2年経過してしまいました。

　尋問の順序は原告・小林寛治、証人G医師、被告Z医師の順になった。

　原告側弁護士から原告への尋問時間は45分、更に被告側弁護士から原告への尋問も45分。計90分。次に証人のG部長医師への尋問が30分ずつ、最後に被告Z医師と決まった。被告への反対尋問の時は証人のG医師は席を外す、ということになった。

　次に証人尋問について、裁判長が私に尋ねた。私は前もって病院の訴訟、患者との対話の責任者だと自ら言っている被告病院の医療安全（管理）の責任者である副院長T氏を証人尋問に追加して欲しいと要望していたが、当方の弁護士には「関係ない」と言われた。なお私が「相手側（T氏）が拒否するか、裁判長がダメだというなら私も諦める」と食い下がると同弁護士は「議事録のコピーは既に裁判所に提出してある」と言われたので、私は無言で鉾を収めた。

　結局、裁判長が両者代理人と話をして証人尋問に同意したのは、病院側は証人G心臓血管外科部長、被告Z執刀医の2名だけでした。

Z医師　陳述書でウソを主張、術前説明年月日、場所、説明時間をでっち上げる

　被告Z医師は先の陳述書で、「手術説明」時の12月2日（金曜日）は診察がなく、原告には別室で1時間もかけて説明したと主張しているの

はウソで、私は12月1日（木曜日）患者が多数待っている待合室で待たされ、呼ばれて入ったのは、Z医師の診察室で親族等4人の立ち会いで、説明を受けたと主張。

　原告側弁護士は、原告に記憶違いがあるかも知れないので、確認のために12月中にS病院を訪問したいと、被告側弁護士に申し入れた。当然、原告も同行すると言った。

　被告側弁護士は病院と相談して日取りを決めたいと言った。

　口頭弁論の時間は10分間だった。11時40分に終了した。

　これで、口頭弁論と称する公判は終わった。

「争　点」

　1、術前説明日は12月1日か12月2日か。完全な証拠があるのに、無視された。

　2、手術目的、同意書は、動脈瘤の破裂防止、術式は腹部大動脈瘤に対する「人工血管置換術」だが、実際はウソだった。腹部大動脈瘤は手術適応ではなかった。

　3、手術目的の腹部大動脈瘤の大きさCT画像は捏造されたものだった。術前説明書の55mmはウソを承知で書いたものだった。

　4、手術説明書はCT画像に倣った偽造した「ウソ」のものだった。

　5、今にも破裂するという、動脈瘤の形状「嚢状瘤」ではなかった。

　6、同意書には「腹部大動脈瘤」の病名と術式だけで「右内腸骨動脈瘤」は入っていない。これは他人の説明書をコピーして、日付、氏名等を書き込んだものだった。

　7、右内腸骨動脈瘤の手術説明書（手技）合併症の記載はない。

　8、歩行困難、間欠性跛行の原因は何か、脊柱管狭窄症ではなかった。

「審　理」

　▪原告（私）が主張している手術説明日は議論されない。

　▪手術を決定した、CT画像は「誤記」だという。手術した責任は問

われない。

- 動脈瘤の形状は、「ガイドライン2011」では紡錘型、嚢状も区別がつかないものは嚢状型としても良いことになっているが、この場合は嚢状は手術適応というものではない。裁判所の判断は被告準備書面も見ていないで「嚢状」であると決めた。
- 腹部大動脈瘤の手術説明に「右内腸骨動脈瘤」は含まれていると判断した。
- しかし、コピーした他人の説明書には病名だけで、説明書、手技図は抜けていた。
- 裁判所は説明書に書いてあれば、説明していないものも、説明したことになる。
- 歩行困難の原因は、腹部大動脈瘤の手術によるもの。出血による多臓器不全と判断。

「出鱈目な審理」

- Z医師はウソをついている。術前の説明が12月1日であるので、Z医師の証言は完全にウソで、成立しない。
- CT画像が「誤記」であれば、重大な「誤診」である。裁判では「誤診」で手術した責任は問われない。
- 腹部大動脈瘤と右内腸骨動脈瘤の手術は4分枝人工血管を使った（実際は最初から3分枝として使用した。手術室記録に3分枝手術とある）バイパス手術だった。患者には一切の説明はしていない。
- 右内腸骨動脈瘤の手術と、殿筋跛行、合併症の関係はこれまでの証明で明らかである。
- 3月の診断で40mm前後の動脈瘤が4カ月程で13mmも拡大することは常識では考えられないもので、この手術は後から出てくる「臨床研究」のための作為があった。
- 医師らは倫理に欠けていた、信用したことが最大原因。

Ｔ氏は当事者たる資格も証人たる資格もない存在

　Ｔ氏とは面識はありませんが、医療安全委員会副部長のＧ医師からの情報で、結託して調べもしないで受け売りしたにすぎません。医療安全管理委員会の責任者であり、病院の事故等については情報を統括し、改善すべきところは改善してゆくことが職務だと思います。市民のための病院で市民の代表者である病院議員の質問には責任ある答弁をすべきだと思っています。Ｔ副院長はそれをしませんでした。

　確かに直接の当事者ではないかもしれませんが、Ｓ病院医療安全委員会部長の答弁は責任がある。

　本当に、「治っている、命が助かっている、手術するのだから、すこしは具合が悪くなるのは当然（病院議会議事録、証拠として提出ずみ）」これだけの発言をしているのだから、真実を知るためには証人として発言の本旨を聞きたいと思ったのです。

　このような発言が、被告側弁護士に圧力をかけたのです。

　Ｓ病院議会議事録、病院の医療管理、指導等の責任者で医療安全委員会の部長である人が、８市行政の組合代議員の前で「**死ぬかもしれない事例で、病院としては非常に成功した例と考えている。病気は治って命が助かっているじゃないですか、を置いて（引用ママ）、これだあれだというものに対して時間がかかっても、対処していかなければならない。手術をするのだから少しは具合が悪くなるのは当然。多くの患者は医師や看護師にお礼を言って退院していく。この手の人には１円も払わない。保険金で払ってしまうことは簡単ですが、うちでは少し時間がかかっても対処していく**」と実態を知ってか知らずにかこのような答弁をしている。このような責任者である人が証人として来てもらえば、病院の医療体制が分かると思ったからでした。

■ 2015年12月8日
　Ｓ病院「術前説明場所」を実地見分。術前「説明日」は12月１日に

間違いない。

　S病院に原告側弁護士と一緒に行った。いつも口頭弁論に出席している病院職員が案内してくれた。Z医師が私に手術説明したのはやはり、診察室だった。別棟の部屋も見ましたが、そこは、手術前日（12月6日）麻酔科医師より麻酔の説明を受けた場所で、術前説明を受けた場所ではありません。

　病院の記録も12月1日、カルテも12月1日となっていた（捏造して入院と書いていた）。

　12月2日㈮は私が入院した日であり、病院には様々な12月2日と証明できる入院記録があります。医師からの「術前説明」はありえません。同意書・説明書に12月2日の日付記載は、G医師のCT画像に続く、作為のあるものでした。

　当然、原告側弁護士は、説明したという部屋を見て、Z医師の外来診察日を確認しているのですから、裁判所に当然連絡しているはずなのに、裁判所は認めない。

　原告側弁護士は、この事実を裁判所に申告していたのか、否かは知りません。重要なことですから、当然報告ないし、連絡はしていると思っています。

　Z医師は、重大なウソの証言をして、偽証罪に問われないものでしょうか。裁判全体がウソの上に立っていることを被告等は承知でいるのです。

■裁判官は頻繁に移動する

　それにしても、2年の裁判期間に裁判官はよく替わった。裁判長が3回、N〜S〜H、陪審K〜M〜S、高裁〜K、地裁の裁判長は高裁の知的財産から異動してきた人だ。他の裁判官の前歴と裁判との関係は分からない。しかし、私の裁判は最初から「棄却」と決めつけられたものであった。

2）裁判における証人尋問（調書）

「口頭弁論」と称する準備書面のやり取りが14回で終わると、証人尋問に移りました。証人尋問は公開の法廷で行われます。傍聴は誰でも可能です。

（ここでいう甲第何号、の甲は原告の資料、乙第何号、は被告の資料のことです）

　2016（平成28）年２月４日、午前10時。

　定刻、裁判長、陪審が正面の扉から入廷。原告・被告、それぞれの関係者、傍聴人らは一斉に起立し裁判長に向かって一礼。

　前方上段正面に裁判長、両側にそれぞれ陪席（右陪席、左陪席）、手前の低い段に書記官が着席。正面の段に向かって右側の席は原告、左側は被告側と定められています。

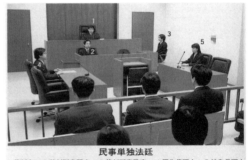

民事単独法廷
1 裁判官　2 裁判所書記官　3 裁判所事務官　4 原告代理人　5 被告代理人

裁判における「尋問」
私の場合、左右に陪席がつきました。
（写真は模式図です。出典は最高裁パンフ）

　原告側は、原告側弁護士２人、原告（私）の３人が着席。被告側は、被告側弁護士Ｋ、Ｔの２人、被告病院（Ｓ病院）２名。計７名が着席しました。その他関係者はそれぞれの側に着席しました。傍聴席には、何人かの人がいました。裁判長、陪審２名らは自ら氏名を名乗ることもなく、また、掲示もされません。

　裁判にあっては、裁判の仕組みなどについて訳が分からないまま、準備等に追われる毎日でした。本書では、読者のご参考になれば幸いと考え、裁判を通じて経験したことなどを、ここで少々整理しておきます。

広義の「証人尋問」

「証人尋問」とは文字通り「証人」の尋問であり、本来「当事者（原告・被告）」の尋問を含みません。しかし、俗な表現として「証人」の尋問を含めて、しばしば、「証人尋問」と呼ばれることがあるようです。世間の法律事務所のウェブサイトでもしばしば「証人尋問」を広義に扱っています、私の裁判でも広義に扱われていたように思われました。本節冒頭でも「証人尋問」をその意味で用いました。

「尋問」の種類と実施順

尋問	当事者尋問	原告尋問
		被告尋問
	証人尋問	

　私の裁判では、「尋問」は、原告尋問→証人尋問→被告尋問の順で行われました。

　日常の感覚では「原告尋問」という言葉に違和感があります。

　ところで、「原告尋問」とは一体何でしょうか。訴えを起こした本人である私（小林）は、もちろん自分の主張が正しいと信じ、訴えてきました。それゆえに「原告」が「尋問」されるという言い方は奇異に感じられます。日常的な言葉遣いでは、「尋問」には、「問い正す」「問い詰める」「攻めを問う」などのニュアンスがあります。「尋問」の対象者は既に「被疑者」であるという前提を含んだ言葉なのではないでしょうか。この点で「原告尋問」という言葉には違和感を覚えます。実際に、原告への被告側弁護士の質問は「問い詰める」被告側が正しいのだと思わせるような嫌な手法を感じました。

　しかし、結論的には、民事訴訟法において「尋問」という場合には、そのようなニュアンスは含まれないのだそうです。裁判では、「尋問の対象者」＝「被疑者」という扱いではないようです。確かに、裁判所から見れば、「訴えた方が常に正しく、訴えられた方が常に悪者だ」と決めつけるわけにはいかないことも、もっともなことでしょう。民事裁判に

おいて、「尋問」とは、原告であれ、被告であれ、証人であれ、先入観なく、公正公平に「質疑する」ことだと思います。私の裁判では、常に原告の私が受け身の状態であったのは、訴えをエビデンスに基づいて証明せよ、という立場の違いがあったのか、又は弁護人の経験の差、医療知識に差があったためだと思いました。

2016年2月4日午前10時　証人尋問　原告尋問

宣　誓

　私は、書記官から促されて法廷の宣誓台前に立って、氏名を名乗り用意された「宣誓書」、「私はウソをつかないことを誓います」と読み上げます（宣誓書には前もって指名、押印しています）。

■証人尋問　本人　小林寛治

宣　誓

良心（りょうしん）に従（したが）って真実（しんじつ）を述（の）べ、何事（なにごと）も隠（かく）さず、偽（いつわ）りを述（の）べないことを誓（ちか）います。

　　　氏名　小林寛治　㊞

　裁判長は、偽証したら罪に問われると念を押しました。

　この時も傍聴席の人たちも全員起立して宣誓を聞きます。

　そして裁判長の着席を待って全員着席します。証人が替わるたびに、この所作は繰り返し行われました。

「原告尋問」は原告側から原告への質問（「主尋問」相当、45分）。被告側弁護士から原告への質問（「反対尋問」相当）、裁判長から原告への質問（「補充尋問」相当）の順で行われました。「尋問」では、原告の発言は一言一言が「証拠（人的証拠）」と位置づけられます。尋問に応じる者は、原則として何も見ずに頭の中にあることを発言しなければなりません。

以下は、証人尋問調書に基づいて記載します。
　この調書は、証人尋問において、書記官が録音テープから文字に
起こしたもので、証人尋問の全部が記録されています。控訴審にあ
たっては、証拠として使うことができるものです。

証人尋問の順序
　第14回の口頭弁論で決めた順序に従って行われた。
■原告、本人尋問から開始
　最初に原告側弁護士、被告側弁護士が原告に対して45分にわたって
質問をしました。原告側の弁護士は原告と想定問答を予習していたため
予定通り進行しましたが、被告側弁護士の質問は予想できないこともあ
り、いささかまごつきました。
　本件における争点と原告側の主張のポイントは以下のとおりです。
（原告側弁護士は陳述書が原告自身の作成であることを確認）

（原告側弁護士Ｉ）
　（既に提出済の陳述書を指して）こちらの陳述書は、小林さんご自身が
パソコン等を用いて作成され、表紙の所に押印をいただいたということ
でよろしいでしょうか？
原告本人、以下（私）という：
　はい、そうです。
（原告側弁護士Ｉ）
　（事実経過の対立点について）何か間違っている点はありますか？
（私）
　事実経過として違っている点は１点、術前に手術説明を受けた日にち
は12月２日ではなく12月１日です。
（原告側弁護士Ｉ）
　今おっしゃったのは、陳述書５ページ、上から３段目、「手術説明は
12月２日㈮」と書いてあるところなんですけれども、事実はこの日で

はないということですか？

（私）

　はい、そうです。

　私と原告側弁護士との間で、このようなやりとりで始まりました。

　以下私と原告側弁護士とのやり取りは主な争点をまとめたので省きます。

　第1の論点は「Z医師の術前の説明義務違反」に関する問題です。Z医師は、手術の内容についても、私が発症した後遺症の可能性についても何ら説明していません。

　この問題に関するのですが、術前の説明日について、被告は「同年12月2日（金曜日）だった」などとして、公然と虚偽の主張をつづけています。事実は「2011（平成23）年12月1日（木曜日）」でした。Z医師の忙しい外来時間の合間だったのであり、Z医師としては、予定外で物理的に十分な時間を割く事ができない日だったのです。実際この日の説明は10分程度の短いものでした。「腹部大動脈瘤に対する人工血管置換術」に関する定型化した説明書3枚セット、これを渡され、Z医師が頭の方だけ読み上げ、途中で私が術中死亡について尋ねました。ここで時間がかかってしまいました。その後の説明はなく、そこで同意書にサインを求められサインをしました。私の記憶と記録も一致しているのですが、更に客観的証拠として「病院側の記録でも12月1日になっている」ことを情報開示の中で確認しています。

　被告側としては、「十分な術前説明をした」と主張を通すために、「12月1日」では都合が悪いのです。そこで、「12月2日㈮、別室で1時間以上の時間を割いて説明した」などと虚偽の主張をつづけているのです。このような決定的な事実すら裁判では全く取り上げられないのです。またG医師から渡され手術決定した捏造した決定的な物的証拠「55.5mmのCT画像」は無視され、そして、G医師の指示によって書いた術前のZ医師の「手術説明書の55mm」も被告尋問では「誤記」だと主張し、これを裁判所は通してしまいました。裁判とはいったい何なのでしょうか。

　以下、具体的なやりとりは煩雑になるため、この日の「本人尋問」の論点をまとめて整理しておきます。

　裁判の仕組みとして、「尋問」の段階では、原告被告双方で意見の対立を生じている部分、いわゆる「争点」を中心に、その証拠を固め行います。従って「尋問調書」のすべてを取り扱うわけではありません。

■主な争点

7月22日、G医師、「腹部大動脈瘤」のCT画像データを捏造。「破裂する」と小林を脅し、手術を強要。	S病院、CT検査（7月15日）の画像から腹部大動脈瘤の径55.5mmを捏造し、これを根拠に「破裂する」と脅して手術を強要した。 G医師、後日問題となる「大動脈の枝」については一切言及なし。 （データを捏造してまで手術をしたがるG医師等にはその理由がある。捏造の動機が存在する）
9月、G医師、手術を前提として準備を指示。	私の手術同意もないまま術前検査として、T病院に紹介した。9月13日心臓の検査施行。
G医師、手術以外に聞く耳を持たず。	医師は、嫌がる私に「手術しないなら来るな」とキツイ口調で叱責（また、本当に破裂の危険性が高いのであれば何とか患者を説得するであろう。裏を返せば、G医師も適応がないことをこの叱責で暗に認めているものと読める）。
11月8日、G医師の外来にて手術に同意。「自分は手術をしない」などと虚偽発言。	G医師より「手術は腹部大動脈瘤を人工血管に置き換える手術だ。お腹を切る開腹手術だ」「自分は手術をしないが手術には立ち会う。手術はZ医師が執刀する。詳しい説明はZ医師からさせる」。この時点でも「大動脈の枝」については言及なし。この時、手術に使う一本の「人工血管」を見せられ、触らされた。

Ｚ医師の説明義務違反。 Ｚ医師は12月2日と主張。 4分枝の人工血管を使うことを知らせない。	事実は、術前説明は12月1日㈭午後2時、3枚複写の説明書を渡され10分程度の簡単な説明でした。病名は、「腹部大動脈瘤　最大径約55mm囊状型」予定術式は「腹部大動脈瘤の人工血管置換術」。Ｚ医師、手術の死亡リスクについて、0.5〜1％と回答。ステントグラフト手術について質問したところ、Ｚ医師は「うちではやってない」と答え、説明しなかった。この日も大動脈の枝、右内腸骨動脈瘤について言及なし。ただし、説明書には、他の印字部分と異なり、手書きで当日書き込んだという「右内腸骨動脈瘤30mm」と加筆してあった（この手書き部分は、説明もなく、当時は気づかず、訴訟の段階で気づいた）。 これに対し、被告側は12月2日（金曜日）に1時間以上にわたる説明をしたなどと虚言を続けている（裁判の経過中、2015〈平成27〉年12月8日、Ｓ病院実地検分を行い、病院側の記録でも12月1日と記録されていることを確認済みである）。
開腹手術のリスク評価なし。	58歳時前立腺がん手術（Ｔ医療センター）、59歳時狭心症冠動脈にステント手術（Ｔ病院）、鼠径ヘルニア（SY病院）などの既往歴等、リスク評価をほとんどしていない。
術後入院中に殿筋虚血発症。間欠性跛行以後改善せず。	自分の症状は術後発症し徐々に悪化している。歩くと右臀部から右大腿部が痛くなり、筋肉が強く張って10歩続けて歩くことが困難であること。この症状を医学用語で「間欠性跛行」ということ。術後入院中の（平成23年）12月13日、Ｓ病院のOk医師からパソコンのモニター画面で手術前後のCT画像を示され、右側の一つの血管が術後な

	くなっていたことを初めて知らされた。
2013（平成25）年 2月21日。	Ｚ医師と面談でＺ医師の口から初めて、右内腸骨動脈を縛ったことを聞いた。

■次に、被告側弁護士Ｋの原告に対する尋問（反対尋問）

　同弁護士は私に「はい」「いいえ」で答えさせる形式の設問を浴びせかけ、被告側にとって都合のよい答えになるような誘導尋問を重ねてきました。

　以下のやり取りの経過を要約整理して示します。

　被告側弁護士Ｋは私に「陳述書は一言一句原告本人の弁であるか」と確認を迫る。

（被告側弁護士Ｋ）

　陳述書の内容は原告ご自身で記載されたものですか？　原告側弁護士が作成・修正した箇所はありませんか？

（私）

　ありません。

　被告側弁護士Ｋは、「自分の病気や手術について調べなかったのか」と問う（自分の病気について調べない患者がいるか？　という意味か？）。「原告は医師らを信頼していたからであろう」という結論を導きたいのか？

（被告側弁護士Ｋ）

　手術を受ける前に自分の病気についてインターネット等で調べませんでしたか？　大動脈瘤の手術適応について知識はありませんでしたか？

（私）

　調べていません。（手術適応についても）分かりません。

　被告側弁護士Ｋ、「Ｇ医師は、（7月22日）瘤の径よりもむしろ形状で手術決定したのではないか」と質問。

（被告側弁護士Ｋ）原告が提出した甲Ａ第5号証（2011年7月15日撮

像の造影 CT 画像）を示し、

　これは（G 医師デスクの）パソコン画面に表示された画像を印刷したものですか？

（私）

　（自分としては作成過程が分からないが）1 枚の紙資料として既に作成されていたものを渡されたと記憶しています。

（被告側弁護士 K）

　陳述書では G 医師から「55.5 mm に拡大しているので手術になります」「（動脈瘤の形状が）囊状型であり手術をしないと破裂して死ぬと告げられた」「動脈瘤の形態は腹部大動脈の一部が妊婦のようにプックリ膨らんだ形で、いつ動脈瘤が破裂して大出血して死んでもおかしくない状態だと言われた」との記載がありますが、G 医師からそのような説明があったということですか？

（私）

　そうです。

（被告側弁護士 K）

　今確認させていただいた記述をみると、G 医師は大動脈瘤が 55.5 mm だから手術だと言ったのではなく、囊状型で破裂の危険性が高いから手術だと言った、と読めるのですが、そのような理解でよろしいでしょうか？

（私）

　（動脈瘤の大きさから危険が高い形状・囊状型に質問を変えてくる）囊状瘤という言葉は聞いていません。大きさです。

　　『小林　CT 画像はウソであることがバレ、手術目的を囊状瘤に変えた。甲 A 第 5 号証では、専門医が見ても囊状瘤は分からないものだ』

　被告側弁護士 K、「あなたは医師を信頼していたのではないか」と迫る。

（被告側弁護士 K）

　G 医師の初対面の印象はどうでしたか？　G 医師については信頼できそうだというお話でしたが、Z 医師に手術をお任せしようという気持ち

はありましたか？

（私）

　最初はそうだったかも知れません。

（被告側弁護士K）

　ご自身で手術適応などについてお調べにならなかったということは、医師を信頼していたからですね。

（私）

　（G部長医師を）はい。そうです。

　2011（平成23）年11月8日の段階で私は手術の意思を固めG医師にその意思を伝えました。するとG医師は、事実上の手術同意を取り付けたうえで、「自分は手術をしない」「手術はZ医師がする」「詳しい話はZ医師に聞いてくれ」と言い、机上のパソコンに入力し、12月1日に、Z医師の外来診察室に行くように指示されました。指示された12月1日にZ医師の診察室で会い、そこで約10分程度の術前説明を受けました。そして正式な手術同意書にサインをしました。

　術前説明の説明義務違反の問題は主としてZ医師のこの日の説明内容が争点になっています。被告側弁護士Kは、被告Z医師をかばって、原告が聞き落としたのではないかと、と説明もしていないことを、説明したようにZ医師と示し合わせて、原告に迫りました。

被告側弁護士K、「Z医師は術後合併症についてきちんと説明したのではないか」と迫る。

（被告側弁護士K）

　今回の裁判で争いになっている右内腸骨動脈を縛ったことによる合併症について疑問を持つこともなかったし、考えることもなかったという意味ですか？

（私）

　右内腸骨動脈を縛ったことは術後になって知った（K医師から聞いた）ことであり、術後の症状と手術の関係は私なりに後で調べたのです。

『小林　大体、右内腸骨動脈瘤があること、手術することも説明して
　　　いないのに、合併症云々は、前提が違う』

（被告側弁護士K）

　ご自分が腹部大動脈瘤の手術を受けるに際してどういう手術になるの
か、関心はなかったというのですか？

（私）

　年末まで持たずに破裂すると言われ、私はお腹を切って瘤の部分を人
工血管に付け替える手術であるとG医師の話で理解していました。

（被告側弁護士K）

　何かそういう手術の説明はなかったのですか？

（私）

　（G医師からは）なかったと思います。

　　『小林　Z医師から詳しい説明を受けるように指示されている』

（被告側弁護士K）

　ないけれども、ご自身の解釈でそういうふうにご理解したということ
ですか？

（私）

　いや、G医師が手術に使う人工血管のサンプルを私に見せてくれたこ
と。また、Z医師の同意書にも「人工血管置換術」と書いてあったこ
と。G医師から、「人工血管に付け替える手術」だとサンプルと同時に
聞いていたと思います。

（被告側弁護士K）

　手術の後に出てきた症状について、その部位と、どんな症状かをお話
しください。

（私）

　術後看護師さんにすぐに歩くように言われたときから、右側の臀部と
大腿部の痛みを感じました。歩くと痛みが出て歩けなくなってしまうの
で、看護師さんにそのように訴えました。1分ほど休むとまた歩ける
が、歩きだすとまた痛む、その繰り返しでした。

被告側弁護士Ｋ「右内腸骨動脈瘤の手術は必要だったのではないか」としつっこく迫る。

（被告側弁護士Ｋ）

　右内腸骨動脈瘤について手術が必要だったと思いますか、不要だったと思いますか？

（私）

　右内腸骨動脈瘤があることも、どのようなものか説明を受けていないので分かりません。私は（今から見て）手術自体避けられたものと思っています。右内腸骨動脈瘤に関しても、他の施設では、血管内手術の実績もあり、またそもそも、私の右内腸骨動脈瘤径は28.6mmであり、Ｇ医師からの説明もなく、手術適応の30mmに達してはいません。経過観察という選択肢もあったと思います。

（被告側弁護士Ｋ）

　ご自身で受けられたセカンドオピニオンでも、「右内腸骨動脈瘤は破裂して死亡する危険性がある」という説明を受けているのではないでしょうか？

（私）

　受けていません。そもそも、セカンドオピニオンのＫ大学病院のＮ医師への情報提供の資料はＺ医師が書いたもので、「腹部大動脈瘤の手術で、一緒に右内腸骨動脈瘤を手術していいのか」という諮問でした。私が言っているのは腹部大動脈瘤の手術説明で、右内腸骨動脈瘤の説明も同意もしていない右内腸骨動脈を一緒に手術したことは、説明義務を果たしていないので問題ではないかと言っているのです。確かにＮ先生は、「手術をするのはむしろ右内腸骨動脈瘤だ。私でも腹部大動脈瘤が適応であれば、一緒に手術する」との判断を示されましたが、腹部大動脈瘤は小さい、腹部大動脈瘤の手術より右内腸骨動脈のほうが先だ、とも言っています。破裂して死ぬ危険があるとは、Ｎ医師の意見書の何処を探しても書いてはいません。その他の大方の先生の意見や医学論文では、「右内腸骨動脈瘤の手術適応は30mm以上であり、腹部大動脈瘤は手術適応ではない、普通は経過観察する」という判断です。

（被告側弁護士Ｋ）

　セカンドオピニオンのＮ先生も「手術をしますね」と言っておられますが。

（私）

　Ｎ先生は「手術適応は右内腸骨動脈瘤の方であって、腹部大動脈瘤の方ではない。手術をするなら右内腸骨動脈のほうだ」というご意見です。その点Ｓ先生も同じご意見でした。

（被告側弁護士Ｋ）

　であれば、右内腸骨動脈瘤は死亡の危険があるのだから何らかの治療が必要だとお考えにならないのですか？

（私）

　内腸骨動脈瘤云々について私は術前にはその存在すら知らされていません。直前に説明書に手書きした右内腸骨動脈瘤については、全く説明はありません。ですから治療・手術などに思い至るわけがありません。Ｇ医師から渡されたCT画像の左側に28.6mmの図はありましたが、説明はありませんでしたので、特別何の記憶もありません。また、開腹手術以外にステント手術が一般的に行われている（むしろステント手術の方が多い）ことを知ったのも術後いろいろ調べる過程で認識したことです。術式はTJ医大Ｏ先生方等の著書が参考になりました。

（被告側弁護士Ｋ）

　Ｓ病院では「死亡する危険があるから手術が必要です」と言われていましたよね。

（私）

　それは腹部大動脈瘤の最大径（55.5mm）のことです。Ｓ病院では右内腸骨動脈瘤については全く、話がありません。説明もありません。

（被告側弁護士Ｋ）

　今、右内腸骨動脈瘤について「死亡する危険性がある」という先生がいるのに手術を受けないというのは何ですか？

（私）

　右内腸骨動脈瘤が破裂して死ぬなどとは被告病院のＧ、Ｚ先生は言っ

ていません。今、弁護士さんが言っていることは、私が術前に同意した
手術とは違う話をしています。

　『小林　被告側弁護士Kは腹部大動脈瘤の手術については、瘤径も形
　状についても追及できなくなり、説明も同意もしていない、手術適応
　だという右内腸骨動脈瘤に、質問をすり替えてきた』

裁判長まで被告側に同調する不正ぶり。

（裁判長）
　今は仮定の話をしているんです。代理人（被告側弁護士）は「当時の
話ではなく、仮定の話として、右内腸骨動脈瘤を放置しておくと死亡の
確率があると言われているのに何故手術をしないという選択なんです
か」ということを聞いているのです。

（私）
　内腸骨動脈瘤について術前何も聞いていません。死亡の確率など聞い
ていません。何故仮定の話を持ち出して手術を正当化しようとするので
すか。私は十分な説明を聞いていたら、手術をしない選択肢もあったの
ではないかと言っているのです。

（被告側弁護士K）
　じゃ、術前どういう説明を受けていたら、その手術は受けなかったと
おっしゃるのですか？

（私）
　私は望んで腹部大動脈瘤の手術を受けたのではありません。
　右内腸骨動脈瘤のことは、どういう説明もこういう説明もうけていな
いのです。手術することは全く知りませんでした。

（被告側弁護士K）
　答えになっていません。どういう説明を受けたら、と私は質問してい
るのですけど。

（私）
　だから、手術の説明もしていないのに。右内腸骨動脈瘤について何も
説明していないのです。説明もせずに手術をしておいて、後になってか

ら、どういう説明をすれば云々などとは、そもそも無理な質問です。少なくとも、右内腸骨動脈瘤を手術するのであれば、右内腸骨動脈瘤について術前説明はどうしても必要だったと思います。病院には、説明義務があるからです。

（被告側弁護士K）

今おっしゃっているのは、「どこの部位を手術するという説明があれば手術を受けた」という趣旨ですか？

（私）

仮定の話じゃ分かりません。

（被告側弁護士K）

あなたは、「説明があれば手術を受けなかったはずだ」とおっしゃっているのですか。

（私）

ええ、そういうことです。説明があれば受けたかどうかは、その時の説明内容を聞いてからの判断です。

（被告側弁護士K）

そうであれば「これこれの説明があれば手術を受けます」と納得できるような説明とはどういうものですか。

（私）

私は医者じゃない。手術が必要なら、納得できる説明が必要だと言っているのです。技術的なことを問われているのですか？

（被告側弁護士K）

医者ではなく、あなたのお気持ち、お考えを伺っているのです。

（私）

そう言われても困ります。

以下押し問答が続く、何でも彼んでも、手術の説明を受けて手術した、と言わせたいのだ。（略）

被告側弁護士K、「合併症について認識していた」と私に言わせる。

（被告側弁護士Ｋ）

　術前説明で「各臓器の虚血」の例のところで、脳梗塞、心筋梗塞、腎不全という記載があります。このあたりの説明は受けましたか？

（私）

　はい。受けていません（受けていないと先に答えている）。

　『小林　Ｚ医師から手術目的、破裂防止のところまでで、以下、説明していないことを被告側弁護士Ｋは知っていて、さらに、質問を続ける』

　裁判長、原告の主張に理解を示そうとはせず、一緒になって原告を非難している。

（裁判長）

　聞いていることと答えがあってないんですけども、どうしましょう。

（被告側弁護士Ｋ）

　結構です。合併症について認識したうえで手術を受けると判断したということでよろしいですね？

（私）

　説明は受けていません。時間がなく、形式的な同意書のやり取りです。同意書の確認事項に何を確認したか、チェック印はありません。合併症について説明は受けていません。認識もしていません。

■ **被告側弁護士がＫからＴに代わる**

（被告側弁護士Ｔ）

　同意書に「小林寛治」というお名前がありますが、これはあなたのサインですか？

（私）

　いえ、違います。

（被告側弁護士Ｔ）

　これはＺ医師が書いたんですか？

（私）

　ええ、そうです。

（被告側弁護士Ｔ）

　この書面に基づいて説明を受けたとおっしゃってましたよ、ね。ここに図が書いてありますが、こちらについては説明を受けたということでよろしいですか？

（私）

　それ（3/3）、受けた覚えがありません。

　　『小林　説明書2/3の必要性・手術目的のところまでで、以下については説明していない』

（被告側弁護士Ｔ）

　術前の説明書３枚についてですが、これ、説明を受けた時、もう書いてありましたか？

（私）

　書いてありました。

（被告側弁護士Ｔ）

　こちらの図ですが、これは、Ｚ医師が手書きで書き込んだものでしょうか？

（私）

　Ｚ医師が書いたのかどうかということですが、説明書のすべてはＺ医師が書いたものです。

被告側弁護士Ｔ、「原告の症状は軽いだろう」と言わんばかりのスタンドプレイ。

（被告側弁護士Ｔ）

　それから確認になるんですが、今現在あなたの症状は長い距離を歩けないとか、痛みがあるということでよろしいですか？

（私）

　ええ。長い距離は歩けません。続けて歩けるのは10歩ないし15歩です。普通の人と一緒には歩くことはできません。

■質問者、原告側弁護士Ⅰに代わる

（原告側弁護士Ⅰ）

　先ほど被告側のK弁護士より合併症についての質問がありましたが、この合併症というのは腹部大動脈瘤の合併症ですか？　それとも、右内腸骨動脈瘤手術の合併症と理解しましたか？

（私）

　私は腹部大動脈瘤に対する人工血管置換術の説明を受けたのですから、当然、腹部大動脈瘤手術の合併症と理解しました。

（原告側弁護士Ⅰ）

　それでは、右内腸骨動脈瘤手術の合併症の説明はあったんですか？

（私）

　ありませんでした。

（原告側弁護士Ⅰ）

　右内腸骨動脈瘤の手術について術前にきちんと説明を受けていたら手術を受けることを考えましたか？

（私）

　きちんとした説明を受けていれば今回のような手術は受けなかったと思います。

■質問者、裁判官Tに代わる

　裁判官T、G医師からZ医師への経過を十分把握せずに質問してくる。

（裁判官T）

　7月にCTを撮り直して、その結果G医師の説明を受け、更にその後Z医師の説明を受けたんですよね？

（私）

　はい。Z医師からです。

　『小林　7月22日はG医師から「手術になります」と言われ、12月1日はZ医師の術前の手術説明です。G医師の説明はない』

（裁判官Ｔ）

　その時に、「（瘤の径が）４カ月前より拡大している」という言葉がありましたか？

（私）

　Ｇ医師から、ありました。ペーパーには55.5mmと（CT画像甲第５号証）書いてありました。

被告側弁護士、Ｔ裁判官の無理解に気付いてすかさず、言葉を補う。

（被告側弁護士Ｔ）

　Ｚ医師が診察されたのが12月でそれが最初です。そのあたりがちょっと理解されにくいかなと思いますが。

（裁判官Ｔ）

　Ｇ医師からの説明はいかがでしたか？

（私）

　Ｚ医師からです。

（裁判官Ｔ）

　拡大という言葉について聞いたかどうか？

（私）

　Ｇ医師は拡大した、と言われた。Ｚ医師は文書で示しました。言葉では言ったかどうか、覚えていません。

（裁判官Ｔ）

　55.5mmという数字は聞いた覚えがあるけれど、４カ月前から比べて拡大しているということは聞いていない、ということでよろしいですか？

（私）

　Ｚ医師からは聞いていません。手術説明書には文書で書いてあります。

（裁判官Ｔ）

　Ｇ医師からは拡大という言葉を聞きましたか？

（私）

はい。それは聞きました。

（裁判官Ｔ）

あなたは結局手術を受けたんですが、Ｚ医師からいろいろなことについて説明を受けて、結局どうして手術を選ばれたんですか？

（私）

どうして、と言われても（Ｚ医師からいろいろな事について説明を受けていない、と言っているのに、説明を受けたことにしている）……Ｇ医師から「55.5mmに拡大した。手術しなければ破裂して死ぬ」と言われ、決断するよりほかない状態でした。

『小林　裁判官は、Ｚ医師が私に、いろいろ手術の説明をしていると思っているのだからどうしようもない。実際説明していないと、原告側弁護士は異議を申し立てなければならないところだ』

（裁判官Ｔ）

破裂の危険が大きいと説明を受けたから、ということでよろしいでしょうか？

（私）

ええ、そうです。

（裁判官Ｔ）

仮定の話で恐縮ですが、腹部大動脈瘤についてはまだ手術をしなくてよいという説明を受けて、右内腸骨動脈瘤については手術をした方がいいと言われたとしたら、あなたとしては手術を受けなかったんですか？

（私）

そういう仮定のご質問にはお答えのしようがありません。当時は何も説明を受けていないので判断できません。わかりませんでした。

『裁判官は、腹部大動脈瘤が捏造したもので、事実は42〜3mmで、虚偽の説明を行って無理やり手術したことを認めていないのか、知らないのだ。だから訳の分からない質問をしてくるのだ』

（裁判官Ｔ）

仮に右内腸骨動脈瘤について手術を受けるという選択をした場合、

…… (略)

（私）

分かりません。

『小林　説明も受けていないので、仮にでも、裁判官の質問には答えられない』

裁判官Ｔ、殿筋跛行を理解せず、「下肢の虚血」に含めようとする。

（裁判官Ｔ）

それから、入院中にお尻の痛みがあったということでしたね？

（私）

はい。

（裁判官Ｔ）

この時、大腿部の痛みはあったんですか？

（私）

大腿部の痛みは退院してから出てきました。

裁判長も殿筋跛行を理解していません。

（裁判長）

腹部大動脈瘤の合併症については、各臓器の虚血という説明があって、その中に「下肢」が記載されています。つまり、術前合併症に下肢の虚血が含まれることをご存知の上で手術に同意されたのではないでしょうか？

（私）

いえ、違います。合併症については説明書を受けていません。私の症状は殿筋跛行であって（手術説明も同意もしていない、右内腸骨動脈瘤の結紮）、これは内腸骨動脈を結紮したことによって発症したものです。

（裁判長）

いやいや、今聞いているのは術前当時のお考えとして、腹部大動脈瘤の手術が前提になっていて、術前説明では合併症として「各臓器の虚血」が示され、各臓器の中に「下肢」も入っている。そうすると、腹部

大動脈瘤の手術を受けて、下肢に虚血が出て何らかの障害が生じても止むをえない、やはり手術を選択したということでいいんですよね。

（私）

いや、違います。間違っています。

『小林　裁判所は恐ろしいところだと思いました。訴えが通じません。手術説明書に、Z医師が当日慌てて手書きで書き込んだ（と本人が言っています）という「右内腸骨動脈瘤Φ30mm」の手術については術式も術後合併症の記載もありません。ただ、記載してあるだけです。さらにZ医師は私との面談後に手術記録を送ってきました。そこにはまるで違った手術の術式が書いてあります（手術記録2/2）。被告らは裁判官ともども、ただ、書いてあるから説明したと迫ってくるのです。公正も公平も正義も、この裁判には感じられません。被害を訴えたものが医療社会から追放されているのです』

▌午後、G医師の証人尋問

午後1時30分より、引き続き証人尋問に移りました。文字通り「証人」の尋問です。

G医師が「証人」として登場します。

「証人」は原告でも、被告でもない第三者であるはずですが、G医師は一連の手術の脚本を書いた本人です。「証人」とはどう考えてもおかしな話です。この点については私と弁護士との間で意見の相違がありました。私は、捏造したCT画像を示し診断を下し治療方針を決めたのがG医師であり、この指示に従って中途半端な手術説明、手術の実行をしたのがZ医師で、被告は両者だと主張しました。しかし、具体的に虚偽の手術説明書を示し、手術の同意書をとり、さらに術後の「面談」において虚偽の説明を行ったのはZ医師であること、面談の記録は証拠能力がある、と弁護士が主張したこともあり訴訟に関しては専門家の意見に従ったのでした。

尋問にあたっては、被告側弁護士とG医師が相当綿密な打ち合わせを

してきた様子がありました。肝心なところは、焦点をそらしたり、とぼけたりするありさまでした。

　われわれ側も、私の陳述書に対して、原告側弁護士からのリハーサルは行いましたが、原告側弁護士が証人、被告に対してどのよう尋問を行うのか知りませんでした。想定して質問内容の打ち合わせを行うべきでした。原告である私が一番よく実情を経験し、調査し、詳しいわけですから、聞いてもらいたいことが沢山ありました。

　Ｇ医師の主張は、われわれ側の弁護士の目を欺いたこともあり、Ｇ医師にとっては被告にならず、裁判上有利に作用したものと思われます。Ｇ医師は「手術をしない」と主張することで、裁判上の責任を回避できることを知っていたのではないでしょうか。

■最初に被告側弁護士ＫからＧ医師への尋問
（被告側弁護士Ｋ）ＺＡ第９号証を示す（陳述書）

　こちらは、Ｇ先生の陳述書になりますけれども、記載されている内容に間違いはないでしょうか。

（Ｇ医師）

　ありません。

（被告側弁護士Ｋ）

　訂正でもあるとか、補充しておきたいところはありますか。

（Ｇ医師）

　ありません。

（被告側弁護士Ｋ）

　この陳述書の１ページには手術前の外来のことはあまり覚えておらず、ところどころ何とか記憶があるにとどまりますというご趣旨の記憶があるのですが、それで間違いないですか。

（Ｇ医師）

　その通りです。

　『小林　とぼけています。訴訟までに、間をおいて妻から２度にわたってＧ医師宛てに手紙を出しています。これに対して何の返事もな

く、訴訟になったらK弁護士が持っていて、これ見よがしに私に見せたではありませんか。G医師は悩んでこの弁護士に相談していたのですから知っていないわけはありません』

（被告側弁護士K）

では、陳述書の中には他にはカルテの記載からすると、何々といったことを小林氏に説明したような記述がありますが、カルテの記載は患者への説明内容ではなく、所見を取ったものではないでしょうか。

（G医師）

それは違います。

（被告側弁護士K）

どうしてでしょうか。

（G医師）

例えば腹部大動脈瘤についていうと、病気のあらましとしか用語とか治療適応の時期とか、そういう一般的なことに関しては説明はもちろんですけれども、カルテに改めて書くことはしません。ただ、患者さんにとってその診断の根拠となる所見などは説明と同時に記載するという形になります。

　『小林　病気のあらまし、用語について説明はありません。まして、腹部大動脈瘤の径は最大短径で測ることなど全く話してくれませんでした。治療適応の大きさも説明は受けていません』

（被告側弁護士K）準備書面⑵（平成26年6月10日付）を示す

1ページを示します。こちらは、陳述書より先に裁判所に提出している書面なんですが、この被告準備書面⑵の第1には初診から手術に至るまでの経過という文章があります。この文章は、どのようにして作成されたかご存じですか。

（G医師）

これは私が最初に作成したメモというか、資料を基にして作られたものです。

（被告側弁護士K）

この中には一般的事項で説明したという表現が複数出てくるので、そ

のことからすると、原告に説明した内容をかなりご記憶なのではないか
というふうにも見えるのですが、いかがでしょうか。
（G医師）
　腹部大動脈瘤の患者さんになるというと、初診や再診を含めてかなり
の数を診させていただいています。当初の説明はガイドラインとか、既
に定まった知見とかに基づいて説明していくんですが、どのように説明
したからご理解いただきやすいかということは経験上知っていますの
で、だいたいほぼ一定の説明の仕方になります。そういうことを含めて
一般的に説明しています。
　　『小林　まだるっこしい、診療の概論をしゃべっています。G医師は
　　T病院からの紹介ということで、全く病気の説明をしていません。も
　　しかしたら、T病院から説明を受けていると勘違いしたのではないで
　　しょうか。T病院は「診療情報提供書」に腹部大動脈瘤の疑いがある
　　と書いてあるだけなのです』
（被告側弁護士K）
　平成23年7月15日に造影CTが実施されています。
　7月22日に外来診療を行っていただいています。その時に原告へ説
明した内容は覚えていますか。
（G医師）
　詳細に覚えているわけじゃないですけども、後にカルテを見て追認し
た状況ですので、カルテを診させていただければ正確に答えられると思
います。
　　『小林　私に説明した資料は55.5mmに拡大したというCT画像の
　　コピー1枚だけです。カルテではありません。後で見たカルテには
　　42～3mmと書いてあります。これをもって、私に渡した55.5mmの
　　CT画像をどのように説明するつもりだったのでしょうか。ずるい医
　　師だ』
（被告側弁護士K）乙A第1号証（心臓外来診療情報禄）を示す
　10ページを示します。こちらが7月22日のカルテということになり
ます。こちらに基づいて、小林さんにご説明いただいた内容をお話しい

ただけないでしょうか。

（G医師）

　腹部大動脈瘤に関してはいわゆる腎動脈型で腎動脈の下にあるタイプ
で、最大短径としては42〜3mm。しかし、動脈瘤の末梢のほうでは患
者さんの体の左側に非常に突出している形で、囊状様の突出があるとい
うこと、それから、右の内腸骨動脈瘤が30mmと拡大していることが
分かったということを説明しています。

　『小林　私が手術を受けた証拠として提出した「甲Ａ第5号証」CT
　画像を、被告側弁護士とG医師は共謀して、カルテとすり替えてい
　ます。何故なら、私に渡したこの画像では「囊状様の突出があるこ
　と」は分からないからです。私は拡大したというCT画像1枚を渡さ
　れ「手術」と言われたのです。カルテなどG医師は患者に見せるわけ
　でもなく、動脈瘤が42〜43mmだと当時言うわけがありません。G
　医師はCT画像を示し55.5mmと言っているのですから42〜43mm
　ならば前回のCTと変わりがありません。当時は「経過観察になりま
　す」と言っているのです。CT画像のコピーは瘤の形状も非常に突出
　した囊状とは判断できないものとG医師自ら後段で答えています。右
　内腸骨動脈瘤の説明もありません。後から出してきた全く異なるもの
　とすり替えてG医師、弁護士ともに茶番劇を行っています。だます相
　手は裁判官しかいません。恐ろしいことを仕組んでいます。裁判とい
　うのは恐ろしいものです』

（被告側弁護士Ｋ）

　では、若干、一般的な事をお伺いしますけれども、短径とは何でしょ
うか。

（G医師）

　短径というのは、CT上の計測する目安ですけども、CTというのは
体の垂直方向に対して水平面で画像を収集していくんですが、体の中で
斜めに走る構造物はどうしても、特に正常でも内腸骨動脈は斜めに走り
ますので、そうすると本来動脈は筒ですので、断面で見れば正円という
か、真ん丸になるわけですけども、画像上は楕円の長い方で計測してし

まうと、長軸の方向の長さが反映してしまうので、動脈瘤や動脈の太さを測る場合はそれに対して楕円の短い方に計測できる方向で計測するというのが短径ということになります。

（被告側弁護士K）

今お話がありましたが、短径の対義語は長径ということでよろしいですか。

（G医師）

いいです。

（被告側弁護士K）

動脈瘤のサイズを基準にして手術適応の有無を決める場合は、最大短径が基準になるということでよろしいですか。

（G医師）

その通りです。ただ、それは紡錘状瘤の場合です。

（被告側弁護士K）

サイズのみに着目した場合は、その通りということでよろしいですね。

（G医師）

はい。

（被告側弁護士K）

ガイドラインにあるところですけれども、複数のスライスの短径を計測して一番大きい短径が最大短径、それが手術適応を判断する材料になるということでよろしいですか。

（G医師）

その通りです。

（被告側弁護士K）

その意味では、1枚の画像だけで手術適応を判断するということはできないということでよろしいでしょうか。

（G医師）

そうです。

『小林　この議論は何を目論んでいるのでしょうか。<u>率直に言えば私</u>

に渡した1枚の偽物のCT画像だけでは手術適応は判断できない、と言っています。捏造した画像であることを認めているのです』

■ ここから原告側弁護士 Ih に代わる

（原告側弁護士 Ih）甲A第5号証を示す

じゃあ、例えばになりますけれども、甲A第5号証でどこが短径になるのですか。赤色のペンで示してもらえますでしょうか。

（証人は、甲A第5号証の写しに記載したので、これを本調書の末尾に添付した）

今伺った通り1枚のスライスで本来は手術適応を判断できないんです。けれども、仮にこの画像だけから判断する場合は、短径が40mmを切っているため、年間破裂率はおよそ0（ゼロ）パーセントということになって、手術適応に当たらないということでよろしいですか。

（G医師）

その通りです。

『小林　私にG医師が示したCT画像では手術適応の判断が出来ないのです。長径が55.5mm、短径が36.9mmです。短径で測るなら、36.9mmでは手術はありません。G医師は無知な私に、55.5mmの画像を示して「手術になります」と言ったのです。ここまで患者を騙して手術に持っていくG医師の狙いは、病気の治療ではなく、他に目的があったのです（Z医師は手術説明書に、55mmと書いています）。私は完全に騙されたのです』

（原告側弁護士 Ih）

この甲A第5号証では、55.5mmという長径も計測されているのですが、手術適応の判断は短径を材料にするということであれば、患者さんへの説明の場合といっても長径を計測する必要はないように思われるのですが、いかがでしょうか？

（G医師）

まず言うと、長径を決めないと短径は決められないんです。長径に垂直方向、直角、直行する方向なので。そういうことなんですけれど、あ

えて最大短径42〜3mmのところではなくて、この部分を示していると
いうことは非常に左に偏った偏心性の強い構造であるということを示す
ために、この証拠の絵を用いています。

『小林　原告側弁護士の質問にまともに答えていません。聞いてい
るのは55.5mmは手術適応の数字なのか、と言っているのです。こ
の図には書いていない42〜3mmが最大短径という数字を何故出して
きたのか。この図では長径に対応する短径は36.9mmと書いてある。
動脈瘤が非常に偏心しているというのも、この図では分からないと、
G医師自ら後になって言っています』

（原告側弁護士lh）

今のお話については、長径と短径の差が激しいので、これだけ偏って
いるんだよということを示そう、そういう理解でよろしいですか。

（G医師）

そうやって理解していただきたいと思っています。

『小林　原告側弁護士もおかしな質問をしています。この図（甲A第
5号証・CT画像）では短径と長径の差、18.6mm以上左に偏ってい
ることを原告が認めたように言っています。実は、この図では大きさ
が分かるだけで偏りの状況は全く分からないのです。G医師もこの図
では分からないと後に答えています。G医師は私にこの55.5mmの
図を示して「手術になります」と言って無知な患者をだましたので
す』

（原告側弁護士lh）

それでは、今回の腹部大動脈瘤について、形状の観点から手術適応は
どのように説明されるのでしょうか。

（G医師）

この患者さんの腹部大動脈瘤は中枢が心臓に近いほうで割と両方に均
一に大きくなっているタイプだったんですが、末梢側、腸骨動脈に分か
れる手前は左側に分かれる手前で左側に突出していましたので、いわゆ
る通常の紡錘状とは言えない偏心性の強いものだと判断しました。

（原告側弁護士Ih）

そのような場合は、ガイドライン上で言う紡錘状と嚢状のどちらに当てはまるのですか。

（G医師）

嚢状として扱うべきと書いてあります。

『小林　このあやふやな質疑が嚢状瘤かどうかの問題になりました。G医師は動脈が均一に大きくなっていくタイプ（紡錘瘤）で下方で左に突出していた、いわゆる紡錘状とは言えないもの、偏心性が強いもの、だから嚢状瘤と判断した、と言っています。私に言われた動脈瘤の大きさ、55.5mmについては、カルテに書いてあるから42〜3mmだといっています。CTに書いて私に渡した55.5mmはウソだったのです。私はこのウソを信じ騙されて嫌々ながら命がけの手術を受けたのです。この画像の短径は36.9mmでした（カルテは42〜3mm）。手術は必要なかったのです。メチャクチャな答弁です。嚢状瘤については、多くの心臓血管外科の専門医は一目して見れば嚢状瘤とは言えないもの。「医師の国家試験問題として出題されたら、嚢状瘤と答えたら医師の国家試験は通らないもの」という程度のものです。G医師の主観的、自己都合の判断です。ですから、動脈瘤の大きさはウソ、形状も嚢状瘤とは言えないもの、ということがはっきりしました。破裂するというのもウソだったのです。この嚢状瘤が後半では、破裂するものだとして被告側弁護士、裁判長らが原告に詰めよってきたのです』

（原告側弁護士Ih）

ところで、陳述書には手術についてルーチンとして小冊子を用いて視覚的に説明しているという記述があるんですが、原告にそのような説明をした記憶はありますか。

（G医師）

説明をしていると思いますが、詳細は覚えていません。

『小林　「思います」とは全くいい加減で無責任な話です。G医師は腹部大動脈瘤についてどういう病気かも説明していません』

（原告側弁護士Ih）

　説明はしているだろうということはルーチンだからと、そのようなご趣旨でよろしいですか。

（G医師）

　その通りです。

（原告側弁護士Ih）

　では、ルーチンでどのような説明をするのか教えてください。

（G医師）

　腹部大動脈瘤の適応ということですか。

（原告側弁護士Ih）

　今回の患者さんについて、小冊子を用いて視覚的に説明する場面では、どのような内容を説明するのですか。

（G医師）

　それは手術の内容ということですか。

（原告側弁護士Ih）

　そうです。手術の内容にせよ、他にあるようであれば、お話しいただきたいと思います。

（G医師）

　小冊子に出ている画は、患者さんそのものではもちろんないので、こういうふうに違うんだよというようなことは、患者さんはこういう形をしているんだよということを説明しています。治療としては、腹部大動脈から人工血管で置換するようなことを説明しています。

　『小林　これはウソです。なんの説明もありません。この時期にはG医師が言う小冊子（T医科大学教授の「心臓血管外科アトラス」）は、出版はまだ出来ていません。後から出た冊子のことを言っているのです』

（原告側弁護士Ih）

　今のような簡単なご説明ということでよろしいですか。

（G医師）

　<u>分かりやすくしゃべらないこともあります。</u>

『小林　分かりやすくも、分かりにくくもＧ医師は何も説明していません』

（原告側弁護士 Ih）

では、小林さんに対するご説明としては腹部大動脈瘤を人工血管にかえる手術ですということだけをご説明されたのか、それともルーチンとして最も詳細に説明していますという話なのか、どちらでしょうか。

（Ｇ医師）

この患者さんの場合は、腹部大動脈瘤と右の内腸骨動脈瘤の両方に破裂の危険があって、両方とも手術適応になっているので、右の内腸骨動脈瘤も破裂を予防するために、処理しなければいけないということは説明しています。

『小林　この発言もウソです。腹部大動脈瘤が55.5mm（実際は42〜3mm）、右内腸骨動脈瘤は28.6mm ですから。両方が手術適応というのはウソです。であれば、手術説明書にそれなりの病型、術式、術後の後遺障害について記載すべきです。全くこれがありません。一時逃れのウソの証言です』

（原告側弁護士 Ih）

今の話は、我々であればこの裁判を通じて理解しているところですけれども、初めて聞いた患者さんとしてはなかなか理解が難しいと思うのですが、いかがでしょうか。

『小林　原告側弁護士はこれで、腹部大動脈瘤と、内腸骨動脈瘤の両方が手術適応と理解したというのでしょうか。私はルーチンとしての視覚的な画をもってしたという小冊子による説明は受けていません。またＧ医師の答弁は筋が通りません。一見まともに聞こえますが、**肝心なのは破裂する大動脈瘤ではありませんでした。Ｇ医師は年内にも破裂するといって手術に同意させているのです。ここでは、予防のため、と言っています。手術適応でないものを予防といってもあえて手術する必要はありません**』

（Ｇ医師）

それを補助するために、いろんな小冊子を使ったり画像を示して説明

しているつもりです。

> 『小林　ウソです。今度は、いろいろな小冊子と言っています。私は
> 一度も見たことはありません。原告側弁護士の質問が、G医師を調子
> に乗せてしまった。さらにやっても見せてもいないことを、<u>つもりだ</u>
> といっています』

(原告側弁護士 Ih)

具体的には今回のような患者さんに対しては、どんな説明をされます
か。

(G医師)

それは手術そのものということですか。

(原告側弁護士 Ih)

只今お話として、腹部大動脈瘤の他に右の内腸骨動脈瘤の手術もある
ので、そちらについても、手術を行う必要があるというようなことを患
者さんに説明しますというお話があったのですけれども、具体的にどん
な言葉を使って患者さんに説明されるのかということをお伺いしたいと
思います。

(G医師)

腹部大動脈瘤に関してと、内腸骨動脈瘤は別々に処理することはでき
ないのです。結果的には腹部大動脈瘤からおのおのの正常な瘤化してい
ない部分まで人工血管で替えていくという方法が必要だということで
す。ただ、その吻合にあたっては、あまり瘤化が末梢の方で深くなった
りする場合は、実際には吻合できないということもありえるということ
は説明していると思います。

> 『小林　このような話はありません。G医師は別々に手術すること
> できないと言っていますが、選択肢は複数あります。腹部大動脈瘤は
> 手術適応外ですから、右内腸骨動脈瘤の治療で済んだのです。G医師
> は4分枝の人工血管を使った手術をしたいため、あえて一緒に手術す
> るためには、腹部大動脈瘤は手術適応にしなければならなかったので
> す。そのために、最初にCT画像を捏造したのです』

（原告側弁護士Ih）

　それを今回も説明していると思いますということでよろしいですか。

（G医師）

　その通りです。

　『小林　勉強不足で追及が甘い。これではG医師を助けている』

手術の話は終わり。ここからは訴えの原因である、歩行困難は殿筋跛行だと問い詰める。

（原告側弁護士Ih）

　では、本件では殿筋跛行が問題になっていますけれども、殿筋跛行とはどのような症状を言うのでしょうか。

（G医師）

　臀部の、特に筋肉ですけれども、筋肉が運動することによって、酸素消費量が増えた場合に相対的にそれを栄養としている血管、血管に狭窄があった場合に酸素不足によって痛みを感じるということになります。つまり安静の時には痛みを感じないけれども、運動を重ねていくことによって痛みが出てくる。それは臀部です。

（原告側弁護士Ih）

　臀部の筋肉が固くなるんですか。

（G医師）

　それは知りません。

（原告側弁護士Ih）

　これまで見た患者さんについてはあったということですか。

（G医師）

　ありません。

　『小林　内腸骨動脈を結紮した場に起こる後遺障害の第一番に挙げられるのが、殿筋跛行です。虚血によって臀部の筋肉が硬直して硬くなります。G医師はS病院に来てから、手術をしたことがないと言っています。心臓血管外科の部長医師がいくら手術していないと言っても術後後遺症について知らないとは、おかしな答弁です。医学知識のな

い弁護士、原告をバカにしています』

（原告側弁護士Ih）

では、G先生としては聞いたことがないというご趣旨でよろしいですか。

（G医師）

その通りです。

『G医師らの研究論文では、まず最初にあげている副作用が殿筋虚血です。聞いたことも、見たこともない、とはよく言う医師だ』

（原告側弁護士Ih）

では、血流について、順行性に診て行った場合、右内腸骨動脈から連なる血管は何でしょうか。

（G医師）

右なので、全部右とつきますけれども、右はチョットあれですけども、上殿動脈や下殿動脈、それから閉鎖動脈あとは、直腸、中直腸動脈などにつながっています。

『小林　右内腸骨動脈から連なる血管は腸腰動脈、上殿動脈、外側仙骨動脈、梨状筋、下殿動脈等が臀部の血管です（22頁参照）』

（原告側弁護士Ih）

いまお答えいただいた血管がそれぞれどのような組織を栄養しているのかお教えいただけますか。

（G医師）

上臀動脈、下臀動脈、閉鎖動脈は骨盤の背後から外に出て臀部の筋肉に分布しています。中直腸動脈などは直腸下部などの骨盤内部臓器の一部、それから前立腺や陰茎などにつながっています。

『小林　肝心の内腸骨動脈から分布している動脈が上殿動脈、下殿動脈が臀部の筋肉を栄養していると、肝心なことは言わないで、骨盤の背後から出ていると、誤魔化している』

（原告側弁護士Ih）

大腿部を栄養するメインの血管は何という名称の血管ですか。

（G医師）

　いわゆる大腿動脈径ということになります。

　『小林　私は臀部の痛みによる歩行困難がメインの訴えで大腿部もそれに伴ったものです。殿筋跛行の原因は右内腸骨動脈を結紮したため、臀部の筋肉を栄養する上殿動脈、下殿動脈からの血流が止まって酸素や栄養が届かないために痛みが出ていると、訴えています』

（原告側弁護士Ih）

　その血管は、右内腸骨動脈から繋がっているものなのでしょうか。

（G医師）

　違います。

（原告側弁護士Ih）

　では、何という血管から繋がっているのでしょうか。

（G医師）

　右だと右外腸骨動脈になります。

（原告側弁護士Ih）甲B第22号証（骨盤内の内腸骨動脈と分岐の関係図）を示す。

　3ページを示します。このページの下の方に「内腸骨動脈（特に上殿）の狭窄／閉塞を原因とする『殿筋跛行』（症状が大腿〜下腿に広がることがある）」と記載されているのですが、内腸骨動脈、特に上殿動脈の狭窄、閉塞が原因となって、症状が大腿から下腿に広がるという医学的機序、ご説明いただけないでしょうか。

（G医師）

　先ほどもご説明しましたけれども、大腿、下腿の血流は外腸骨動脈からの大腿動脈径から栄養されていますので、正直言って、この記載は私には理解できません。

（原告側弁護士Ih）

　では、医学的に説明がつかないということでよろしいですか。

（G医師）

　その通りです。

（原告側弁護士Ih）甲Ａ第５号証を示す。

甲Ａ第５号証は私に手術を宣告した証拠、捏造した画像です。

7月22日ですか、小林さんにこの図面をお渡しになったことについてお聞きしたいんですけれども、陳述書（Ｇ医師）によりますと短径と長径を比較してこんなに長さが違うということを示して腹部大動脈瘤が突出しているんだというご説明をしたとあるんですが、どうして長さが違うことが突出したことになりますか。あまり専門的すぎてよく私には分からないので、お聞きするんですが。

（Ｇ医師）

先ほど言いましたけども、腹部大動脈がこの位置だと体に対して垂直方向に走っているんで、ほとんど真ん丸に映るはずなんです。それがこのように飛び出している形になっていることはその片側に向かって、見てもわかりますけれども、これは左側に偏りを示しているということです。長さの比較はそんなに意味があるものじゃないです。形を見ていただきたい。

『小林　この証言はウソです。大動脈が体に対して垂直に走っているので真ん中に映るはずだと言っていますが、動脈の曲がった部分を撮影しスライスしたものです。後述でＧ医師自身、この画像では何も分からないと言っています（62～64頁参照）』

（原告側弁護士Ih）

そうすると、ここに長さが長径が55.5mmと書いてあり、短径が36.9mmというのは、実は書かなくてもよかったと、形を見てもらいたかった、ということですか。

（Ｇ医師）

短径の説明を多分したんだと思うんです。ここの部分は、最大短径を示していませんけれども、最大短径というのはこういうふうに測るんだよということを示したかったんだと思います。

『小林　何を言っているのでしょう。Ｇ医師は55.5mmを示して「手術になります」と言って、手術をしているのです。ここでは短い方が36.9mmです。これは手術適応になりません。手術すると言っ

たのは55.5mmを指して言ったのです。私はこの時期になっても、短径、長径という言葉は聞いていないのでわかりません。この画像からは、動脈を輪切りにしたもので、形はわからないのです。このようないい加減なことを言って、開腹して血管を人工物に取り換えるという大手術を行ったのです。まさに犯罪です』

（原告側弁護士Ih）

人の記憶というのは、モニターを見たりした、お話で聞いただけでは薄れますね。先生も小林さんの診察については、カルテを見てお話しになっていると思うんですけれども、小林さんがモニターを見ただけなら記憶は薄れると思うのですが、何を見て記憶が蘇るかといえば、この先生が渡した甲A第5号証だと思うんです。この時に、今言ったように、いや、短径が大事ですよとおっしゃったとすれば、36.9mmしかないのです。だから、小林さんは手術しなければいけないと思うはずなんですけれど。

（裁判長）

今のは質問ですか。

（原告側弁護士I）原告側弁護士Iに代わる。

今のは、質問です。本当にこれで短径が42mmとか43mmという説明になっているんでしょうか。

（G医師）

先ほども答えましたけど、ここは（CT画像）最大短径を示しているスライスではないので42mm、43mmということにはならないです。

『小林　とうとう捏造した画像がバレてしまった。意味のないCT画像を渡して手術と言って、何の疑問を持たない患者を騙した。卑劣な医師だ』

（原告側弁護士I）

ここでは、説明していないですね。この図面では。

（G医師）

この図面ではできないです。

『小林　説明ができないCT画像を示してG医師は手術を告げまし

た、画像そのものが全くでたらめ、意味のないものを作って手術に持
ち込んだ悪辣なやり方だ。何でそんなにまでして手術がしたかったの
か理解できない』

（原告側弁護士Ｉ）

　左側の図面というのは、右内腸骨動脈の図面でよろしいですか。

（Ｇ医師）

　右内腸骨動脈が写っているスライスです。

（原告側弁護士Ｉ）

　これは、一つの長さしか出していないんですが、長さ28.6mmとしか
出ていないんですが、短径なんですか、長径なんですか。

（Ｇ医師）

　これは短径です。

　『小林　右内腸骨動脈は28.6mmでした。１mm、２mmが重大なの
　に、これも後でいつの間にか手術適応という30mmになっています。
　私は騙されて手術されたのです』

（原告側弁護士Ｉ）

　どうしてここでは長径を出さなかったのですか。

（Ｇ医師）

　これは解剖学的にもうこの部分は斜めに走っているところなので、短
い方を測ることになります。短径ですんで。

（原告側弁護士Ｉ）

　被告病院が乙Ａ第６号証で出しているのは短径も長径も出ているんで
すけれども、ここでは一つしか出ていない理由を聞いているんですが。

（Ｇ医師）

　乙Ａ第６号証というのは……。

（原告側弁護士Ｉ）乙Ａ第６号証の１から４（CT画像）を示す

　長径、短径を出していらっしゃるんです。何故、甲Ａ第５号証では短
径だけしか出さなかったのですか。

（Ｇ医師）

　あまり意味がないと思いますけれども、こちらは30mmの画ですよね。

『小林　いつのまにか 30 mm になっている』

（原告側弁護士 I ）

はいそうです。ただ、小林さんには 30 mm を示していないんです。

『小林　ここからまた、後出しの画像を出してきて右内腸骨脈瘤が 30 mm であったと言い張り、原告が知らされた 28.6 mm は、無視です。G 医師は卑劣なんだ』

（G 医師）

それに関しては、言わせていただくと、外来の最中にこれはスライスを見ながら、画面を出して、2 分割して測っているわけですので、最大短径のところをもう一度見比べてやっているわけじゃないです。ただ、これはもう明らかに、本来 5 〜 8 mm 程度である内腸骨動脈が大きくなっていることを示していると思います。

『小林　問題は、何故重要なことを患者本人に説明しなかったのかだ。実際はスライスの画面を出して計測しながら測っている、というのはウソです。本来 5 〜 8 mm の内腸骨動脈が 28.6 mm に膨らんで手術適応だという話はありません。私はどうして手術適応になったのか、説明すべきだと思います。したがって、私はずっと 28.6 mm だと信じていました。もちろん大動脈瘤 55.5 mm もそうです。何故か、説明できない隠し事があったのです』

（原告側弁護士 I ）甲 A 第 5 号証を示す

この 28.6 mm は通常 30 mm が手術適応というんですか。違いますか。

被告ら代理人が異議だしする。

（被告側弁護士 K ）

異議あり。そのような記述のある文献等は本件に出していないと思います。

『小林　Z 医師が 30 mm からが手術適応だと言っています』

（原告側弁護士 I ）

そうですか。（セカンドオピニオンの）N 先生とかが 30 mm を手術適応というのも出ていないですか。

（被告側弁護士Ｋ）

　総腸骨動脈瘤について30mmというものがあって、内腸骨動脈のものは出てないです。

（原告側弁護士Ｉ）

　Ｎ先生のおっしゃった記述の中にです。総腸骨動脈は、Ｎ先生はおっしゃってない。

（裁判長）

　では、示されたらどうですか。

（原告側弁護士Ｉ）

　チョット見当たらないので、ここのところはカットさせていただいて、後でまた見つけた時に質問します。小林さん自身が先生の診察を7月22日に受けて、小林さん自身の感覚として、ご自分の腹部大動脈瘤がどのくらいの大きさだと記憶すると、この図面から行くと55.5mmというふうに記憶したと思いませんか

（Ｇ医師）

　それ分からないです。

　『小林　また繰り返しています。私の感覚ではなく、Ｇ医師がこのCT画像を渡して、「手術になります」と言ったのです。この画像には55.5mm、36.9mm左方の画像には28.6mmの数字があったのです。これについては説明がありません』

（原告側弁護士Ｉ）

　そういう可能性もわからないですか。

（Ｇ医師）

　分からないです。

（原告側弁護士Ｉ）

　誤った結論を導くような写真（CT画像）を渡したとは思いませんか。

（Ｇ医師）

　全く思いません。

（原告側弁護士Ｉ）

　もっと正確なところを渡せばよかったとは思いませんか。

（Ｇ医師）

　この写真自体は正確なものです。

　『小林　馬鹿馬鹿しいやり取りです。意味不明の画像を渡しておきな
　がら、この画像をもって「手術になります」と言った』

（原告側弁護士Ｉ）

　症状に関する手術適応に関する正確さが表れている画像を渡せばよ
かったとは思いませんか。

（Ｇ医師）

　そういう意味で偏心性を示しているわけです。

　『小林　全く人を馬鹿にした答弁です。この画像では偏心性は示され
　ていないと、言ったばかりです』

これから腹部大動脈瘤の（嚢状瘤）偏心性についての議論になる。

（原告側弁護士Ｉ）

　その偏心性嚢状瘤について、ほかの医師たちは、Ｎ先生、Ob 先生
（被告が意見を求めた専門家）もＳ先生も、この腹部大動脈瘤を嚢状瘤
とは認めていないんですけれども、それについてはどうですか。

（Ｇ医師）

　どういう画像をその先生たちが見られたかわからないですけれども、
丁寧に見ればそういうふうに結論できると思います。

　『小林　被告がセカンドオピニオンのためにＳ病院から渡された、
　CD-ROM の CT です。これを複数の医師に診てもらった』

（原告側弁護士Ｉ）

　３名とも見誤ったということですか。

（Ｇ医師）

　かなり時間をかけて検索しないと分からないかもしれません。

（原告側弁護士Ｉ）

　あなたの病院に Ok 先生という先生がいましたが、あの方も当時心臓

血管外科ですね。

（G医師）

　そうです。うちの医局、科に所属していました。

（原告側弁護士Ⅰ）

　カルテを見ると、Ok医師は小林さんの腹部大動脈瘤について嚢状瘤という言葉を全然使っていないんですけれども、これは何か理由があるのでしょうか。

（G医師）

　Ok先生はもうやめられましたけども、残念ながら心臓血管外科へと進んでいく方向には行けなかったです。ただ、もちろん日常的な診察とか患者さんへの手当てとか、そういうのはできる人だったんで、ただ、具体的に手術適応を決めるとか、そういう立場ではなかったです。

（原告側弁護士Ⅰ）

　そうすると動脈瘤の偏心性があるとか、嚢状瘤であるとかいう判断もできない医師だったということですか。

（G医師）

　さっきも言ったように、かなりこれは難しいですから、丁寧に診ていかなければ分からないです。

　『小林　一見して分かるという、医師の国家試験でも出されるという動脈瘤の判定が、私の場合かなり難しく、丁寧に診なければ分からないという。専門家でも判定ができないものだったと言うのです。偏心性が強いかどうか、ほとんどG医師の主観的な判断だったのです』

次に、原告側弁護士は、右内腸骨動脈瘤の問題に話題を変えます。
証人は、右内腸骨動脈瘤の説明は全くしていない。

（原告側弁護士Ⅰ）

　右内腸骨動脈瘤の危険性というものついては、この7月22日にはどの程度説明なさってくださったのですか。

（G医師）

　質問の意味が分かりません。

（原告側弁護士Ⅰ）甲Ａ第５号証を示して

　この左側の図の右内腸骨動脈瘤の危険性についてはどの程度説明しましたか。

（Ｇ医師）

　どの程度というのは、何パーセントぐらい破裂する確率があるということですか？

（原告側弁護士Ⅰ）

　等（そのようなこと）を含めて、どういう危険性を説明してくれましたか。

（Ｇ医師）

　（内腸骨動脈瘤については）サイズに応じた破裂の確率というのは世の中にデータはないです。だから示しようがないんですが、総腸骨動脈が30mmで動脈瘤が30mm以上で適応になりますので、総腸骨動脈の約半分の太さの本来内腸骨動脈は当然かなり破裂の危険が高いということで説明しています。

（原告側弁護士Ⅰ）

　それに対して、小林さんはどんな反応を示しましたか。

（Ｇ医師）

　覚えていません。

　『小林　Ｇ医師は説明していないのだから返事ができないはずだ。この時は腹部大動脈瘤の55.5mmを指して「手術になります」と言っただけです。もともと内腸骨動脈については何の説明もありません。破裂の危険が高いなど、何度も言うように全く説明などしていません』

（原告側弁護士Ⅰ）

　手術をこの日に勧めたとおっしゃっているんですけども、勧めたのはどういう手術なのですか。

（Ｇ医師）

　先ほども説明しましたけれども、腹部大動脈瘤を含めて、同時に手術する必要があると、方法としては、腹部大動脈瘤の人工血管置換術と、

それに準じて内腸骨動脈瘤の破裂を予防するために、<u>できれば可能なら</u>ば末梢吻合するということは話したと思います。

『小林　驚いた発言です。全く後から付け足した話です。何度も言うようにG医師は「手術説明はZ医師からします」と言ってZ医師へパソコンに12月1日と打ち込んだのです。右内腸骨動脈瘤があるとも、同時に手術するとの話もしていません。あくまで腹部大動脈瘤が55.5mmに拡大して破裂するから、手術すると言われたのです。改めてG医師から後日このように末梢吻合などと説明することはないはずです。その後G医師とは回診の時まで会っていません』

（原告側弁護士Ｉ）

開腹手術をするという話もありましたか。

（G医師）

お腹を開けるという意味。

（原告側弁護士Ｉ）

お腹を切る。

（G医師）

もちろんその通りです。

（原告側弁護士Ｉ）

お腹を切らない方法というのは説明しましたか。

（G医師）

していません。

（原告側弁護士Ｉ）

なぜしなかったのですか。

（G医師）

適応がないからです。

（原告側弁護士Ｉ）

ステントグラフト手術の適応はどうですか。

（G医師）

ありません。

（原告側弁護士 I ）

その説明もしていないんですか。

（G医師）

適応がないものをあえて説明する必要はありません。

『小林　重要な発言です。「ガイドライン2011」では心臓疾患やお腹に複数の手術痕があるような患者はステントを使いなさい、手術適応があると書いてあります。TJ医大の先生に診断（事後）で適応がある、とのこと。また被告側の専門医Ob医師の意見書でも、「当時は保険適用になっている。選択肢があるのに説明しないのは問題だ」と言っています。当時はステントグラフトが腹部大動脈瘤の手術の大半をステントグラフトで行われています。適応がないとはG医師の勝手な判断、開腹手術優先の考えに他ないのです。これは後にわかりました』

（原告側弁護士 I ）

人工血管は4分枝を使うという説明はしましたか。

（G医師）

したと思います。

『小林　説明していません。この時は一本の紐のようなものを見せられ、触らせてもらいました。人工血管とはこのようなものだと言われたのです。腹部大動脈の一部を置換するのだと理解しました。腹部大動脈瘤だけを人工血管と置換するものと信じていました。4分枝の人工血管を使うという話はありません』

（原告側弁護士 I ）乙A第9号証を示す

陳述書4ページを示します。4分枝の人工血管を使うかもしれないというような、確定的ではないことを、陳述書でおっしゃっているんですけれども、そういう言葉で書いているんですけれども、なり得るという説明をなさった覚えがありますか。

（G医師）

小冊子のY型の画面しかありませんので、その右の内腸骨動脈瘤を処理して再建するためには4分枝――Y－Yとか言っていますけども、外来では、その方が分かり易いと思っていますんで、4分枝を使うことに

なり得る、可能性がありますということを書いています。

『小林　何を言っているのかわかりませんが、G医師の陳述書に書いてあるからと言っても、私は4分枝の人工血管を使うというような説明は受けていません。言い逃れです』

（原告側弁護士 I ）

先ほど、K先生（被告側弁護士）の質問の中で、被告準備書面⑵の初診から手術に至るまでの経過という項目があるんです。この中で小冊子を見せたという説明義務が問題になっているところで、小冊子を見せたという記述が全くないんです。あなたの乙A第9号証の陳述書がはじめて出てきたんですけれども、小冊子をK先生に見せたというお話はK先生には当時したんですか。

（G医師）

当時というのは。

（原告側弁護士 I ）被告準備書面⑵を示す

当時というのは、この準備書面を書いた平成26年6月10日より前なんですけど、そのころK先生には小冊子を見せて説明しているんですが、準備書面⑵に出ているので。

（G医師）

どういう形で普段説明していますか、というようなご質問があったと思うので、その段階でしたような気もします。ちょっとそれは明らかじゃないです。

（原告側弁護士 I ）

だとすれば、説明義務を一生懸命論争しているわけですから、弁護士としてきちんと小冊子を用いて説明しましたという文言は外さないけども、これを書いてないということは、K先生が見落とししたということですか、聞き落としたということですか。

（被告側弁護士K）異議を申し立てる

異議あり、証人に聞くべき問題ではないです。

『小林　被告側弁護士の異議申し立てによって原告側弁護士は、話を変えてしまいます。説明書について話をしているのですからもう少

し、小冊子について聞いて欲しかった。G医師の説明義務違反について追及して欲しかった。何度も言いますが、G医師は小冊子など見せてくれません。後からの作り話です』

（原告側弁護士Ⅰ）

　9月30日にT病院から持ってきましたね、検査のこと。その時に先生はためらっている小林さんに向かって、「手術しないなら来るな」とかなり強く言ったと陳述書の中にあります。これは普段患者さんに言う言葉なんですか。

（G医師）

　T病院で検査を受けられているわけです。手術を受けるということで検査を受けられていると私は思うわけです。もちろん大きな腹部大動脈瘤であっても、手術はどうしても希望されない人は世の中にはいます。もちろんご本人の選択なので、手術をしないという場合は、患者さんを診続けることは必要がない、その後来られても我々は何にもできないわけです。来る必要はないということは言うことがあります。

（原告側弁護士Ⅰ）

　「手術しないなら来るな」と叱責されたんじゃないですか？

（G医師）

　そんなことはありません。

（原告側弁護士Ⅰ）

　あなたが手術をしないなら受診しないでほしいと強く言ったということは患者さんの自由意志をかなり抑圧する、強制的に言っているのと違いますか。

（G医師）

　それはわかりません。手術しないという選択はご自由にと、言っています。

　『小林　非常に強い口調で「来るな」と言ったので驚きました。それに続いて、紹介者の「かかりつけY医」に（手術を勧めるように）手紙を書いてそれをY医師に渡すようにと、私に持たせたのです。この事実でも証明できます』

（原告側弁護士Ⅰ）

　通常、未破裂の場合にはカルテにあるんですけれども、小林さんは胸痛も腹痛もなかったんですよね。感じなかったということがカルテに書いてあるんですけれども、そういう患者さんがお腹を切って人工血管にかえるというような大手術をするとき非常に悩むし、従前の生活も損なわれる場合があるじゃないかという心配な時に、患者さんの気持ちを考えたことがありますか。

（Ｇ医師）

　年間20から30件くらいの手術をさせてもらっていて、やはりほとんどの方が破裂しない限りは症状がないんです。だから、それを説明して症状が起きた時には破裂している時なので、救命できる可能性はかなり低いということは説明しています。

　　『小林　　Ｓ病院の記録を見ると年間手術記録は20件弱の手術例です。年間30件はいままでありません。Ｇ医師は患者に説明していないから訴訟になったのです。説明義務を果たしていません』

（原告側弁護士Ⅰ）

　小林さんにもそういう説明をなさったのですか。

（Ｇ医師）

　これは、間違いなくしていると思います。

　　『小林　　していません』

（原告側弁護士Ⅰ）

　そのところが書いてないんです。「手術をしないなら来るな、受診しないでくれ」としか書いてないものですから、聞いているんです。

（Ｇ医師）

　それはどこに書いてあったんですか。

（原告側弁護士Ⅰ）

　陳述書、手術をしないなら受診しないでくれ、というのは（あなたの）陳述書に書いてある。その言葉だけを言ったじゃないかと聞いている。

（Ｇ医師）

　そんなことはありません。

　『小林　ハッキリ来るな、と言っています』

（原告側弁護士Ｉ）

　小林さんが手術に同意した11月8日、Ｚ医師が執刀しますと言い、手術説明はＺ医師から受けるように指示されていますが、これは通常のことなんですか。Ｚ医師が執刀するというのは、先生自身は執刀はしないんですか。

（Ｇ医師）

　その当時は、ほとんどしていません。今もしていません。

（原告側弁護士Ｉ）

　先生はいつごろから手術をしなくなったのですか。

（Ｇ医師）

　この腹部大動脈瘤に関してですか。

（原告側弁護士Ｉ）

　そうです。

（Ｇ医師）

　私がもう赴任した段階でＺ先生は、かなりの経験を積まれていましたもんで、私が手術をさせてもらったのは、たまたま先生に事情があった場合で、それ以外はすべてＺ先生がやっています。Ok先生も一部やったことはあります。

（原告側弁護士Ｉ）

　Ｚ先生の陳述書の中で、Ｇ先生から腹部大動脈瘤が嚢状型であり、右の内腸骨動脈瘤が30 mm に拡大しているから、手術の必要があるという内容の陳述があるんですけれども、その通りですか。

（Ｇ医師）

　恐らくその通りだと思います。

（原告側弁護士Ｉ）

　この時、内部的に4分枝の人工血管を、使用することにしようと決めたんですか。いつ決めたのですか。

（Ｇ医師）

　恐らくですけど、この形の場合は4分枝を選択するということは当初

からだと思います。

　『小林　当初からとしたら、私にⅠ型の人工血管を見せておきながら、説明もしないで4分枝の人工血管に決めていたのです。巧妙な下工作をしたのだ』

（原告側弁護士Ⅰ）

　それは、先生の見解としてＺ先生に伝えたということですか。

（Ｇ医師）

　同じ見解をＺ先生も持っていると思いますけど。

　『小林　Ｇ医師は初めから4分枝を使おうと考えていた。Ｚ医師には12月手術当日まで私は診てもらったことがありません。Ｇ医師が4分枝の人工血管を使うことを決めて、Ｚ医師に伝えたのです。本当はＹ型の人工血管を使うべきところ4分枝の人工血管を使うことは私の場合不適当だったのですが、ここに陰湿な工作があったのです。本当は、手術をする必要がなかったのですから』

（原告側弁護士Ⅰ）

　その4分枝を使って手術をした時、（4本のうちの）1本の血管の枝が使われませんでした。

（Ｇ医師）

　はい。

（原告側弁護士Ⅰ）

　それで、右の内腸骨動脈を結紮してしまうんですけれども、4分枝をわざわざ使っておきながら、使わないという選択があるんですか。

（Ｇ医師）

　それはあります。

（原告側弁護士Ⅰ）

　使わないということは患者さんには説明しないんですか。

（Ｇ医師）

　一人ひとり患者さんによって違います。

（原告側弁護士Ⅰ）

　それで使わない場合のことは話さないんですか。

（G医師）

　僕はあれ（執刀医）じゃないから、説明しません。

　『小林　患者には説明していないことが明らかになった』

血管の話に移りました。

（原告側弁護士Ｉ）

　分枝が結紮されると、その血流は止まって、血管は壊死しますよね。その部分に血が通わなくなるので、死にますよね。

（G医師）

　死んでないと思うんですが。

（原告側弁護士Ｉ）

　その血流の部分は壊死します……。

裁判長が割って入る。

（裁判長）

　壊死しないならしないと言っていただければ。

（G医師）

　……。

（原告側弁護士Ｉ）

　じゃ、血流が通ってないんですから、その結紮した部分も。

（G医師）

　結紮した部分というのは血管ということですか。

（原告側弁護士Ｉ）

　そうです。血管です。

（G医師）

　組織ですか、臓器とか組織のことですか。

（原告側弁護士Ｉ）

　血管の血流。

（G医師）

　血管そのものは生きている組織なので。

　『小林　原告側の無知をつかれてもてあそばれています。縛った先の

血管には、側副血行路から僅かの血流があり、血管は死なない。血流
　　不足で臀部筋肉が痛くなる』

（被告側弁護士Ｋ）割り込んでくる

　チョットすみません。言葉の定義がメチャクチャになっているので整
理していただきたいです。

（裁判長）

　一般に医学的に使わない言葉だったら、使わない方がいいと思いま
す。混乱しますから。

（原告側弁護士Ｉ）

　右内腸骨動脈の血流がいかなければ、例えば先ほど言ったように上殿
動脈と下殿動脈とかに行かなくなる場合があるんじゃないですか。

（Ｇ医師）

　順行性には行かないです。

（原告側弁護士Ｉ）

　逆行性に行くんですか。

（Ｇ医師）

　殆ど行くと思います。

（原告側弁護士Ｉ）

　本件の場合どうですか。

（Ｇ医師）

　確実に回っています。

　　『小林　逆行に殆ど血流が行くと言っています。この血流は側副血行
　　路から僅かに行くだけの話で、確実に回っていないから痛みが出てい
　　る。矛盾した話だ。この件については原告はＷ医師の意見書を出して
　　います。しかし、裁判所は検討しません』

（原告側弁護士Ｉ）

　カルテ記載の責任者はどなたですか。

（Ｇ医師）

　科の医師が責任を持つべきです。

（原告側弁護士Ｉ）

　カルテ記載の責任者ですか。

（Ｇ医師）

　医師は、各医師が責任を持つべきです。科の責任じゃない。指導する責任はあると思いますが。

　　『小林　カルテ記載の責任者はＧ医師である。55.5 mm の CT 画像を患者に渡していながら、カルテには 42〜3 mm と書いている。責任のある行為ではないか？』

（原告側弁護士Ｉ）

　本件の訴訟でカルテにかなりの誤謬が出てきたのですけれども、それは認めますか。

（Ｇ医師）

　それはよくないことであったと思います。

（Ｇ医師のカルテもそうだが、Ｚ医師の手術記録はでたらめが多い）

協力病院に対する情報提供書について。

（原告側弁護士Ｉ）

　あなたが手術後、Ｔ病院に診療情報提供書を送っているんですが、手術記録を添付して、覚えていらっしゃるんですか。

（Ｇ医師）

　情報提供書を送ったときには、そういうふうにしています。

（原告側弁護士Ｉ）

　その時には手術記録を見直さないんですか。

（Ｇ医師）

　見直しません。

（原告側弁護士Ｉ）

　どうしてですか。

（Ｇ医師）

　その必要をあまり感じません。

（原告側弁護士I）乙A第3号証（入院診療要録）を示す

11ページを示します。この診療情報提供書があって手術記録が同封されたとあるんですが、本件の手術記録では動脈瘤の位置が違いますね。

（G医師）

もう一度。

（原告側弁護士I）

腎動脈上という……（手術の位置が違っている）

（G医師）

そうです。

（原告側弁護士I）

それから、右内腸骨動脈も4カ月で20mmから30mmに拡大しているという記録があるんですが、こういう記録はそのまま放置するんですか。

（G医師）

そうです。

　『小林　デタラメな手術記録はZ医師が書いている（サインから）。G医師はそのまま送ることを指示したのだ』

（原告側弁護士I）

T病院で受け取った医師は、その記録通りに理解したと思いますか。

（G医師）

腎動脈上、腎動脈下、というのはかなり専門的で受け取る側にそれがご理解いただけるのはなかなか難しいかもしれませんけども。

（原告側弁護士I）

（右内腸骨動脈瘤が）20mmから30mmに拡大したということは、一般の人にもわかりますよね。

（G医師）

そこまで読んでいただければわかると思いますけれども、なかなか読む機会は、ないと思います。

　『小林　この手術記録はでたらめです。G医師が記録したものではな

216

い。Ｚ医師が他の患者の手術記録を上書きしたのです。番号も飛ばしています。輸血をしているのに、無輸血となっています』

途中に裁判官が割り込んできました。

（裁判官TJ）甲Ａ第5号証を示す

確認のため、初歩的な質問で申し訳ないんですけれども、この右の画像に写っている長さを計測している部分がありますよね。<u>この白く映っている部分が正常の径という理解でよろしいですか。</u>

　　『小林　この裁判官は全く分かっていない。長さを計測して白く映っている部分はＧ医師が計測した数字で、大動脈瘤の大きさ55.5mm、36.9mmと書いてあるのです。正常な計測ではありません。大動脈瘤の径は捏造した肝心な証拠そのものです。これを正常な径と理解しているのだから、話になりません。今まで何を議論してきたのか。このような認識を持って裁判に臨むのだから、この裁判はどうでもいいのです。判決は「棄却」と最初からきまっていたのです。真剣に取り扱っていないことがわかります。全く情けない裁判官だ』

（Ｇ医師）

造影剤を使ってCTを撮っているんですけれど、造影剤はレントゲンを通さないので、白く映ります。周りの黒いところは、楕円の黒い部分というのは同じ大動脈なんです。けれども大動脈瘤ができてしまうと、壁の内側、壁に壁在血栓がこびりつきます。中略……血栓のところは、造影剤が通らないから水道管が詰まってしまって周りというか内側が色々ごみが付いてしまうことだと考えていただければいいと思うんですけども、動脈瘤は外側で測りますんで、形としても。

　　『小林　裁判官が聞いているのは、8頁、88頁の右側の造影CT画像の白く映っている数字のことです。技術的なこととすり替えて、正しく答えていません』

（裁判官TJ）

ステントグラフト手術というものについてですけれども、これはガイ

ドラインでは、外科手術が困難でハイリスク例に適応という記載がある
とろかと思うんですけれども、これはどうしてそういう適応になるので
しょうか。

（G医師）

　まず、新しい治療法方なので、長期的な安全性がそれほど確立してい
ないということです。今ではかなり確立されていますが。あともう一つ
は医療費上の問題です。ステントグラフトになると高額になってしまう
ので、正直に言わせてもらうと、国はそんなにやってほしくないわけで
す。なので、手術ができない患者さんに関しては開腹手術を第一に選択
するということを厚労省の方から、健康保険上の請求の基準にしていま
すんで、それは改定があった２年後に保険改正があるときに改めて通知
を出します。健康保険、厚生労働省ですか、不確かですけど。

　『小林　全くウソか、医療水準の知識に欠けた発言です。自分のとこ
　ろで設備がなくステントができないからそう言っているにすぎませ
　ん。この時期には多くの病院では侵襲性が少なく患者にとって有効な
　治療であったため、腹部大動脈瘤大半がステントグラフトで行われて
　います。私が聞いたのは、ステントグラフト内挿術についての説明を
　聞いたのです。これも問題のすり替えです。

　　確立された治療法として健康保険の適用になっていることでもわかり
　ます。すでに患者が自由に選択できる術式になっています。G医師は多
　分知っていながら不利にならないように、ウソをついているのです』

**　ここでいよいよ裁判長が登場します。血管内治療のもう一つの選択
枝、コイル塞栓術の適応ないし手術の実態について質問します。**

（裁判長）

　血管内治療の方法として、原告の主張の中で説明義務との話の中に出
てくるんですけど、コイル塞栓術の説明もしていないという主張もある
んですが、本件ではコイル塞栓術の適応については如何でしょうか？

（G医師）

　例えば物凄く具合が悪くて全身状態が悪くてという場合はある程度イ

チかバチかのような場合でやる可能性はあるかもしれませんけれど、一般論としてステントグラフトとコイル塞栓術、内腸骨動脈瘤のコイル塞栓術ということですよね。

　『小林　裁判長は、血管内治療法としてのコイル塞栓術について聞いているのです。コイル塞栓術はイチかバチかの場合ではありません。内腸骨動脈瘤の治療法として確立した手技の一つです。説明もしていないと私は言っているのです』

（裁判長）

　原告の主張はおそらくそうだと思います。

（G医師）

　それはできないと思います。

（裁判長）

　それを簡単にご説明いただけますか？

（G医師）

　まず、右の総腸骨動脈も瘤化していますので、そこにカテーテルを留置して操作しなきゃあいけないんです。それはもう瘤化しているところにカテーテルが当たるわけなんで、非常に危険が伴います。もう一つ言わせていただくと、コイル塞栓術をした場合、確実に順行性血流はなくなりますので、そうすると、われわれはそう思っていませんけれども、内腸骨動脈を結紮したことと同じになると思いますんで、患者さんがご希望のような治療ではないと思います。

　『小林　説明していないと言っているのです。また、問題をそらしている。結局答えていない』

　G医師の証人尋問はこれで終わりました。とにかくウソが多く誠実さに欠けています。G医師は慣れたもので、肝心の質問にははぐらかして直接答えることをしません。これは顧問弁護士の指導を受けているからです。たびたび質問の趣旨をそらして、うやむやにしてしまう。裁判官は中立であると思っていましたが、やはり普通の人でした。裁判官は被告側弁護士に対して肩をもち、注意もとがめようともしません。

午後、Z医師の被告尋問

約10分の休みを挟んで、証人尋問（被告）が再開されました。Z医師に対して被告側弁護士が最初に本人尋問し、続いて原告側弁護士が続きます。Z医師はこの裁判の被告です。

■ 被告宣誓

被告Z医師、宣誓を行う。用意された宣誓の文言を読み上げる。

手術の病名は腹部大動脈瘤であった。右内腸骨動脈瘤については説明すらしなかった。

被告側弁護士は原告側弁護士に先立って、冒頭、Z医師への尋問で早速、術前説明をしていると被告Z医師に言わせる。被告等は虚偽で固めたシナリオをつくり、リハーサルしてきたことに従って平然と陳述する。原告側弁護士は、改竄した説明書（3/3）、これに引っかかってしまった。

被告側弁護士K、乙A第10号証（陳述書）を示す。

（被告Z医師を以下Z医師と呼ぶ）

（被告側弁護士K）乙A第3号証（入院記録概要録）を示す

この陳述書に記載されている内容に間違いはありませんか？

（Z医師）

間違いありません。

（被告側弁護士K）

86ページを示します。こちらは、原告に対する術前説明に用いた説明書で、手書きの部分が複数あるのですが、それぞれいつ書き込んだものなのでしょうか。

（Z医師）

説明日のところと、患者名、あと文章が連なっているということを示す3分の1、3分の2、3分の3というのは前もって書きます。あとは手術の説明の時に、随時説明しながら加筆して行っています。

（被告側弁護士Ｋ）

　説明にあたっては、この説明書に記載されたことを項目ごとに順番に話していくのでしょうか？

（Ｚ医師）

　いいえ、そうではありません。特にこの3分の2と3分の3に関しては、3分の3は特に手術の内容を分かりやすく伝える意味で後から私が少しでも患者さんに分かってもらいたいと思って追加したものなので、3分の3と3分の2と交互にというか、随時説明として使いながら説明しています。

> 『小林　説明書の内容を交互に診ながら説明しているというのは、不可能なことです。説明書は私の手元にあり、ドット、〇、点、アンダーラインが入っていました。交互に説明することは不可能です。裁判所は提出している証拠からウソとわかるでしょう』

（被告側弁護士Ｋ）

　この3分の2と書かれた用紙の病名というところでは、どのような説明を行ったのでしょうか？

（Ｚ医師）

　今回、原告の場合は、腹部大動脈瘤の中で特に嚢状型ということと、右内腸骨動脈瘤ということが最も手術の適応というところで重点がおかれていましたので、そこについて説明しますし、また、強調する意味で嚢状の嚢と右内腸骨動脈瘤の右のところにドットが振ってあると思います。

> 『小林　Ｚ医師は、動脈瘤の大きさは、口で言いました。説明文書には腹部大動脈瘤は最大径約55mmとあり、嚢状瘤という形状にドットを打ち、新たに説明していない右内腸骨動脈瘤を当日になって加えてきました。手術目的を動脈瘤の大きさから、形状（形）に変えてきました』

（被告側弁護士Ｋ）

　ここでは、原告は、腹部大動脈瘤について「説明書」に最大径約55mmと書かれていて、55mmと説明を受けたというふうにおっしゃっ

ているんですが、そうではないのでしょうか？

（Z医師）

　それはありません。

（被告側弁護士K）

　それはどうしてでしょうか？

（Z医師）

　まず、今回手術するに当たって、もう42～3mmの囊状型動脈瘤ということと右内腸骨動脈瘤ということが手術適応ということでしたので、55mmということを口に出すことはなかったと思います。

　『小林　手術説明書に55mmと書いて、手術が必要だと説得された末、手術に同意しているのです。動脈瘤の大きさが42～3mmと知っていれば、手術は受けません。Z医師の話は矛盾しています』

（被告側弁護士K）

　では、ここは誤記ということでよろしいですか。

（Z医師）

　その通りです。

　『小林　ウソの病名を語り説明書を書いて、同意を取って手術をしていながら「誤記」だと言って平然としている。裁判所は、なぜかこの責任を問わない。怒りを覚えた』

（被告側弁護士K）

　原告は、誤記であれば説明の場で気がつくはずだと言っているんですが、いかがですか？

（Z医師）

　気がつけば良かったと思いますけれども、今お話ししたように囊状型と右内腸骨動脈瘤が30mmということに気がいっていましたのでそこに気が付きませんでした。

（被告側弁護士K）

　また、原告は誤記であれは後で気が付いて訂正するはずだともおっしゃっているんですが、いかがでしょうか？

（Z医師）

これは、後では見返したりはしませんので、気が付かなかった。

『小林　自分が書いたという説明書（2/3）を示して話をしているの
に、手術目的の55mmには気づかなかったという。不思議な話です。
このような言い訳が裁判の世界では通っているのです』

（被告側弁護士K）

では、続いて、目的、必要性、有効性というところではどのような説
明を行ったのでしょうか？

（Z医師）

右の内腸骨動脈瘤及び嚢状型の動脈瘤ということで説明しましたけれ
ども、破裂ということが前提となっていますので、少しでもその破裂の
確率とか、そういったことを認識してもらうために、紡錘型の例をとっ
て一応ここに瘤径と1年間の破裂率を記載しています。紡錘型を例に
とってその破裂について、随時丸を付けながら説明を一応加えています。

（被告側弁護士K）

今回のものですと、どのような説明をしたかというのは、この丸がつ
いているところから何か推測は可能でしょうか？

（Z医師）

私の認識ですと、42～3mmと、40mmから50mmという認識であり
ましたので、40mm以下だということであれば、まず破裂はないという
ふうにお伝えしています。しかし、文献の中には0.何パーセント破裂
したという報告もありますので、そういうお話もします。また、40mm
から50mmで破裂する確率のところに丸を入れていますし、極端な話
ということで80mm以上というところで2人に1人、50パーセントと
いう割合で死ぬこともあるんですよというお話を付け加えています。

『小林　動脈瘤が42～3mmであれば、破裂の確率は低く手術の必要
はなかったはずである。あえて手術したのは犯罪である』

（被告側弁護士K）

その次に、内容と性格及び注意事項という項目がありますが、具体的

な記載を見ると、合併症の説明が並んでいて、どのような手術を行うのかと言った手術内容の記載がないようにも思われるのですが、手術の内容については説明していないということでよろしいですね？

『小林　被告らの話を分かりやすくするために、私は受けた「説明書」３分の２を添付します（次頁）。被告Ｚ医師は、病名と手術目的までしか説明していません』

→以下の説明はなかった。

（Ｚ医師）

それは違います。

（被告側弁護士Ｋ）

では、どの場面で手術の内容の説明を行っているのでしょうか？

『小林　以下（原告側弁護士に変わるまで）の質疑は全て、被告側弁護士による、あたかも術前に説明したと想定している仮定の質疑です。Ｚ医師と被告側弁護士の芝居です。いくら、本当のように演出しても、12月２日では手術説明は成立しないのです』

（Ｚ医師）

まず、今回、腹部大動脈瘤及び右の内腸骨動脈瘤に対して、人工血管置換術という術式を選択しています。その中で、これは大動脈瘤の手術ですので、出血及び感染というところ、人工物を使いますので、感染というところにおいても重点的にお話をしていますし、次の各臓器の虚血というところにおいては、これは血管外科特有の手術の合併症になってきますので、なかなかわかりにくいというところで、３分の２を見つつ、３分の３のシェーマを参考にしつつ説明をしています。特に虚血においては、腹部大動脈瘤の人工血管置換術においては必ずやこれは中枢側、末梢側共に吻合部においては血液の流れを遮断しないとこれは手術が行えません。なので、遮断することをまずお話しして、遮断することによって血液の流れが止まる、止まることによって血栓が発生する、そういったことによって腹部大動脈瘤の遮断のすぐ上部において腹腔内臓器への血管が非常に多く、ほんの数センチのところに密集していること

説　明　書

説明日：2011 年 12 月 2 日　説明者：▓▓▓▓▓▓　2/3

患者名：小林 寛治

病　名：　腹部大動脈瘤(嚢状型；最大径約 55mm)

　　　　　　狭心症(カテーテル治療後；ステント術後)
　　　　　バイアスピリン内服中　　　　　右口唇背面の腫瘤 φ30mm

説明内容：

目的，必要性，有効性；破裂を回避するため（破裂の危険率　%/年）
　　　　　　<40mm＝0%，40-50＝0.5-5%，50-60＝3-15%
　　　　　　60-70＝10-20%，70-80＝20-40%，>80＝30-50%

内容と性格および注意事項

1) 出血　←　輸血(輸血による合併症… 別紙記載)

2) 感染(細菌(MRSA などの耐性菌)による感染)→抗生物質→肝，(腎機能障害
　　創部感染，人工血管感染など　→　敗血症

3) 各臓器の虚血(血栓，脂肪などの粥状硬化物質などによる)
　　脳，心臓，肝臓，膵臓，脾臓，腎臓，腸管，下肢など
　　→例) 脳梗塞，心筋梗塞，腎不全(=透析)など

　　※血栓形成予防のために，血液凝固阻止剤(ヘパリン)を投与するが，
　　　そのために，出血を助長することとなる.

4) 血管の損傷(吻合，遮断などによる)

　　→　出血，動脈解離，吻合部瘤，吻合部狭窄など

5) 術後肺合併症

6) 術後腸閉塞，腹壁瘢痕ヘルニア→改善に手術を必要とする場合がある

7) 尿管損傷による腎機能障害，下腹神経叢損傷による射精障害など

8) その他，予期せぬ合併症

を踏まえて、各臓器の虚血というお話をしています。

（被告側弁護士K）

　先ほど私の方で質問させていただいた内容としては、手術の内容、手術手技などです。術式などの内容について、どこでご説明していますかという質問だったんですが、今のお話を伺っていると、合併症の説明をしながら、こういう手技でやるから、こういう合併症が発生するんだ、そういう意味合いでご説明されているという理解でよろしいですか。

（Z医師）

　そうでないとなかなか患者さんには理解できないと思いますので、そのような理解でいいと思います。

　　『小林　手術目的、必要性、手術の術式、合併症については全く説明していません。弁護士と打ち合わせた完全な作り話です』

（被告側弁護士K）乙A第11号証（説明書）を示す

　今のお話の中で3分の2と3分の3のところを行ったり来たりしてご説明しているということですけれども、その際にはこちらの左半分のシェーマ、こちらを示しながらご説明いただいたということでよろしいでしょうか。

（Z医師）

　その通りです。

（被告側弁護士K）

　それでは、この乙A第11号証には手書きのところに①から⑦の記号を振ってあるんですが、①ではどのようなことを説明しているのでしょうか。

228頁の図はG医師らが改竄したものです。私はこのような説明はうけていません。

　　『小林　ここから、後出ししてきた乙A第11号証についてあたかも説明しているように演技する。実は、12月1日に説明していない部分を、想定した変造書類です。前が私に渡されたもの。後の画像はZ医師が改竄したもの』

226

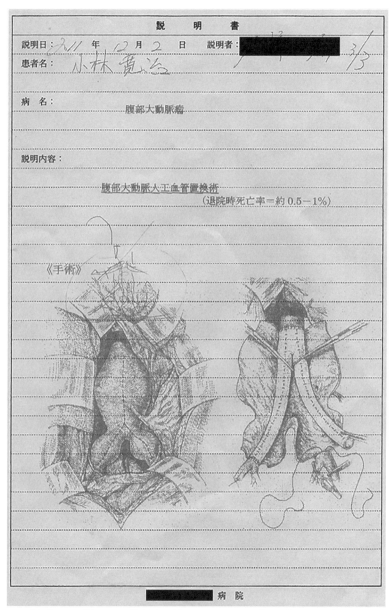

説　明　書

説明日：二11 年 12 月 2 日　　説明者：

患者名：　小林寛治

病　名：　　腹部大動脈瘤

説明内容：

腹部大動脈人工血管置換術

(退院時死亡率＝約 0.5−1％)

《手術》

病　院

この図3/3は12月1日、説明時に渡されたもの。下肢の部分の手術説明、合併症等は全く説明されていない。

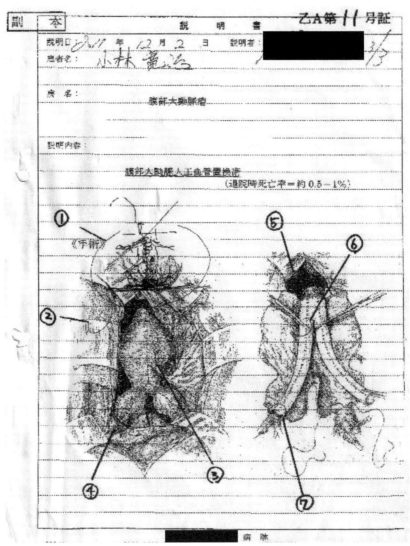

副　本　　　　　　説　明　書

説明日　平11　年　12月　2　日　　説明者　███　　3/3
患者名：　小林　薫治

病名：　　　　　腹部大動脈瘤

説明内容：

腹部大動脈人工血管置換術
（退院時死亡率＝約0.5−1％）

①（手術）
②
③
④
⑤
⑥
⑦

███　病院

全く説明していないのに、後から出してきた手技図に基づいて話を作っている。

228

（Ｚ医師）

①臓器の虚血による合併症のお話をしています。

（被告側弁護士Ｋ）

②は、いかがでしょうか。

（Ｚ医師）

②は、あまりないんですけれども、今回これは腎臓のことを示していますけれども、この腎臓から尿管が腹部大動脈瘤に沿って走行し、下方に推移していますけれども、丁度④のところと重なりますけれども、尿管が右の総腸骨動脈の真上を通っています。この時に、右の内腸骨動脈の話をしていると思います。

『小林　全く分からない、何を言っているのか分からない。この部分は被告側弁護士とＺ医師との掛け合いの演出ですから理解を求めているわけではないのです』

（Ｚ医師）

③は、あまりしないのですけれども、今回は腎臓のことを示していますけれども、右の腎臓から尿管が腹部大動脈瘤に沿って走行し、ちょうど④のところで重なりますけれども、尿管が右の総腸骨動脈の真上です。

（被告側弁護士Ｋ）

では、今お話が出ましたので、④のところのお話、何か追加があればおっしゃっていただけますか。

（Ｚ医師）

尿管の損傷、あまり話さないんですけれども、手術の記載には書いてありますが、今回特に処理においてちょっと問題になることがあると思ったので、右内腸骨動脈、つなげればつなぐこともあるかもしれませんけれども、個々の処理においてはそういう腎臓、尿管、また静脈の損傷があるということが話されたと思います。

（被告側弁護士Ｋ）

つなげればつなげるとは何をおっしゃっているんでしょうか。

（Ｚ医師）

今回、右の内腸骨動脈においても人工血管の吻合、可能であればそれ

を試みるつもりでいましたが、今少しお話ししましたけれども、腹部大動脈瘤の中枢側の吻合をおこなう際に、まず中枢側の血流の流れを遮断することによって血栓ができる、または動脈硬化性の物質が血管の中に内膜が裂けて出てくるとか、もともと存在する血栓などによって、血流の流れに乗って血栓が飛散するようなことによる腹部内臓をみるつもりではいましたので、そういったこと、はなから否定ではなくて、可能性ということでお話ししています。

（被告側弁護士Ｋ）

　吻合というのは、人工血管と、もともとの患者さんの血管等を繋ぎ合わせるという意味合いでよろしいですか。

（Ｚ医師）

　その通りです。

（被告側弁護士Ｋ）

　では、③の部分はどのような意味でしょうか。

（Ｚ医師）

　③の部分は、一応これは神経の走行を表しているもので、腹部大動脈の前面には男性でいうところの勃起だとか、そういった部分に機能を及ぼす神経が走行していることがありますので、そういったところを回避して、この図では真ん中に点線が描かれていますけれども通常は右側のほうを切断するのだというようなことをお話ししています。

（被告側弁護士Ｋ）

　⑤は、いかがでしょうか。

（Ｚ医師）

　⑤については、記憶がありません。

（被告側弁護士Ｋ）

　⑥はいかがでしょうか。

（Ｚ医師）

　⑥は、この人工血管を遮断している鉗子のことを示しているんですけれども単純に腹部大動脈だったり、末梢の血管だったり、人工血管を遮断するといっても、イメージが湧かないと思いますので、この図を追加

して説明しています。

（被告側弁護士K）

　⑦は、いかがでしょうか。

（Z医師）

　⑦は末梢の吻合になりますと、かなり血管の径も細くなっていきますけれども、吻合においては血管の性状も悪いこともあって、結果的に下肢に血液の流れが十分にいかない場合もありますし、そこの血流、吻合に使った糸などの損傷によって組織が肥厚することによって、虚血になったりということが生じる。

（被告側弁護士K）

　今虚血、中長期な虚血ということになるかもしれませんが、そのお話というのは3分の2に戻ると、どこの話になるんでしょうか。

（Z医師）

　内容と性格及び注意事項の3）、各臓器の虚血の中の下肢などというところにあたります。

（被告側弁護士K）

　では、この下肢についての虚血のご説明いただく際に⑦の部分を図として示されている、というご趣旨でしょうか。

（Z医師）

　その通りです。

　『小林　この被告側弁護士Kの質問は目眩ましです。原告提出の術前説明資料です。「同意書3の1、説明書（病名）3の2、説明書、（腹部大動脈瘤人工血管置換術）3の3の3枚組の書類です」被告は3の3に番号を入れて、説明資料を改竄したのです。図は腹部大動脈瘤の典型的手術の図であり、私の図ではありません。被告側の言う「右内腸骨動脈瘤」の説明であれば、手技図、後遺症の記載はどこにもありません。腹部大動脈瘤は42〜3mm、嚢状だと言うのですから、目的のない違法な手術です。被告側弁護士Kが演出した芝居は、却ってウソの上塗りでした』

（被告側弁護士Ｋ）

　何か、下肢の虚血症状についてのご説明で、今お話に追加されることはございますでしょうか。

（Ｚ医師）

　下肢の虚血、お話するときは大体極端な場合をお話するので、当然手術が終わった直後に足が黒くなって壊死を起こすとかいう場合もありますし、痛みとして残る場合もありますという程度にお話ししています。

（被告側弁護士Ｋ）

　この殿筋跛行とはわかりやすく言うとどのような症状なのでしょうか。

（Ｚ医師）

　殿筋、いわゆるお尻の筋肉の虚血によって生じる症状で、ある一定の距離を歩行することによって痛みなどの症状が出ることによって、一旦歩行を休む。しかし、ある程度休む、休憩を行うと症状が戻って歩けるようになるといったことを殿筋跛行と言います。

（被告側弁護士Ｋ）

　このような殿筋跛行が生ずる可能性については、原告に説明していなかったということでよろしいですか。

（Ｚ医師）

　その通りです。

（被告側弁護士Ｋ）

　では、跛行症状、殿筋跛行について説明していないのは何か理由がありますか。

（Ｚ医師）

　もうこの各臓器の虚血の下肢の部分で痛みということでお話ししています。なので、また痛みが生じたとしてもその後徐々にほとんどの方が回復していきますので、あえてそこではお話ししていません。

　　『小林　全く言っていることが意味不明だ』

（被告側弁護士Ｋ）

　では続いて、説明書の中に代替可能な医療行為及びそれに伴う危険性とその発生率という項目がありますが、ここでは原告に対してどのよう

な説明を行ったのでしょうか。

（Ｚ医師）

　まず、他に一応治療方法があるという話は必ずします。その中でステントグラフト移植術というのがありますけれども、基本的には、お腹を開けての手術ができない方の選択ということになります。例えば以前に数回お腹を開けた手術することによって癒着が生じていることが十分考えられるような場合や全身中体が悪くて、全身麻酔すらかけることができないような場合にステントグラフトが考慮されますというふうにお話ししています。

（被告側弁護士Ｋ）

　原告は、ステントグラフトはうちではやってないとしか説明を受けてないと言っているんですが、そうではないんですか。

（Ｚ医師）

　うちではやってないとは言いました。しかし、もし適応があれば、紹介しますとお話ししています。

　甲Ａ第５号証（CTプリント画像）を示す。

　こちらのペーパーは、被告が手術を行うまでに見たことがありますか。

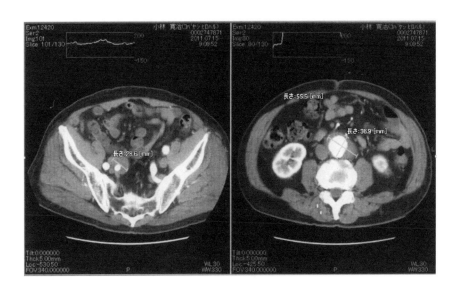

（Z医師）

　いいえありません。

（被告側弁護士K）

　なぜ見たことがなかったのだと思いますか。

（Z医師）

　カルテにもなかったと思っていますし、（G医師から）渡されていないからです。

（被告側弁護士K）

　それでは、実際の手術の内容に関して伺います。本件では、右内腸骨動脈と下腸間膜動脈について再建せず、結紮していますよね。

（Z医師）

　はい。

（被告側弁護士K）

　なぜ、右内腸骨動脈を再建しなかったのでしょうか。

（Z医師）

　右内腸骨動脈の再建においては可能であればもちろん試みることは前提ですが、今回の場合は末梢の動脈が動脈自体から起始していること、発生していることと左内腸骨動脈を再建するということがありましたので、確実にできるということがありましたので、それの中で、ここの領域で右の腸骨静脈を損傷することは婦人科領域においても十分に知られている危機的な状況を招きかねませんので、そういったことを考慮して結紮を行いました。

（被告側弁護士K）

　血管の状態からして、無理をするより結紮しようと、そういうふうにご判断されたという趣旨でよろしいですか。

（Z医師）

　その通りです。

（被告側弁護士K）

　では、下腸間膜動脈を結紮したのは何故でしょうか。

（Ｚ医師）

　下腸間膜動脈においては、最後に判断しますけれども、腹部大動脈瘤を切開した時点でのまずフローを確認しておきます。その後に各人工血管で吻合を終えた一番最後の段階で下腸間膜動脈のバックフロー、いわゆる順行性のフローではなくバックフローが手術する前と比べてどうかということを確認し、吻合するか、結紮するかどうかを決めています。今回の場合はバックフローも良好でしたし、腹部大動脈瘤を切開した時点と人工血管置換術すべて終わった時点と比較して人工血管置換術を行った方がバックフローが良好でしたし、血管自体も径が細かったので、そこは結紮することを決めました。

　『小林　Ｚ医師は動脈瘤が末梢の動脈が動脈自体から起始していることと（説明書に記載なし）、左内腸骨動脈を再建する必要があったという。当たり前のことを言って、どうして起始部からだと再建できないかは説明していません。この手術は、初めから４分枝人工血管を３分枝として使う手術でした（手術室記録）。ですから、右内腸骨動脈の再建は最初から考えに入ってはいません。手術目的は腹部大動脈から両側総腸骨動脈、内腸骨動脈を４分枝の人工血管で一遍に置換する試みだったのです。本来、腹部大動脈瘤は手術する必要がなかったのです。それを４分枝を使うために腹部大動脈から派生している下腸間膜動脈・腰動脈４対８本をあえて切断結紮したのです。本来、再建すべき下腸間膜動脈を何故か、順行の血流よりバックフロー（逆行）の方がよかったから再建しないと決めた、という。また血管が細かったともいう。言い訳が理解できない。通常の手術ならば、手術適応があったという右内腸骨動脈瘤だけを結紮するか、コイル塞栓術を行う治療（手術）で済んだはずである。４分枝人工血管の使用は患者にとって何の便益はなかったのです』

（被告側弁護士Ｋ）

　手術の場合ではなくて後に、１年以上経過した後となろうかと思いますが、原告から殿筋跛行あるいはこれに類する症状の訴えがあって、説

明を求められた際に下腸間膜動脈、内腸骨動脈２本、計３本のうち２本
以上結紮するのはまずいというご趣旨の説明をされているようですが、
このようなご説明は訴訟に提出された医学的文献の内容とも異なるよう
に思われるのですが、どのような趣旨で小林さんにご説明されたんで
しょうか。

（Ｚ医師）

　その件につきましては、私の頭の中では言葉足らずだったと思います
けれども、３本の血管のうち内腸骨動脈２本、これは縛ってはいけない
んだという趣旨でお話ししたつもりです。

（被告側弁護士Ｋ）乙Ａ第２号証（外来カルテ）を示す

　38ページを示します。こちらは、平成24年３月22日作成のＹ医院あ
ての診療情報提供書になりますけれども、こちらの中に「結紮した右内
腸骨動脈末梢の血流は、画像上ほぼ間違いないと思われるものの定量は
困難でありますので、異常がある以上血流が不足している可能性がある
と考えなければなりません」と記載されています、この記載をとらえて
原告は、Ｚ先生が原告の症状は虚血によるものだと認めているのではな
いかというような趣旨の主張をしているんですが、それでよろしいで
しょうか。

（Ｚ医師）

　それは違います。

（被告側弁護士Ｋ）

　では、ここの記述はどのような趣旨のものなのでしょうか。

（Ｚ医師）

　この原告の経過を踏まえたうえで外来での症状とか、そういったもの
を勘案した時に手術を行った後に右内腸骨動脈瘤の結紮したことを踏ま
えて右の殿筋跛行というか、歩くときに足が痛いというような症状が起
こっていることを考えれば、当然それは考えるべき疾患というか、状況
というところでお話ししています。

（被告側弁護士Ｋ）

　可能性のある疾患としてあげないわけにはいかないというご趣旨だと

いうことでよろしいですか。

（Ｚ医師）

　その通りです。

（被告側弁護士Ｋ）

　現在原告が訴えている症状は、何が原因によるものだと考えられますか。

（Ｚ医師）

　分かりません。

（被告側弁護士Ｋ）

　原告としては、虚血によるものだというふうに主張しているんですが、なぜ、分からないという回答になるんでしょうか。

（Ｚ医師）

　原告の症状からすれば、殿筋跛行ではないと思われるからです。それは、殿筋跛行というのは先ほどお話ししたようにある一定の動作によって筋肉に虚血が生じた場合に起こるというものが殿筋跛行ということですので、今回の場合は手術直後には5000歩歩けたという話もありますし、カートを押せばスムーズにいくようだったとか、私の外来でしばらく歩けば、また歩けるというような症状も訴えられていましたので、これは虚血による症状とは非常に考えにくく、また大腿部の血流は十分造営されていますので、そういったことは考えにくいと考えています。

　　『小林　「よく言う」と思います。10ｍも容易に歩けないと言っているのに』

（被告側弁護士Ｋ）

　ここでは、原告は、腹部大動脈瘤について最大径約55mmと書かれていて、55mmと説明を受けたというふうにおっしゃっているんですが、そうではないのでしょうか？

（Ｚ医師）

　それはありません。

　　『小林　被告側弁護士は、何故か手術「説明書」という言葉を隠しています。手術説明書の病名に書いてあるのです。手術のための説明書です』

（被告側弁護士Ｋ）

それはどうしてでしょうか？

（Ｚ医師）

まず、今回手術するに当たって、もう 42〜3 mm の嚢状型動脈瘤ということと右内腸骨動脈瘤ということが手術適応ということでしたので、55 mm ということを口に出すことはなかったと思います。

（被告側弁護士Ｋ）

では、ここは誤記ということでよろしいですか。

（Ｚ医師）

その通りです。

（被告側弁護士Ｋ）

原告は誤記であればその場で気が付くはずだと言っているんですが、いかがですか。

（Ｚ医師）

それはありません。

『小林　説明書に 55 mm と書いてあるのに、口で言っていないという。おかしな話だ』

ここから、原告側弁護士 Ih が代わってＺ医師を尋問する。

（原告側弁護士 Ih）乙Ａ第 3 号証を示す

現在この説明書は、不正確なところがあるというのは分かっていらっしゃいますか。

（Ｚ医師）

最大径が約 55 mm というところが不正確であることは分かっています。

（原告側弁護士 Ih）

どうして、そういうことが生じたんでしょうか、55 mm というのが。

（Ｚ医師）

現時点では、分かりません。

（原告側弁護士 Ih）

腹部大動脈瘤、嚢状型の嚢というところに黒い点があって、あなたは

それを強調したと言っているのですが、視線で55mmというのはその時見えませんでしたか。

（Z医師）

見えなかったと思います。

（原告側弁護士Ih）

説明もしていないのですか、強調して言葉に出さなかったんですか。

（Z医師）

43mmという話はしたと思います。

（原告側弁護士Ih）

そうすると、43mmという話を説明していて、その時に書いてある瘤の大きさに自然と目が行きますよね。

（Z医師）

行かなかった。

（原告側弁護士Ih）

あなたは、陳述書の中でCTモニターを見ながら計測したと説明していますが、そのとおりですか。

（Z医師）

患者様に手術の説明をする場合には必ず画像を、当時はモニターです。以前はシャーカステンで、CTを供覧していましたけれども、必ず画像は供覧していますので、そうだと思っています。

　『小林　ウソです。外来診察室で私たち4人とZ医師がいました。病院の看護師はいませんでした。パソコンのモニターに画像を示して計測しながら説明したというのは、ウソです。同行者に聞いても僅かな時間で、モニターで計測しながら説明していないことは確かです。シャーカステンとは、X線写真、MEIフィルム等を見るときに用いる蛍光灯などの発光を備えたディスプレイのこと』

（原告側弁護士Ih）

その時に、計測もしているんですか。

（Z医師）

必ずします。

（原告側弁護士Ih）

　そうすると、計測をして、最大短径が43mm ですか、だったならこの（説明書）病名のところの最大短径も見ませんか。

（Ｚ医師）

　見なかったのだと思います。当時は。

（原告側弁護士Ih）

　次に、この説明書というのは、定型化されたものですか。

（Ｚ医師）

　定型化されていないところもあります。

（原告側弁護士Ih）

　定型化されていないのはどこですか。

（Ｚ医師）

　定型化されていないところは日時ですかね。

（原告側弁護士Ih）

　説明日は。

（Ｚ医師）

　説明日と、手術予定日。

（原告側弁護士Ih）

　説明者はどうですか。

（Ｚ医師）

　説明者は大方私でしたから、ここはもうそのままです。と患者様ですかね。

　『小林　長い間Ｚ医師が一人で執刀していたことを、自ら言っている。Ｇ医師は赴任してから８年間ほとんど執刀していないことがわかった』

（原告側弁護士Ih）

　あと、病名。

（Ｚ医師）

　病名。

（原告側弁護士 Ih）

　その下の狭心症とか、バイアスピリン。

（Ｚ医師）

　それは定型化されていません。

　『小林　手術説明は私の手術を説明するものではありませんでした。定型化した書式に、手書きしたものでした。右端の「右内腸骨動脈瘤30 mm」当時書き加えたもので、病名の説明（Ｚ医師は病名だと言っている）の説明、手術術式などは説明していないことが明らかになっています』

（原告側弁護士 Ih）

　そのほかはどうですか。

（Ｚ医師）

　全部をちょっと今、現時点で見直すことはできませんが、おお方そうだと思います。

（原告側弁護士 Ih）

　そうすると、手書きのところと病名などのようにパソコンか何かで入れているところがあるんですが、この差というのは時間的な差ですか。

（Ｚ医師）

　そうです。

（原告側弁護士 Ih）

　どちらが早いんですか。

（Ｚ医師）

　これは、定型化されたワープロでプリントされたものに書いていますので、あとから手書きで加えたものが当然後になります。手書きは、ワープロでは打てないですよね。

（原告側弁護士 Ih）

　手書きの部分が後になるね、そうすると、手書きの部分ではもう一つ、右内腸骨動脈瘤の30 mm というところがあるんですが、これはいつ書いたものですか。

（Ｚ医師）

　その当日だと思います。

（原告側弁護士Ih）

　手術の日ですか。

（Ｚ医師）

　いいえ、説明日の当日。

（原告側弁護士Ih）

　手術説明日ですか。

（Ｚ医師）

　そうです。

（原告側弁護士Ih）

　すると、それは小林さんに説明しながら書いたんですか。

（Ｚ医師）

　いや、これは前もって書いてあったと思います。ドットを付けたのは
その時だと思います。

　　『小林　前もってドットを付けたことが明らかになった。３分の２と３
　　を見比べながら交互にドットを付けながら、説明していません』

（原告側弁護士Ih）

　右内腸骨動脈瘤は、30mm は説明書の３の２に欠けていると気づいた
のは、そうするといつになるのですか。

（Ｚ医師）

　これを作成したときです。

（原告側弁護士Ih）

　右内腸骨動脈瘤は、30mm は、説明書の３分の２の右端にしか書かれ
ていないのですよね、３分の３、術式には何故書かなかったんですか。

（Ｚ医師）

　これは、術式ではないからです。

（原告側弁護士Ih）

　右内腸骨動脈瘤の手術に術式はないのですか。

（Ｚ医師）

　右内腸骨動脈瘤というのは術式はないのです。

（原告側弁護士Ih）

　３分の３の説明書に（右内腸骨動脈瘤の説明を）書かなかった理由は何ですか。

（Ｚ医師）

　それは、ちょっと分かりません。

（原告側弁護士Ih）

　今、覚えていないということですか。

（Ｚ医師）

　そうです。

（原告側弁護士Ih）

　この説明書は３枚つづりになっているのでしょうか。

（Ｚ医師）

　そうです。

（原告側弁護士Ih）

　同意書が一番上ですか。

（Ｚ医師）

　そうです。

（原告側弁護士Ih）

　同意書にも右内腸骨動脈瘤は、書かれていないのですが、どうしてですか。

（Ｚ医師）

　腹部大動脈瘤の手術の一環としてとらえているからだと思います。

（原告側弁護士Ih）

　右内腸骨動脈瘤の手術と言うのは、それほど腹部大動脈瘤と抱合するというか、一体化しているのですか。それとも別個に病名として成立しているのですか。成立しているのなら、別個の手術というのもあるのじゃないですか。

（Z医師）

　ちょっと。言っていることがわかりません。

（原告側弁護士Ih）乙A第11号証（説明書）を示す

術後副作用、後遺症について説明していない。

（原告側弁護士Ih）

　何か下肢の虚血症状についてのご説明で、今のお話に追加されることはございますでしょうか？

（Z医師）

　下肢の虚血、お話するときは大体極端な場合をお話するので、当然手術が終わった直後に足が黒くなって壊死を起こすとかいう場合もありますし、痛みとして残る場合もありますという程度にお話ししています。

（原告側弁護士Ih）

　この殿筋跛行とは分かりやすく言うとどのような症状なのでしょうか？

（Z医師）

　殿筋、いわゆるお尻の筋肉の虚血によって生じる症状で、ある一定の距離を歩行することによって痛みなどの症状がでることによって、一旦歩行を休む。しかし、ある程度休む、休憩を行うとまた症状が戻って歩けるようになるといったことを殿筋跛行と言っています。

（原告側弁護士Ih）

　そのような殿筋跛行が生ずる可能性については、原告に説明していなかったということでよろしいですか？

（Z医師）

　その通りです。

（原告側弁護士Ih）

　下肢についてのご説明は、先ほどお話があった壊死する可能性であるとか、あるいは痛みが発生する可能性がありますということを手術する直後に発生することや、あるいは長期的に血行が行かなくてそういうような症状が出ることもあるというようなご説明をされた、そういうことでよろしいですか。

（Z医師）

　その通りです。

　　『小林　ウソです。説明などありません』

（原告側弁護士Ih）

　では、この跛行症状、殿筋跛行について説明していないのは何か理由
がありますか？

（Z医師）

　もうこの各臓器の虚血の下肢の部分で痛みということでお話ししてい
ますので、また痛みが生じたとしてもその後徐々に殆どの方が回復して
いきますので、あえてそこではお話ししていません。

（原告側弁護士Ih）

　では続いて、説明書の中に代替可能な医療行為及びそれに伴う危険性
とその発生率という項目がありますが、ここでは原告に対してどのよう
な説明を行ったのでしょうか？

（Z医師）

　まず、ほかに一応治療方法があるという話は必ずします。その中でス
テントグラフト移植術というのがありますけれども、基本的にはお腹を
開けての手術ができない方の選択ということになります。例えば以前に
数回お腹を開けた手術をすることによって癒着が生じていることが十分
考えられるような場合や全身状態が悪くて、全身麻酔すらかけることが
できない場合にステントグラフトが考慮されますというふうにお話しし
ています。

（原告側弁護士Ih）

　うちではやってない、と言われたそうですが。

（Z医師）

「うちではやってない」とは言いました。しかし、もし適応があればそ
れを紹介していますよと、お話ししています。

　　『小林　ウソです。やってないとだけ言いました。後の部分の発言は
　　ありません』

（原告側弁護士Ih）

　陳述書で患者さんの場合は適応外なので、ステントグラフトは使わずに開腹手術をしますよ、と言うようなことを言っていらっしゃるんですけれど、適応外とは何を指しているんでしょうか？

（Z医師）

　3分の2の説明書の中でもお話しして、先ほどもしましたけれども、開腹手術ができない、全身の状態が悪かったり、数回に及ぶ開腹手術があるような患者さんのことを指しています。

　　『小林　適応外なのでステントグラフトを使わず開腹手術をしますとは聞いていません。「やってない」と言っただけです。ステントグラフト内挿術は患者として、重要な選択肢でした。Z医師は患者の状態を診察していないのです。パソコンでしか見ていないのです。患者の既往症、手術痕など確認しないで手術したのです』

（原告側弁護士Ih）

　開腹手術ができる人は、ステントグラフト術は使えないのですか。

（Z医師）

　使えないのではなく、使わない方がいいという見解です。

（原告側弁護士Ih）

　その話を小林さんにしましたか。

（Z医師）

　しました。

　　『小林　ウソです。当時、ステントグラフト内挿術は選択肢の一つとして多く病院で行われていました。病院の意識問題です』

**　合併症について聞く。**

（原告側弁護士I）原告側弁護士Iに代わる

　合併症についてお聞きしますけれども、下肢の虚血をしているということですが、下肢と殿筋とは同じですか。

　　『小林　下肢とは股関節から足のつま先まで、殿筋とはお尻の筋肉のことを言っている』

（Ｚ医師）

　厳密に言えばとか、認識の上では違うかもしれません。

（原告側弁護士Ｉ）

　殿筋とはお尻の筋肉ですよね。

（Ｚ医師）

　はい。

（原告側弁護士Ｉ）

　下肢とは膝より下のことですか。

（Ｚ医師）

　違います。

（原告側弁護士Ｉ）

　どこですか。

（Ｚ医師）

　広く言えば大腿から下だと思います。

（原告側弁護士Ｉ）

　そうすると下肢の虚血がイコール殿筋の虚血にはなりませんね。

（Ｚ医師）

　ならないけれども、影響は及ぼすと思います。

（原告側弁護士Ｉ）

　逆に殿筋の虚血は、下肢に影響を及ぼすといえますか。

（Ｚ医師）

　そのとおりです。

（原告側弁護士Ｉ）

　あなたは、殿筋跛行を説明しないと考えた理由は、陳述書では患者にとってより深刻な脳梗塞とか心筋梗塞、腸管壊死とかの説明をより具体的にするからです、というようなお話ですが。

（Ｚ医師）

　より強調するからです、という話です。

（原告側弁護士Ｉ）

　右の内腸骨動脈瘤の手術による特有の合併症というのはあるんですか。

（Ｚ医師）

　右の内腸骨動脈瘤だけを取れば、特有の合併症はあります。

（原告側弁護士Ｉ）

　それは何ですか。

（Ｚ医師）

　腸間虚血と殿筋跛行だと思います。

（原告側弁護士Ｉ）

　先ほどＫ先生のご質問で、下腸間膜動脈瘤を結紮したのは内腸骨動脈のほうが１本生きているから大丈夫だ、と思ったということですが。

（Ｚ医師）

　そんなことは言っていません。

（原告側弁護士Ｉ）

　どういうふうにおっしゃったんですか。

（Ｚ医師）

　かかる手術が全て終了した段階で、腹部大動脈瘤を切開した時点の血流と全ての人工血管置換術を終えた段階での下腸間膜動脈の血流と、バックフローを比較して後者の方が良好だったから、結紮したのです。

（原告側弁護士Ｉ）

　逆流が、逆行性の血流が良好だから、結紮したというのは結紮した理由にならないと思うんですが、下腸間膜動脈という動脈が存在する以上はそれを温存する、血行を再建するというのが医者としての務めではないですか。

（Ｚ医師）

　ちょっと申し忘れましたけれども、先ほどの話をもう一度重複して言いますと、バックフローが良好だったことと、プラス血管径自体も細かったことで結紮しました、ということを先ほどお話ししています。

（原告側弁護士Ｉ）

　Ｇ医師の陳述書の中で、乙Ａ第９号証の、この手術は印象として通常の手術より出血が多かった、という内容が９項にあるんですけれども、そうですか。

（Z医師）

　そうだった、と思います。

（原告側弁護士Ｉ）

　それは何処の部分の出血ですか。

（Z医師）

　総腸骨動脈を損傷したからです。

　『小林　私が要求した手術記録には、記載がないが大量出血の原因が
　明らかになった。Z医師は肝心なことは隠している』

（原告側弁護士Ｉ）

　いつの段階で。

（Z医師）

　いつの段階か覚えていません。多分剥離する段階だったと思います。

（原告側弁護士Ｉ）

　そのために、下腸間膜動脈を再建する時間が無くなったということで
すか。

（Z医師）

　全くありません。手術時間を考えてもそれはありません。

（原告側弁護士Ｉ）

　あなたは、手術後の翌々年の２月21日に小林さんと面談しています
ね。覚えていますか。

（Z医師）

　２月22日はどの時点ですか。

（原告側弁護士Ｉ）

　22日ならどうですか。

　『小林　21日なのにわざと日を違えて聞いている。Z医師は面談を
　記録した文章を送ってきているのに』

（Z医師）

　２時間半にわたって面談したときの話ですか？

（原告側弁護士Ｉ）

　そうです。あのときに、あなたは右内腸骨動脈瘤を何とか再建しよう

と思って頑張ったということをおっしゃっているんですけれども、覚えていらっしゃいますか。

（Ｚ医師）

　ちょっと覚えていませんが、気持ちの上でそういう表現を使ったんだと思います。

（原告側弁護士Ｉ）乙Ａ第３号証を示す（陳述書）

　89ページを示します。手術の内容のところで、２項目ですけれども、他の内外腸骨動脈は遮断という行為をしているんですが、右内腸骨動脈はもう、この段階で結紮されてしまっているんですが、最初から再建することは考えてなかったのですね。

（Ｚ医師）

　今言ったように、考えの中で頑張った、ということです。この遮断に至る時点で手術式は決まっています。一番最初の段階で出血を来すかもしれないところで、結紮を最初にしたのです。

（原告側弁護士Ｉ）

　腸管虚血を回避するために、急いだとおっしゃいますけれども、右内腸骨動脈を結紮した後下腸間膜動脈まで、３本のうち２本を結紮してしまうということは腸間虚血の危険性が大きくなったんじゃないですか。

（Ｚ医師）

　ですから、下腸間膜動脈は一番最後に判断しています。

　『小林　下腸間膜動脈は一番最後に結紮する、と言っています。時間もあったと言っているのですから、下腸間膜動脈はぜひとも再建してもらいたかった。何故再建しなかったのか、私はだから現在、腸管虚血で苦しんでいるのです』

（原告側弁護士Ｉ）

　小林さんとの面談で、Ｚ先生の面談内容を信用したいのですけれども、この面談内容に若干の言い違い、間違いがあったということですか。

（Ｚ医師）

　どの部分でしょうか。

（原告側弁護士１）

　その３本のうち１本はいいけれど、２本はダメだという部分ですけれども。

（Z医師）

　間違ったのではなくて、足りなかったのです。

（原告側弁護士１）

　言葉が。

（Z医師）

　そうです。

（原告側弁護士１）

　原告が出した Nb 医師の聞き取り書は読んでいただけましたか。

（Z医師）

　読みました。

（原告側弁護士１）

　あそこで Nb 医師はやはり下腸間膜動脈をプロセスとして、あの段階で結紮した理由は不明というふうに出ているんですけれど、あなたの考えは一般的ではないんじゃないですか。

（Z医師）

　たった一人の医者の反論をもって一般的ではないというのは違うんじゃないですか。

（原告側弁護士１）

　最後に質問ですが、Nb 先生も言っているんですけれども、あなたは今でも、こういう場合に、分岐の犠牲、サクリファイスされることの可能性及びその影響について、患者さんには説明されていないんですか。

（Z医師）

　患者さんに対しての説明は、この事件があってからなるべくするようにしています。

**　ここで被告側弁護士が割って入ってくる。**

（被告側弁護士K）乙B第14号証を示す

　3ページの下からの2行目のところからになりますが、「代替可能な医療行為としてはステントグラフト内挿術が説明されています。『限られた施設での術式』とされているところは、本術式が2004年から保険適応になっていることより、不十分であると思います」こちらを原告側弁護士は指摘したんですけれども、このステントグラフト内挿術というのは保険適応になった、どこでも実施することが可能なものなのでしょうか。

（原告側弁護士I）

　そうではありません。

（被告側弁護士K）

　何か条件があるんですか。

（原告側弁護士I）

　詳しくは知りませんが、指導医、もちろん施設、それが充実していないとできないと思います。

（被告側弁護士K）

　今お話がありましたが、認定施設にならないとやれない術式であると、そういうことでよろしいですか。

（原告側弁護士I）

　その通りです。

（被告側弁護士K）

　あと、原告側弁護士からNb医師の意見というものが出されてきたんですが、Nb先生というのは何を専門にされている医師でしょうか。

（原告側弁護士I）

　冠動脈バイパス手術が一番得意ではないかと思います。

ここで裁判官TJが入ってくる。

（裁判官TJ）乙A第3号証を示す

　86ページを示します。説明内容のところにある目的、必要性、有効性と書いてあるところの破裂可能性というのは、これは大動脈瘤の径の

大きさに応じたデータということでよろしいんですよね。

（被告側弁護士K）

　紡錘状のタイプの場合の破裂の確率ということであれば、その通りです。

　『小林　被告は、嚢状型は破裂するものと、決めつけています。私の場合は、紡錘型、嚢状型とも判断ができないものです。判断できないときは医学上、嚢状瘤と言ってもいい、というガイドラインです』

（裁判官TJ）

　本件、小林さんは、紡錘型ではなく、嚢状型なので、ここに書いてある率よりは高いという認識だったんですか。

（被告側弁護士K）

　先ほどもあったと思いますけれども、嚢状ということであれば、これはもう大きさにかかわらず手術すべきというのがガイドラインに書かれていますし、私たちもそのように認識していますので、一応これは紡錘型の場合の、やはりこれも患者さんに分かりやすく説明したうえで示したに過ぎません。

　『小林　G医師が手術をするための理由に腹部大動脈瘤の形状を意図的に嚢状にしたのです。殆どの医師はCTを診て嚢状と言ってはいません。被告側が提出した国際医療福祉大学Ob医師の「意見書」にも嚢状型との認定はおかしいと書いてあります。被告側弁護士Kは「嚢状ということであれば大きさにかかわらず、手術すべきということが、ガイドラインに書かれている」と言っているが「ガイドライン2011」のどこにも書いてありません。「腹部大動脈瘤リスク評価①紡錘形よりも嚢状の方が発裂の危険が高い」と書いてあります。被告側弁護士は嚢状瘤＝破裂といって平気でウソをついています。裁判官も理解力が乏しく嚢状瘤と認めているようです』

（裁判官TJ）

　これは、紡錘状の場合であったりだとかというようなことはお伝えしていたんですか。

（Ｚ医師）

　これは必ず言います。

　Ｚ医師の被告尋問はこれで終わりました。

（裁判長）

　判決を５月19日に行う。

　結審から判決まで、通常２カ月かかるといわれていますが、今回は３カ月あまりの時間がかかりました。

　とにかく、ウソだらけでウンザリした証人尋問でした。

　<u>判決；判決は、原則として口頭弁論に基づいてなされる裁判所の判断である。</u>公開の場で、準備書面、口頭での陳述を経て裁判官が合議して判決する（必要的口頭弁論の原則。86条１項本文）。判決の内容は、その前提となる口頭弁論に関与した裁判官によって確定されなければならない（直接主義。249条１項）。

3）ウソで固めた手術説明日

　この訴訟には、大きなカラクリがありました。

　私は原告側弁護士には何度も、Ｚ医師の説明日は「説明書の日付は12月２日」ではなく「12月１日」だったと、訴えていましたが、弁護士はまさか、「大事な手術説明書の日付が違っているわけがない」と私の言うことを信じませんでした。

　口頭弁論の最終日に、被告側弁護士にＳ病院に行って実際に検証したいと原告側弁護士が申し入れました。被告側弁護士は病院と相談して返事をすると約束しました。

　話が通じて、2015年12月８日、Ｓ病院に行きＨ氏に院内を案内して

もらいました。Ｚ医師の外来診察室、診察日を確認しました。以前と変わりないようすでした。それからＺ医師が12月２日病棟の別室で１時間以上にわたって私たちに説明したという部屋も見ました。その部屋には５人が座って、モニターで説明できる広さはありません。私が手術前の６日、麻酔医から輸血について説明を受け、同意書にサインをした部屋でした。この部屋で術前説明を受けていないと原告側弁護士に言いました。

　裁判では、被告側弁護士は術前の手術説明が中途でＺ医師は殆ど説明していないことを知り、前もって陳述書に書いて、打ち合わせ、説明していないところを補った質問を繰り返して行い、説明を行っているように証人尋問のシナリオを書いて、演出をして、先立って原告側弁護士の口を封じたのです。

　原告側弁護士は、先の問答を受け、彼らが「誤記」だと言っていたことに、仕方なくというのか、腹部大動脈瘤55mm、嚢状瘤と書いた手術「説明書」は「誤記」ですか？　と被告側弁護士にならった質問をしてしまったのです。Ｇ医師の診察・診断から、Ｚ医師の術前説明書に至るまでの経過を見れば誤記であるはずがないのです。被告尋問は両医師と綿密に打ち合わせた虚構のシナリオだったのです。真実は、12月１日は、同意書を取るだけが目当ての面接だったのです。

　2011年12月２日、私は入院のため９時に一階の入院受付に行き所定の手続きを終えて、迎えに来る看護師を妻と甥との３人で待っていました。血管外科血管センターの看護師が10時00分入院したと記録しています。また2011年11月８日の「カルテ」に12月２日、<u>2011年12月１日</u>、入院ととれるこの部分だけ電子化記録がある（この時期から電子化しているという話をＨ氏から聞いていた）。他の記録は12月２日入院となっています。術前説明をしたのは12月１日というのが事実です（下記が電子化記録）。

```
1 / XII /'11    New Admission
   Clinical diag：#1.腹部大動脈瘤(infra-renal type )
                #2.狭心症
                #3.血圧症
                #4.高脂血症
                #5.耐糖能異常


   c.c：腹部 CT 異常陰影、腹部拍動性腫瘤触知

P.I,P.H,F.H については前述とする。

A/P)
   12/7 手術施行予定。手術に必要な検査追加施行。
   入院時家族来院あり。手術に関する説明施行。
   →(本人、妻、          )へ説明とした。
```

　上記では2011年12月1日入院と読めますが、手術説明を受けに行った日です。入院したのは平成28年12月2日です。

　この書面はカルテの電子化途中といいながら完全に捏造したものです（次頁参照）。

　この看護記録には12月2日、10時00分、独歩入院した、とあります。

　次ページは入院時看護記録です。心臓血管センター：入院平成28年12月2日、10時に入院したという記録です。

　被告側弁護士Kはこの事実を（隠した）事実を知り、あくまで12月2日に手術説明をしているという筋書きを描いて、Z医師と綿密に打ち合わせを行い、証人尋問（被告）に臨んだのです。

　あろうことか原告が全く知らない「乙A第11号証」（説明書3の3）

入院時看護記録　　科　心臓血管センター　病棟　入院　平成 28 年 12 月 2 日

フリガナ　コバヤシ ヒロハル	M・T・S・H	血液型（　）Rh（　）→ 12/3 済
氏 名　　男・女 小林 寛治	12 年 11 月 8 日生 年齢　74 才	HBs 抗原（－・＋） HCV（－・＋） WaR（－・＋） HIV 抗体（－・＋） その他
診断名 腹部大動脈瘤 ＡＡＡ	主治医 じタト	記載看護師 ■■■ 担当看護師	

| 入院時間　　10 時 00 分 | 入院時の身体状態 |
| 入院方法　　独歩・杖・介助・車椅子・輸送車 | 体温：35.4 ℃　　SPO₂ 97％ |

$$\text{体温：}35.4\ ℃\qquad SpO_2\ 97\%$$

≪主 訴≫

　牛車になし

脈拍：54 回/分　整・不整
呼吸：　　回/分　規則・不規則
血圧　右 115/61　　　　mmHg
　　　左 94/61　　　　mmHg
身長 163.9 cm　体重 75.0 kg

≪現病歴≫

今年の1月 健康診断にて
上記診断される。
Ope 目的にて当院紹介される。

本日 Ope のため入院.

意識障害：無・有
　JCS（　　　　　）
　GCS（E　V　M　）
　その他（　　　　　）
言語障害：無・有
運動障害：無・有
　　麻痺R（　　　　　）
　　　　 L（　　　　　）
瞳孔
　右（　mm）・左（　mm）
対光反射
　右（　　　）左（　　　）
話し方：明瞭・不明瞭・
　　　　つじつまが合わない
　　　　その他（　　　　　）

≪備考欄≫
緊急時必要な情報・追加既往歴・説明に対する反応など

その他の状態

104

■■■看護部
改正 2007. 8.

番号を振って、改竄したものを出して、説明していないものをあたかも堂々と説明しているように法廷の場で演出しました。原告側弁護士がこれに引っかかり、①は何ですか……腹部大動脈瘤の手術について詳細に質問を重ねてしまいました。この問答の中で説明書３分の２の端に手書きした右内腸骨動脈瘤については一言の審議も行われませんでした。右内腸骨動脈瘤の手術説明には触れませんでしたが、言葉を多く喋らせて、説明されたものと偽装してしまいました。

　私は術前説明では同意書、説明書２、３だけしか知りませんでしたので、これは虚偽の芝居だと気が付きました。このようなことは裁判所が取り上げることはないと思っていましたがそうではなかったのです。

　被告側弁護士は、さらに全く説明していない術後の合併症、重要な説明事項１から８までを被告Ｚ医師と対話する形でやり遂げてしまいました。恐ろしい事が法廷で行われてしまったのです。確かに原告側弁護士にも反対尋問しない責任はあると思いますが経験の少ない弁護士には医療裁判は特別なことなのかもしれません。

　従って12月２日の診療契約が成立した日ではありません。この同意書・説明書は実態がありません。架空のものです。この上に立ったものを事実として押し通すことは出来ないはずです。診療契約が成立しないのです。

　被告側弁護士Ｋが悪意をもって原告を騙したのです。騙し通すことが真実より勝るのでしょうか。日本の官庁中心にある東京地裁・医療集中部でこのような真実を曲げた裁判が通ってしまうとは思いもよらないことでした。

　東京地方裁判所は被告側の意見を丸のみして、疑いを持ちません。原告の訴えは一切認めなかったのです。最初から棄却する事になっていたのです。

　被告の思い通り判決は「棄却」でした。ウソが勝ったのです。

4）東京高等裁判所への控訴

　5月19日弁護士Ｉから電話があり、裁判所に問い合わせたところ「棄却」だと言われたとのこと。出廷する必要はない、判決の理由書（判決文）は郵送してもらうことにしたと言われました。判決理由（要旨）は次のとおりです。

判決理由（判決文）の要約
- 病名の「腹部大動脈瘤（最大径約55mm：嚢状型)」の55mmは病院の“誤記”であるが、原告はそれでも手術は受けた。
- 歩行困難の原因は、手術による多量の出血が原因の多臓器不全によるものである。

　私が腹部大動脈瘤の大きさ「55mmはウソ」であり、「誤記」であることが前もって分かっていれば手術は絶対にしていません。Ｇ医師を信じたからです。手術を受けたのは、Ｇ医師・Ｚ医師らが、まさかウソをついているなどと思いもしませんでした。まさか、人の生き死にに関わる大きな手術を捏造したCT画像を示して、ウソをついてまで医師の倫理にもとる手術するなどと思っていないからです。

　また、裁判所は歩行困難の原因は「多臓器不全」によるものだと、決めつけていますが、手術説明書の重要な「手術内容と性格（1〜8までの手術事項)」以下について全く説明していないのだから、裁判所は多臓器不全で殿筋跛行が起こったとの判定は出来ないはずです。

　また血管結紮と殿筋跛行の因果関係は明白であるのに、裁判所はこうした核心部分を何一つ認めません。Ｇ医師、Ｚ医師らの見え透いた詭弁、弁解、虚偽答弁については一切触れず、被告側弁護士の主張を丸呑みしています。判決は原告にとっては酷いものでした。私が書いた陳述書は事実を述べたものですが何一つ取り上げられません（裁判所は私の陳述内容を一切認めず、被告の主張だけを認めたのです)。

　私は即刻、原告側弁護士に控訴をお願いしました。

控訴にあたって、弁護士に今後の弁護について話をしました。このままでは事態は変わらない。経験のある弁護士と組んで控訴審を支えてもらえないか、と頼みましたが、弁護士は「それなら手を引く」と言って断られました。

　私は、再び弁護士探しをしました。医療事故調査センターの紹介を受け、紹介された弁護士に裁判資料を送って、検討をしてもらいましたが、良い返事はもらえませんでした。途中からの交代は難しいことを知りました。医療裁判においては、弁護士選びは慎重に、経験のある弁護士に依頼することが大切なことだと、身に沁みました。結局、最初に相談した鎌田のO弁護士に再びお願いしましたが、時間がないと断られ、最終的に資料を読んでもらいました。弁護士に同伴してもらい、鎌田の弁護士事務所に行って意見を聞き意見書をいただきました。そして、再度控訴審の弁護をお願いしました。

控訴審

　控訴するには、「判決書の送達を受けた日から2週間以内」に「控訴状」を第一審の裁判所に提出しなければなりません（民第285条、第286条）。控訴状に「控訴理由」（第一審判決の取り消しまたは変更を求める自由）を記載しなかった場合、控訴の提起後50日以内に「控訴理由書」を上級裁判所に提出しなければなりません。

　控訴状提出後の2016年6月24日、高裁から裁判の日程が9月6日に決まった、と弁護士事務所に電話があり、併せて和解することができないかと言ってきたという連絡がありました。代理人は本人に聞いてから返事をすると答えたということでした。

　控訴審では、原告は「控訴人」、被告は「被控訴人」と呼び方が変わります（私は、今まで通り、原告側弁護士、被告側弁護士という表記でいきます）。

　控訴審では、もはや肝心のG医師、Z医師は蚊帳の外、弁護士同士の交渉になります。被告側弁護士は一審判決「棄却」を得ているので、ずいぶんと強気に対してきました。一方、原告側弁護士は残念なことに

「不慣れ」で終始受け身でした。

　8月2日

　午後、被告側弁護士からの和解条件の案（被告側弁護士が書いた）が原告側弁護士から、私にファックスが送られてきました。

　8月31日

　原告の控訴理由書に対する被控訴人（被告）は反論しないという。反論しないのは、高等裁判所が和解を強く勧めたから、出さないというのです。

　そして高等裁判所から和解案を書くように言われたので、このような条件なら和解してもいいという和解案を送ってきました。

　高等裁判所は一方的で、事件の本旨（控訴の理由）をわきまえないやり方だと思いました。高裁の裁判官は一方的に、被告有利のやり方で和解させようとしている。<u>和解とは、互いの譲り合いが基本ではないのか</u>（民695）。

　9月2日

　被告が出してきた和解案は以下の事実を認め、遺憾の意を表するというものでした。しかし、文面は一つも事実を認めていません。これでは和解にならないと思いました。

4-1) 裁判官による和解の強要

■第一回控訴審

2017年9月6日、1時30分817号法廷。

　午後1時30分、法廷の正面後ろの扉が開き、裁判長以下が入廷しました。全員起立し一礼して裁判官を迎えました。

　裁判長は着席してすぐに、「控訴人は原判決を取り消し、被控訴人は判決に基づいた裁判を主張していることを確認する」といい「判決は10月12日に行う」と宣言して第一回の控訴審が終わりました。

　私は高等裁判所では何度か法廷を開いて審理をするものと思っていま

したので、まさかこれで終わってしまうとは思ってもみませんでした。

　閉廷後、右陪席のK裁判官（以下裁判官Kという）に原告側弁護士、被告側弁護士が呼ばれて和解を勧告されました。

　原告側弁護士は裁判官Kが**「被告は判決が棄却で終わると、原告が出版物をもって被告の不正を世間に公表すると言っているので、公表されると病院は困る、どうしても原告の出版を阻止したいという強い意志を持っている」**というのです。一審判決から被告は手のひらを返したような態度です。それでいてか、一審判決を背に強気な態度でした。

　これは被告側弁護士の法廷作戦なのです。原告が一審敗訴で控訴しなければそれでいい。控訴したら、和解で有利な条件を取ろう、第三者への公表は避けなければならない病院との約束がある。顧問弁護士の使命感を持っていたのです。

　原告が出版物をもって世間に公表されては病院の信用に傷が付き、行ってきたことが医道に反することでもあり、どうしても和解しなければならなくなったのです。それでも、被告側弁護士の作戦は慣れたものでした。高裁の裁判官Kを被告側に取り込むことに成功したのです。裁判官Kの方にも判決文は書きたくないという勝手な事情があり、和解するようにとの上からの指示もあって、被告側と一致した部分があったのです。

　高裁裁判官Kの理解を得て風向きは被告側弁護士の思う方向に有利に傾き、「和解案」を書かせたのです。

平成 28 年 8 月 31 日

控訴人　　小林寛治
被控訴人　Ｓ病院外 1 名

ご連絡

被控訴人ら訴訟代理人弁護士　　Ｔ
同（担当　Ｋ）

　頭書事件に関する被控訴人の和解条項案を別紙送付いたします。
　この和解条項案は、従前、御庁より控訴人が希望する和解の内容
をお電話にてご連絡いただくとともに、被控訴人においても和解の
検討を行うようお電話があったことを踏まえて作成したものです。
第 4 項及び第 5 項は、東京地裁医療集中部にて用いられている和解
条項（ 4 カ部それぞれ若干の表現の違いはあるようです）に準じた
ものとしております。
　控訴理由書に対する反論提出に先立ってお送りすることとなり恐
縮ですが、ご確認くださいますようお願い申し上げます。

以上

■ Ｓ病院側が高裁の裁判官指示を受けて出してきた和解条件

別紙被控訴人が書いた和解条項案

1．被控訴人らは、次の各条項を認め、控訴人に対し、遺憾の意を表
　　す。
　　①本件手術の手術説明書に腹部大動脈瘤の最大短径が55 mm で
　　　あるとの不正確な記載をしたこと
　　②術前説明の際、控訴人が代替治療についてセカンドオピニオン
　　　を受けたいと考えるような情報の提供を行わなかったこと
　　③術前説明の際、右内腸骨動脈瘤に関して結紮術を行う可能性が
　　　あることなどの具体的な手術手技の説明を行わなかったこと

④術前説明の際、合併症の一つである殿筋跛行について、具体的
　に説明を行わなかったこと

2．被控訴人Ｓ病院は被控訴人病院の勤務医師に対し、本件を踏まえ
　て、インフォームト・コンセントを徹底すべく、患者に対する説
　明を実施するよう指導する

3．控訴人は、被控訴人に対する請求を放棄する

4．~~控訴人及び被控訴人らは、本件及び本和解条項の内容について、~~
　~~正当な理由なく第三者に口外しないこと~~

5．控訴人は、本件に関し、被控訴人ら及び被控訴人病院の医療従事
　者（本件当時、医療従事者であったものを含む）に対し、各名の
　如何にかかわらず、一切の責任を追及しないこと

6．控訴人及び被控訴人らは、控訴人と被控訴人らとの間には、本和
　解条項に定めるもののほか、何らの債権債務が存在しないことを
　相互に確認する

7．訴訟費用は第１、２審を通じて各自負担する

9/26　　私の不服に対して原告側弁護士が裁判官に伝え、裁判官Ｋ
が提示した案4項について異議を申し立てた。そして文言を訂正。
控訴人及び被控訴人らは、本件及び本和解条項の内容について、法
令等正当な理由に基づいて控訴人または被控訴人らが行うものを除
き第三者に口外しないことを約束する。

　結局、正当な理由があれば、今までも、これからも理由があれば、無
視することができるのです。
　ここに至るまで、私が原告側弁護士と打ち合わせをして裁判官Ｋを通
して被訴訟人弁護士に出した和解条件は無視されてしまいました。

平成28年（ネ）第3117号　損害賠償請求控訴事件
控訴人　　小林寛治
被控訴人　　■■■■■■　　外1名

ご　連　絡

平成28年9月23日

東京高等裁判所第4民事部　御中

　　　　　被控訴人ら訴訟代理人弁護士　　■■■■■■

　　　　　同（担当）　　■■■■■■

　頭書事件の和解協議に関し，ご連絡いたします。
　過日，控訴人の平成28年9月7日付和解に関するご連絡を拝受しましたので，■■■病院内で検討を重ねてまいりました。
　そもそも，被控訴人らの平成28年8月31日付ご連絡別紙の和解条項案は，和解の成立を期すため，控訴人が記載を希望する事実関係等を盛り込む一方で，被控訴人側が申し上げたい事実関係等を盛り込むことは一切差し控えることによって，控訴人に最大限の配慮をしたものでした。これに対し，控訴人の平成28年9月7日付和解に関するご連絡の内容は，控訴人が記載を希望する事実関係等を盛り込んだ和解条項とした上，更に，本件に関する著作物を出版したいという控訴人の希望を叶えることを念頭に置いたものです。
　このような，一方当事者が希望する事実関係等を盛り込んだ上，その一方当事者の作成にかかる著作物の中で当人に都合のよい解釈が展開されることを許容する和解条項について，被控訴人らとしては，当事者間の公平を失したものである上，何ら紛争の解決に資するところのないものと受け取らざるを得ません。（できるだけ争点と無関係な事項を例にしますが）控訴人は，その陳述書の中で，■■■医師と同姓同名の赤の他人の経歴を引用して同医師を批判するなど，自身の正当性あ

1

以下略
※この記載内容は私が陳述書の中で、Z医師の経歴を誤ったからである。

被控訴人（被告）○○外　1名

平成28年7月13日

原告の和解に関するご連絡

東京高等裁判所　第4民事部御中

控訴人（原告）代理人　　I
同　　　　　　　　　Ih

控訴人の検討する和解条件は、下記のとおりです。

1．○○病院及び被控訴人Zは控訴人に対して、腹部大動脈瘤の手
　術に際し、説明書に、
　　①腹部大動脈瘤の最大径が43mmだったのにもかかわらず、
　　　55mmと不正確な記載をしたこと
　　②破裂の危険率について、嚢状型に即した説明をせず、径の大き
　　　さ別による（紡錘型）危険率を一般的に説明しただけであるこ
　　　と
　　③代替可能な医療行為について、書面記載だけで行わず、原告の
　　　質問に対し「うちではやってない」と説明しなかったこと
　　を認め、陳謝すること。
　2．S病院及び被控訴人は控訴人に対し、右内腸骨動脈瘤について
　　　30mmの瘤があることは示したが、
　　①危険率、について説明しなかった
　　②右内腸骨動脈瘤について手術することを説明しなかったこと
　　を認め、陳謝すること。

（私は原告側弁護士の出したこの連絡文章については、うかつにも知り
ませんでした。最初にしても虚偽の手術責任を追及していない、あまり
にも弱すぎる文章です）

■原告から代理人へ和解に関する問い合わせ

原告（私）の考え方

1. 私が訴訟を起こしたのは、どうして手術になったのか、手術による歩行困難（間欠性跛行）について原因の追及にありました。その結果、いろいろなことが具体的に分かってきました。

2. 先生の条件では、原因追及が不明のままになってしまいます。今までの被控訴人の態度では、和解は難しいと思っています。裁判の進行状況（和解）が見えてきません。裁判長が和解案を示す前に、原告側の和解条件は聞いてもらえるでしょうか。我々の「条件」はどのようになるのでしょうか。

3. 和解金はいくらになるのでしょうか。私には想像がつきません。これまで、虚偽の動脈瘤の画像を信じさせて（必要のない手術を行った）手術をした。手術説明がなされていないこと、QOLが著しく阻害されたことなどを考え、後遺症補償は500万円。慰謝料1000万円ではどうでしょうか。

　これに対して、控訴人弁護士から慰謝料850万円、控訴費用は被控人が負担する、ということでどうか、と言ってきました。私は「お任せする」と答えました。

　その結果、下記のようにまとまりました。多分この条件で交渉が行われたと思います。

■原告が原告側弁護士と打ち合わせた和解条件

- 手術説明日は12月1日であったこと。説明書の12月2日は原告は既に入院しておりその場に存在していなかったこと（診療契約は存在していないこと）。
- 腹部大動脈瘤は手術適応でなかったことを認め陳謝すること。
- 右内腸骨動脈瘤について、CT画像が並べてあっただけで手術説明をしなかったことを認め陳謝すること。

- 右内腸骨動脈瘤について説明しないで、更に結紮という術式を選択せざるを得ない場合があること、この場合臀部が虚血状態になり、殿筋跛行を発生する可能性があり得ることを説明しなかったこと。
- Ｓ病院医師らは、手術ありきの態度で終始し、患者の治療行為について自己決定権を無視する医療を行っておりこのような行為によって本件が発生していることを認識すること。
- 被控訴人Ｓ病院企業団は、従事する医師及び医療関係者にインフォームド・コンセントを徹底する体制を早急に構築すること。
- 被控訴人Ｚ医師及びＳ病院の医師は患者に対する医師の説明義務は患者の健康及び生命を預かる医師として、患者の生活に大きくかかわることを認識し、患者に対する正確な情報を伝えるとともに、患者が熟慮するだけの十分な時間を取って説明を行うこと。
- 被控訴人企業団はＳ病院における４分枝人工血管使用の実績を上げるだけを考えるだけでなく、人工血管置換術を受けた患者の予後について追跡調査をして、その結果を公表すること。
- 被控訴人両名は控訴人に対し、連帯して和解金として金850万円を支払う。

以上を申し入れた。

8月2日

和解の基本は譲り合いでなければならない。

　午後、被告側弁護士から和解条件の条項案が原告側弁護士事務所にファックスされてきました。

8月31日

　原告の控訴理由に対する被控訴人の反論を見たかったが、裁判所が和解を強く勧めたから出さないと言い、そして、このような内容なら和解してもいいという案を書くようにと裁判官から言われたからと言って、送ってきた文章です。自ら和解を望んでいながら、裁判所を出しにした一方的な文章です。

被告側弁護士が出してきた和解案は以下の通りです。
（代理人と打ち合わせした）病院側が出してきた責任逃れの文案です。

下記の条項を認め、遺憾の意を表するというのです。

1. 本件手術の手術説明に腹部大動脈瘤の最大短径が55 mm であるとの不正確な記述をしたこと。
2. 術前説明の際、控訴人が代替医療についてセカンドオピニオンを受けたいと考えるような情報に提供を行わなかったこと。
3. 術前説明の際、右内腸骨動脈瘤に関して、結紮術を行う可能性があることなどの具体的な説明を行わなかったこと。
4. 術前説明の際、合併症の一つである殿筋跛行について、具体的に説明を行わなかったこと。

被告の和解案に対して原告は、以下のように考える。

1. G医師がCT画像を渡して、腹部大動脈瘤が55.5 mm であることを告げ、Z医師が説明書に55 mm と書いた確定的な事実を「不正確な」と言って誤魔化している。私はこれを信じて手術を受けた。
2. 手術説明日のウソ、右内腸骨動脈瘤の手術に関しては、手術をするという事前の説明はなかった。右内腸骨動脈瘤の結紮は手術について説明していない以上、結紮について論ずるのは誤魔化しである。
3. 手術同意書は、G、Z医師があらかじめ日付を事実と異なる日に変えていた。
4. Z医師は同意書の日付、病名、本人の氏名まで勝手に書いていたこと。
5. 手術説明にあたって代替医療についてステントグラフト内挿術について聞いたところ「うちではやってない」と言って、術式

について説明しなかったこと。他の選択肢を示さなかったこと。

　6．本件を踏まえて、インフォームド・コンセントを徹底すべく医療者は、患者に対する説明を十分に行うように指導すること。

　7．予後について何らの説明をしていないこと。

　和解にあたって、以上指摘したことが解決されるならば、被告病院の望むような、下記の事項は放棄すると約束しました。

- 控訴人被控訴人に対し、損害賠償を放棄する。
- 控訴人は、本件内容について正当な理由なく第三者に口外しないことを約束する。
- 控訴人は本件に関し被控訴人ら及び被控訴人病院の医療係者に対し、いかなる理由にかかわらず一切の責任追及をしないことを約束する。
- 本件に定めるもののほか、何らの債権債務が存在しないことを相互に確認する。
- 訴訟費用は各自の負担とする。

　これらの条件を履行するために控訴人は高裁の受命裁判官Kの約束を信じ「インフォームド・コンセントの実施」、具体的な実施規則の定めと医師及び医療関係者への教育が条件でした。

　被控訴人が和解条件として提出してきたのは以下のものでした。

■和解条項案

　1．被控訴人らは、次の各項を認め、控訴人に対し、遺憾の意を表する。

　　⑴　本件手術の手術説明書に腹部大動脈瘤の最大短径が55 mmであるとの不正確な記載をしたこと。

　⑵　術前説明の際、控訴人が代替治療についてセカンドオピニオンを受けたいと考えるような情報の提供を行わなかったこと。

　⑶　術前説明の際、右内腸骨動脈瘤に関して、結紮術を行う可能性があるなどの具体的な手術手技の説明を行わなかったこと。

　⑷　術前説明の際、合併症の一つである殿筋跛行について、具体的な手術説明を行わなかったこと。

2．被控訴人S病院は、被控訴人病院の勤務医師に対し、本件を踏まえて、インフォームド・コンセントを徹底すべく患者に対する説明を十分に実施するよう指導する。

3．控訴人は、被控訴人らに対する請求を放棄する。

4．控訴人及び被控訴人らは、本件及び本和解条項の内容について、法令等正当な理由に基づくものを除き第三者に開示しないことを約束する。

5．控訴人は、本件に際し、被控訴人ら及び被控訴人病院の医療従事者（本件当時、医療従事者であったものを含む）に対し、名目の如何にかかわらず、一切の責任追及を行わないことを約束する。

6．控訴人と被控訴人らとの間には、本和解条項の定めるものの他、なんらの債権、債務が存在しないことを確認する。

7．訴訟費用は、第1、2審を通じ、各自の負担とする。

　　　　　　　　　　　　　　　　　　　　　　　　　　　以上

　私は、慰謝料を目的に訴訟したのではなく、不調の原因追及と二度とこのような事故を起こさないとの約束と謝罪の意志を示して欲しかったので、長い意味のない裁判が嫌になっていました。

　結局、第2項、第4項について問題が続き、第2項は控訴人に対するS病院の約束だと受命裁判官Kは約束しました。これが訴訟を起こして勝ち得たものだと言われたので、合意したのです。第2項は第三者条項

で既に多くの人の意見や指導を得ており、関係した医師や原告の会、病院議会議員、友人たちには公表している。その上で開示しないことを約束しました。あくまでも、被告側弁護士が第2項の約束を実施することが条件でした。

裁判官Kは被告側弁護士も了解したことだと言ったのです。

9月26日（月曜日）

和解の交渉に東京高等裁判所に行った。私の方は、10月12日の判決を待つことに決めていましたが、裁判官Kは、「ここまで来たのだから、判決を待っても、『棄却』になるのだから少しでも実を取った方がいいのじゃないか」というのです。何で煮詰まってきてから「棄却」という言葉が出てくるのか、原告側弁護士が甘いのか、裁判官Kに騙されているのかどちらかだと思った。裁判官は公正な人だと思っていましたが、被告側弁護士の味方でした。私自身も裁判官Kから言われて従う甘い人間だと思った。

私は、裁判官Kの意見を聞き、質問をしました。何で審理もしないで「棄却」になるのか分からない。裁判官Kは説明してくれませんでした。被訴訟人側弁護士と裏で通じているような感じがしました。

私は、棄却を前提に、出版物によるS病院の診療、医療裁判の実態を世間に訴えようと考えていると言いました。これについて、裁判官Kには「時期が来れば」「様子を見てから」のことだ、「頭を使え」というようなことを言われました。

何で、1審が棄却されたからと言って、和解において、原告の言い分が審議さえされず、被告側の意見が優遇されるのか、1審が棄却だからか、原告側弁護士が私の知らないうちに交渉できていたのか、すべての項目は、問題があるのに……と思いました。

ここまで来てしまったのだから、和解条項第4「正当な理由なく、第三者に口外しないこと」の正当な理由とは、どのようなことを言っているのか分からない。裁判官Kの話では「フラフラしたもの」であると言われ、私は理解することができませんでした。このような裁判の結果を

口外しないと約束することはできない。悪いことをしていながら、被告病院は「口外するな」とは虫のいい話だと思いました。

25日に送られてきたファックス（被訴訟人の文章）を見ると揚げ足取り、上から目線での物言いである。このような禁止事項では受け入れられないと心に決めた。

被告S病院の「遺憾の意」は思い通りにならなくて残念だ、という程度のもので反省をしたものではありません。

原告との約束は「インフォームド・コンセント」の勤務医師への徹底、患者に対する説明の指導徹底など、S病院の重要な経営課題である。それを当たり前に行うだけです。言葉だけではなく、マニュアルを作ってそれこそルーチンとして行うことである。それが「指導する」という約束の文章なのです。

■１審判決の重要性を認識

控訴審では最初から、１審判決を振りかざした被控訴人らのやり方でした。控訴審で、審議して間違いを正すことができる、との思いは通じませんでした。

１審の重要性が分かっているから、捏造したCT画像、虚偽の「手術説明書」を誤記だと言って誤魔化し、被告側弁護士は、架空の説明日を仕立てて、証人尋問でウソの証言をさせたのです。架空の一日、「診療契約」を信じさせたのです。

これが、２審では大きく物を言い、高飛車な態度で臨んできたのです。すべてが、１審の上に立っての裁判でした。被告側はこれを分かっていて、何が何でも１審を勝ち取ったのです。私たちはこれに「負けた」のです。

◇原告から原告側弁護士への質問

１．控訴審において、１審の判決は覆されないのでしょうか？

２．控訴審でも裁判官Kは最初から「棄却」といっているので、控訴審は意味をなさないのではないでしょうか？

3．裁判所は間違っている。事件の「見立て」を替えないのでしょう
　　　か。

◇上記について原告側弁護士との話し合い（FAXで）

　私からの質問に対して、弁護士は、「控訴審においても審判決は覆らないと裁判官Kが明言しています。ですから、ひっくり返ることはないですよ」と言われました。ということは、2審は審理をしないということなのだ。これは、素人から見れば、三審制の原則は存在していないということだ。

　控訴審も、「棄却」となれば、控訴審の意味をなさないのではないかとの質問には、控訴することは、全く別の裁判で、3人別の職業裁判官が主張や証拠を見直すチャンスが与えられることです。人は誰でも過ちを犯しますが、裁判官とて免れません。それを是正する機会を与えるのが控訴審の役割かと思っています、との返事でした。

　このような見直しが（控訴審）私の裁判で行われていないのです。1審棄却、審理もしないで2審も棄却、意味のない裁判制度だと思いました。どこに社会正義があるのでしょうか。

　また、裁判所は本件の真実をどのようにとらえているのか、ということでしたら、担当裁判官は、被訴訟人（被告）は説明義務が不足していたこと、もう少し丁寧に説明していれば、このような訴訟も起こらなかった、という認識は持っています。

　S病院の弁護士の和解条項案に記載された諸所の説明不足は、担当裁判官もそのように思ったから相手の弁護士に強力に進めた結果、出てきたものです。

　「判決になれば、この点は記載される可能性があります。しかし、小林さんが感じている『仕組まれた』という認識はありません。したがって判決に記載される可能性はありません」ということでした。

　残念ながら、原告側弁護士は「腹部大動脈瘤」の大きさ、形状は「誤記」で了承しているのだ。日付の違いについて、S病院の証拠、現場に

行って確認しても、裁判所に何らのアタックをしていないのかもしれない。私との打ち合わせ結果も、無視している。右内腸骨動脈瘤に関しても、手術手技がないにもかかわらず、問題視していなかったのかもしれないと思いました。原告と原告側弁護士との密な連携と認識が足りなかったのだと思いました。

平成28年10月3日

控訴人　小林寛治
控訴人代理人弁護士　I Ih 先生

被控訴人 S 病院外 1 名
被控訴人ら控訴代理人　　T
同（担当）　　　　　　K

東京高等裁判所第4民事部　御中

　頭書時間の和解協議に関し、ご連絡いたします。

　現在、控訴人及び被控訴人らは、本件及び連絡別紙の和解条項案をベースにし、第4項を「控訴人及び被控訴人らは、本件及び本和解内容について、法令等正当な理由に基づくものを除き第三者に開示しないことを約束する」といった文言とする和解の調整を行っていただいています。

　ここで、上記の文言に関して、被控訴人側の認識を書面で示すことにより、控訴人ご本人との間で共通認識を形成することを目的として、本書面を送付いたします。上記の文言に関する被控訴人の認識は、次の通りです。

①控訴人の平成28年9月2日付「和解に関するご連絡」に記載されている1〜5の者（団体を含む）その2を除き、既に本控訴人が本件について情報提供者であるため、控訴人の立場から見れば、本件訴訟の終了を報告する必要があると認識しています。また、これらの者（その2を含む）から、さらに他者に対し、本件に関する情報が医療関係者や個人が特定可能な形で広

275

がる恐れがないと理解しています。そのような前提であれば、控訴人が、これらに対し、本件の情報を提供することは差し支えないと考えています。

②控訴人の親族についても、①と同様の前提において、控訴人が本件の情報を提供することは差し支えないと考えています。

③控訴人は、本件に関して、出版物の作成やインターネットへの書き込み等を行ったり、他者に行わせたりすることはないと認識しています。また、例えば、控訴人が作成した原稿を医療過誤原告の会の広報に載せるなど、出版等をしないという趣旨を逸脱するような事もなさらないと理解しています。これに対し、医療安全の取り組みを目的として、控訴人が、医療機関や個人が内容を十分に配慮しつつ本件の経験を語ることについては、被控訴人として問題視し得ないと考えています。

④総じて、和解にて訴訟を終了させる以上は、上記の各項の趣旨を踏まえて相手方当事者の心証を害するような言動をしない、ということになると認識しております。

以上

◇被控訴人の「口止め」条項の念押しに対して控訴人が既に告知している第三者

1. 医療事故調査センター
2. 医療過誤事件にかかわる弁護士等から紹介があった場合における当該弁護士
3. S病院企業団議会議員
4. 医療過誤原告の会
5. W（医師）への報告

■裁判期日を欠席する

　10月2日、被控訴人は私が、Z医師の経歴の一部を間違えたことに執着し、訂正しているのに、私を批判し勝手なことを書く人間だという文書を裁判所に出したため、このような状態のもとで「和解に応じるつもりはない」と言って裁判期日に出席しませんでした。このことをIh弁護士に伝えました。Ih弁護士は代理人として出席したとのことでした。

■被控訴人ら訴訟代理人弁護士からの中傷文書の撤回

　　　　　　　　　　　　　　　　　　　　平成28年10月5日

控訴人訴訟代理人弁護士　　Ｉ先生、Ih先生

ご　連　絡

　　　　　　　　　　　　被控訴人　　Ｓ病院の外1名

東京高等裁判所第4民事部　　御中

　頭審事件の和解協議に関し、ご連絡いたします。

　従前、当方から判決の言い渡しを希望する内容の平成28年9月23日付ご連絡を送信しておりました。しかし、当方はこの連絡事項について、その後9月26日の期日における協議を踏まえて撤回し、改めて9月30日付ご連絡を送信して和解を希望しているところであります。

　関係各位に置かれては上記経過を踏まえた和解調整を行っていただきたく、ご連絡申し上げる次第です。

　　　　　　　　　　　　　　　　　　　　　　　　以上

　被控訴人弁護士は私が裁判期日に出席しないことに対して、裁判官Ｋから注意をされて慌てた様子が窺えます。被控訴人代理人をたしなめたのです。裁判官Ｋは何が何でも和解を成立させたいのです。

■合意をするまでの交渉

10月12日（水曜日）

　高等裁判所の裁判官Kから原告側弁護士を通して、再度、和解交渉をしたいと言ってきました。私は既に判決を要求することを原告側弁護士と約束していました。高裁の裁判官Kから弁護士を通して連絡があり、この度はW医師を同行されてもいいという条件が付いていました。W先生は休診日ではないので、急にお願いすることはできないと考え、声をかけませんでした。裁判官Kは被控訴代理人が詫びを言っている、ぜひ和解したいと言ってきているので話し合いをしたいと言う。

　それも、「和解案は前回の案で行きたい」と言うのです。私たちは、内腸骨動脈の手術については説明も同意もしていないし、結紮したことも知らなかった、と言って裁判官Kに訴えたが、裁判官Kは被告側弁護士に書かせた和解条件を、どうしても曲げないというのです。

　私は、医療従事者に対して責任追及はしない、損害賠償請求は放棄すると大幅な譲歩をしているのに、その上に第4項の第三者に口外しないというのは受け入れられないと主張しました。何のために裁判をしてきたのか分からなくなってしまう。裁判官Kは被控訴人が「インフォームド・コンセント」を約束した。これが成果だと言われた。いつでも内容を照会し実施状況を確認することができる内容になっている文言だ、と言われました。

　このような事は病院なら当然行っていて当たり前のことだと思いましたが、このインフォームド・コンセントが実際に行われていなかったことが、問題の発端だったことを考えると、当たり前だが重要なことだと思いました。この病院が今まで、どのように具体的に取り組んできたのか実行させ確認することが、再発防止になると思い直しました。私に対して行った事例を見ても明らかなように、インフォームド・コンセントを徹底することこそ、この裁判で重要なことだと思いました。

　私はなお、被告S病院は今までの経験から「信用できない」と言うと、裁判官Kは第4項について、「正当な理由を付ければいいじゃないか」と言う。「頭を使え」とも言われた。それなら、相手の態度を見て

　みようと、決心しました。

　スッキリしない和解交渉（裁判）だった。病名の「誤記」という事実を無視した判断があり、日付を偽って手術説明書を作成し、証人尋問をして、架空の判決を出した裁判所。右内腸骨動脈瘤の手術にあたっては、架空のシナリオを書いて巧みな芝居を打って誤魔化し、全く説明しない、術式も示しもしません。合併症に至っては、説明もしないのに、1審裁判では、説明していると認定しました。腹部大動脈瘤の手術による「多臓器不全」と言って歩行困難の原因を間違った判断をしました。

　それでも、裁判官Kは、原告の主張をほとんど飲み込んだものだという。何故「誤記」で手術した責任を問えないのか。棄却の判決を貰ってスッキリした方がよかった、とも思ったが、裁判官Kは、熱心に調停に当たったこと（被告支援に近いもの）、私の代理人も「最高裁判所は上告を受け付けないよ」と言うので、もうこれ以上仕方がない。もう裁判所に行くことはなくなったと、諦めました。

　後から考えると、この裁判は、最高裁に持ち込むことは正解だったと思う。たとえ、受け付けられなかったとしてもやってみるべきでした。憲法の基本的人権に関することであり裁判所が拒否できるのだろうか。

　この約束を守らなければ被告は大きな代償を受けることになる。私は心に決めました。要は、この件について被告側弁護士にやられたのである。

4-2）和解は見せかけ、そして反故にされた

　平成28年10月12日、東京高等裁判所16階、民事第4部室。

　和解交渉は次のように行われました。出席者は原告、原告側弁護士2名、被告側弁護士1名、被告病院関係者1名、裁判官Kの6名。

　和解事項の主眼点は原告の損害賠償請求を放棄する代わりに、被告病院側は「インフォームド・コンセント」の徹底を図ること。和解条項を担保し、マニュアルを作り、診療のあり方を公表し原告がいつでも被告病院のインフォームド・コンセントの実施状況を確認できることにありました。

裁判官Kの言うように、「このままでは、時間と費用をかけて、重度の障害を追っていながら、遺憾の意だけで謝罪もなく終わることになってしまう」ということになるのです。「和解しろ」と言うのです。

　私の心に引っ掛かっているのは、被告S病院が果たして、自ら掲げ約束した「インフォームド・コンセント」を守るかということでした。これまでウソと、だましのテクニックを使い私たちを翻弄した病院が信用できないからです。

　裁判官Kは、「被告側弁護士が約束しているのだから、何時でも実施状況について確認をすることができるということだ」と言われました。それが、この裁判を通じて原告が勝ち取ったものだ。「約束通りにできなければ公表することは、正当な理由になる」とも言われ、少しは納得することができたのです。

　私は、原告側弁護士から上告は難しいと言われていたので、仲裁裁判官Kを信じて和解することを承諾しました。

　同日、高等裁判所の裁判官Kと、（和解室で）和解についての話し合いの中で、裁判官K自身の母親が入院した時の見舞いの体験談をききました。裁判官が経験した病院の介護状況の話を聞いていたところ、急に停電になり裁判所の大きな建物全体が真っ暗になり保安灯だけが点いていました。暗がりの中でも裁判官Kの話は続きました。停電は約10分程の時間で再び点灯しました。後で聞いたところでは、停電の原因は東京電力新座地下変電所の火災が原因で都内が大停電したのです。

　暗がりの中で、和解の話が続きました。調停に当たった裁判官Kの言うことを信じて、原告側弁護士と相談して同意することにしました。

　部屋の外で待機していたと思われる被告側弁護士、病院関係者が呼ばれて部屋に入ってきました。裁判官Kは、この案で同意したことを確認したうえで、隣の部屋で待機していた書記官を呼び、和解書を持って入ってきた書記官から渡された和解書にサインをしました。

　私が携わった和解交渉は傍聴人を入れない和解室で行われました。裁判官が一方の当事者を退席させて、次いで被控訴人が呼ばれ話し合いが行われるという裁判官が原告と交互に意見を聞くという方法で行われま

した。私に告げられた「インフォームド・コンセント」についても、裁判官Kはこの間、被告側弁護士に対し同様に話をしていたものと思います。

■その後の展開

その後、原告側弁護士が、時期を見て被告側弁護士に「インフォームド・コンセントの実施状況」を問い合わせたところ、下記のような文書（ファックス）での回答がありました。

平成28年12月22日

ご連絡の件

病院企業団代理人
弁護士　先生

　　　　　　　　　　　　　　　　小林寛治氏代理人

　ご尽力により和解にて一応の決着を見ましたことを改めて、御礼申し上げます。

　ところで、東京高等裁判所において平成28年10月12日に成立した当事者間の和解条項2には、被訴訟人S病院企業団は、被控訴人病院の勤務医氏に対し、本件を踏まえて、インフォームド・コンセントを徹底すべく、患者に対する説明を十分に実施するよう指導する、と明記されております。和解成立後すでに2カ月を経過している現在、S病院企業団のこの点の指導の具体的な取り組み、及びその効果について、ご開示頂きたく、本書をもって要請いたします。

　　　　　　　　　　　　　　　　　　　　　　　　以上

ご　回　答

平成28年1月10日

小林寛治殿　代理人

　　　　　　　　　　弁護士法人　○○法律事務所

　前略　貴殿らの平成28年12月22日付ご連絡の件につき、次の通

り回答いたします。

　ご連絡において、平成28年10月12日成立の和解条項第2項に基づく、公立S病院のインフォームド・コンセントにかかる取り組み状況について開示要請がありましたが、<u>小林氏に対する個別具体的なご回答等をすることはお約束していない内容になっていますの</u>で、今般のご要請に応じる予定はございません

　何卒ご了解くださいますようお願いいたします。

匆々

　S病院、代理人弁護士らは、私が予想していた通り、最後になっても誤魔化し、騙されてしまいました。

　私の裁判は、最初にS病院の医師らに騙され、次いで被告側弁護士の策略で手術説明日を騙られ、してもいない手術説明をしていると騙され（裁判所等で）、裁判所は証拠も調べない、原告の訴えも聞かないで、被告の言いなりになって「棄却」を言い渡し、2審の高裁においても1審判決から1歩も進むことなく、棄却をにおわせながら、裁判官主導の和解を強要し、挙句の上、被告側弁護士は、和解についての文言は、「小林宛ではない」という。いったい誰と和解したのか、おかしな裁判だった。

　私の裁判は、騙されどおしの裁判でした。何のための訴訟だったのでしょうか。裁判とは何だったのか、分からないものでした。これが医療裁判の実態なのでしょうか。そうだとしたら医療被害者は救われません。

　この文書での、回答に対して私はS病院企業団、代議員全員に対して、裁判の顛末を記した文章を送り、事件を訴えました。

　しかし、代議員の方々から何の問い合わせ、意見や感想もありませんでした。ただ、当時被告側弁護士であったS病院顧問のK弁護士から「第三者に口外しないという、約束違反だ」という抗議の電話があったとのこと。原告側弁護士は第三者ではない、関係者だと言って受け付け

なかったと聞きました。

　病院議会では、この件について一部議員から討議するよう要請があったが、議会の「議長」は病院職員が務めており、この要請は議題にもならず、審議されることはなかったと聞いています。

第6章　医療と訴訟を経験して

1）重要なインフォームド・コンセント

　説明と同意（Informed Consent）医者から十分な説明を受けて、治療法などについて同意すること。

■不可解な診断、不思議な手術説明、術後の言い訳と、開き直り

　S病院は私に対して、先の健診で言われたと勘違いしたのか、全く病状についての説明はありませんでした。自分の病気について、多くの人は知識がありません。診察し診断をくだす医師は、患者との対話・コミュニケーションをとりながら、病状を聞き、検査や医療機器を使って科学的な診察を行い病気を決定して、患者に理解できるように、分かり易く説明するのが義務であり、当然の仕事だと思います。

　私を診察したS病院のG医師は、最初「経過観察」をすると言われました。そして、一度目のCTでは腹部大動脈瘤は40mm内外で「経過観察」と言いました。僅か4カ月足らずの二度目のCTで、55.5mmに拡大しているから手術になると言われたのです。

　何故、こんな短期間で、経過観察のはずが手術になったのかは、説明しませんでした。嫌がる私に対して、医師は「嫌なら（病院に）来るな」といいました。

　この人には、病状を説明する言葉はありませんでした。

　何故、急に手術しなくてはいけなくなったのか、どのような手術をするのか、手術は開腹しなければならないのか、他に方法はないのか、術後はどうなるのか、全く説明しませんでした。

　それなら、何故私が手術したかと言われるでしょうが、「今にも破裂する」「今年いっぱい持たない」と言われるのですから、その前にやることがあるので時間がないのです。本当は、十分な時間があり、手術しなくてもよかったのです。G医師はそれを説明しませんでした。病名は

手術をするための工作でした。

　当時も今と同じように、**インフォームド・コンセントは法律によって病院はやらねばならないことになっています。**

　私も、当時は知りませんでしたが、知らせないことで、病院は私の人権、基本的な人権を無視したのです。

　ここに具体的な実施事例を掲げます。原告側弁護士が諏訪中央病院に問い合わせ送ってもらった資料です。裁判で提出した書類のコピーです。

■諏訪中央病院の事例（甲第B27号証の1）

◇インフォームド・コンセント、セカンドオピニオン

　インフォームド・コンセントとは、患者さんが診療を受けるにあたって、「ご自分の病気の検査・診断方法や治療方法について、医師などから十分説明を受け、その内容をよく理解し納得したうえで、患者さんの意思でその検査や治療を受けるかどうか選択する」ことを言います。言い換えれば患者さんは十分な説明を受けたのち、同意の上で治療を受ける権利をもっているということです。良い治療を行うためには、患者さんと病院スタッフはパートナーとしての関係を造らなければなりません。そのためには双方向のコミュニケーションが大切です。

　診療に対して疑問や不明な点がございましたら、遠慮なくお尋ねください。

◇他の医師からの意見　セカンドオピニオン

　セカンドオピニオンとは、現在の担当医からの説明に対し、他の医師から意見を聞く事を言います。治療方法を選択し決定する上で、他の医師の意見を聞いてみたいという方は、ご遠慮なく担当医もしくは看護師にお申し出ください。他の医師の診療を受けるために、診療情報提供書（紹介状）や必要な資料をご用意します。

➢諏訪中央病院　説明と同意の実施についての手順
（諏訪中央病院医療安全管理部「説明と同意に関する指針」を参照）

(1) はじめに

　診断や検査、治療に関して、医師が患者や家族等へ十分な説明を行い、納得していただくインフォームド・コンセントの理念は今や医療の基本である。

　しかし、大切なことは、通り一遍の既成の説明文書を読んで示すだけではなく、担当医が自らの言葉で、誠意をもってこれから行われる、あるいは行われた医療について分かりやすく説明し理解と同意を得ることが重要である。そのことが、疾病の治療・克服に向けての医療者と患者の協力関係の強化と医療の質の向上に役立つ。

　実際のインフォームド・コンセントにあたっては、当院医療安全管理部「説明と同意に関する指針」を参照する。

(2) 患者への説明にあたって

- 患者側の出席者が患者1名にならないよう、あらかじめ家族と連絡を取り、少なくとも患者以外に配偶者あるいは両親、兄弟など近親の肉親が同席できるよう、日程等を調整する。
- その中で、キーパーソンとなりうる方を確認し、出席を促す。
- 医療者側の出席者が1名だけでは適切な説明方法とは言えず、担当看護師などの同席が望ましい特に重要な説明に際しては、医師のみではなく担当看護師などが必ず同席する。
- 説明の内容は、患者本人への説明は問題ないが、患者以外の方への説明の場合は、患者本人のプライバシー保護に十分留意する。

(3) 患者、家族への説明内容

①診断・病状、検査、診断根拠、治療目的、選択できる治療方法（複数）とそれぞれの利点と問題点などを十分説明する。リスクについては、可能なら具体的な発生率を提示する。

②検査の場合は、検査目的、問題点、検査を受けなかったときに受ける患者の不利益などについて説明する。

③治療（検査）が成功する可能性と成功しない可能性、それによっ

て患者が受ける利益と不利益について十分に説明する。

④提示した検査方法、治療方法のうちどれを選択するかについて説明する。この際、治療の選択肢を同じレベルで述べるのではなく、複数の医師あるいは所属する担当科が検討するなどが協議して、患者のために勧めるべき治療内容をその機関と共に優先順位を決めて提示することが望まれる。状況によっては、何も医療を施さなかった場合に考えられる結果についても説明する。

⑤希望によりセカンドオピニオンをとることを受け入れる。

⑥説明文書・同意文書を作成する際は、上記①－④項目を出来る限り分かりやすい文章で記載する。

(4) 患者・家族の理解の状況、希望の記載

- 患者、家族が一連の話について理解されたかどうか、また、希望を聞き、その結果を記載する。

(5) 説明の記録

- 説明したことは必ず記録に残す。残っていないと説明がなかったとされる可能性がある。日時、説明を受けた患者及び関係者の氏名、患者との関係、説明内容、説明者の氏名、同席者の氏名を記載するとともに、署名（又は押印）が必要である。これを診療記録に綴じ込み、その複製を患者又は説明を受けた方へ渡し、承諾を得る。

(6) 同意書、承諾書の種類

　現在当院では、各種の手術、検査、治療の関する承諾書、麻酔同意書、輸血同意書、血漿分画製剤使用に関する同意書等、多くの承諾書、同意書が作成されている。

(7) 内容の確認

　説明した内容が、患者家族に理解できたかどうかを、看護師などを通じて確認すること。理解が不十分であったと認識されたときは、改めて分かりやすく説明する。

平成26年10月改訂

■「セカンドオピニオン」とはなに

　セカンドオピニオンとは、医師の診断や治療法について、患者が別の医師の意見を求めること。1980年代にアメリカの民間医療保険会社が医療費抑制策の一環として導入し、アメリカでは定着している。

　意味のあるセカンドオピニオンを行うためには、最初の医師が検査データや診断を明らかにすることが不可欠で、医療の情報公開を促進することになる。セカンドオピニオンは必然的に医師の能力評価につながるため、情報公開の遅れている日本では医師や病院の抵抗が強く、全体的にはまだまだ不十分である。しかし、静岡県浜松市の聖隷三方原病院、大阪府立成人病センター病院、国立病院機構の各病院など熱心に取り組む病院が増えつつある。1998年（平成10）6月には斡旋機関として「セカンドオピニオンを推進させる会」（中村康生代表、神奈川県茅ヶ崎市）が発足している。［田辺功（コトバンク）］

　私は、セカンドオピニオンで得た意見書で初めて、病名は正しくないことを知りました。手術すべきかどうかを考えなければならなかったのは右内腸骨動脈瘤だったのです。病院の情報隠しでした。

　恥ずかしいことに、私はセカンドオピニオンなるものを知りませんでした。術後になって他の医師の意見が聞けるものかとの疑問もありました。どうしても知りたいと思ってたどり着いたのがセカンドオピニオンだったのです。あくまでも、術前にたどり着くべきです。腹部大動脈瘤の人工血管置換術は手術の中でも"大手術"だったと、後から聞かされました。

　何故なら、術後ではセカンドオピニオンの真の意味が生かされないからです。セカンドオピニオンは有効に使わなければもったいないと思います。

　自分の体の状態を正しく知らなければ、まともな判断はできません。私の場合は、診断した医師を頭から信じたことが大きな失敗でした。医師は教養高い人格者でウソは付かないと、信じていたからです。実際は頭は良いが人格者ではありません。

　特に手術という事態になった時には、セカンドオピニオンは絶対に必要だと思いました。その上で自らが下した判断なら納得がいきます。私の場合それではなかったのです。

　　麻酔科の石黒芳紀医師は、著作『手術室からの警鐘』の中で、章を立てて、"セカンドオピニオンを必ず求める"でこう言っています。
　「緊急を要する手術の場合は、診断された病院で手術を受けるしか選択の余地はないでしょう。また、どの医師が診ても病気の診断、治療に違いがない場合もあります。しかし、実際には医師の診断能力の違いだけでなく、そもそも病気には白黒のつかないグレーゾーンがあり、医師によって見方や考え方がかなり異なるのが普通です。したがって、最初に受診した病院で手術適応と診断されても、ある程度時間に余裕がある場合は、違う総合病院か大学病院などの同じ診療科、または、セカンドオピニオン外来を開いている病院で、診断、治療方針に関するセカンドオピニオンを求めてください。」
　　そして、セカンドオピニオンへの対応に関しては、
　「セカンドオピニオンを求めた結果、診断と治療方針が一致した場合は、元の病院に戻って手術を受ける手続きをすすめてもよいでしょうし、最初の病院が気に入らなければ、セカンドオピニオンを受けた病院で手術を受けても構いません。新たに手術を受ける病院を紹介、推薦してもらうのも良いかもしれません。
　　最初の病院とセカンドオピニオンを求めた病院で診断、あるいは治療方針が異なった場合は、更に違う病院の医師にサードオピニオンを求めてください。ここで、二者の意見が一致した場合は、一致した意見のどちらかの病院で手術を受けるとよいでしょう。もし、三者三様なら……そうした場合は、次から次へと受診先を変える、いわゆるドクターショッピングはお勧めしません。そのときは専門家でも一致しないほど、診断、治療法が確立していないのですか

ら、私なら自分が一番納得できるように説明してくれた医師か、あるいは手術を任せてもよいと思った医師にその後の治療をゆだねるでしょう。

　このように、セカンドオピニオンを求めることは、それを受けている過程で、自分の病気に対する理解が深まり、また多くの医師に話を聞けるだけなく、医師を選ぶこともできるという利点もあるのです。」

　私はこの医師の言葉の重要性が診察、診断を受け自らが判断するための必要かつ重要な言葉だとあらためて思い、先生のセカンドオピニオンの重要さを引用させていただきました。

　私は、K大学病院のほか、心臓血管外科手術で著名な医師２人に、意見を聞きました。更に大学病院の心臓血管外科、血管外科の医師の診察を受けて、何故こうなったのか、避けられた手術だったことを確信しました。

■術後のセカンドオピニオン（意見書）

　私はK大学病院にセカンドオピニオンを求めました。情報提供者は手術をしたS病院です。提供者は都合の悪い情報は出しませんでした。私の歩行困難の原因は、右内腸骨動脈を結紮したことによるものだと思っていましたが、Z医師の言うように、「脊柱管狭窄症」だという判断でした。しかし、同病院（K大学病院）の整形外科で調べてもらったところ、これは否定されました。

　また、手術した病名、「腹部大動脈瘤」で右内腸骨動脈瘤を手術したことについての判断はありませんでしたが、同大学病院のN医師は、「腹部大動脈瘤ではなく手術するのは、右内腸骨動脈瘤だった。私も同じように一緒に手術する」という意見でした。結局、手術についてはS病院の医師の言う通りでした。病名はS病院とは全く違った病名「腹部大動脈瘤　術式、右内腸骨動脈瘤に対し、大動脈・両外腸骨動脈バイパス　左内外腸骨動脈再建」というものでした。S病院が私に診断し手術

決定した病名は明らかに違っていました。これで、一つの疑問が明らかになりました。病名、腹部大動脈瘤、術式；「腹部大動脈瘤の人工血管置換術」は腹部大動脈瘤に限った部分的な病名、術式で上記の病名とは全く違ったものだと分かりました。Ｓ病院はわざわざ難しい、バイパス手術を行ったのです。

　Ｓ病院は、国際医療福祉大学病院の医師に意見を求めました。諮問事項は「術前画像を評価したうえで本件患者について手術適応があったかどうか」という意見の求め方でした。恐らく CD-ROM を送って意見を求めたのです。この時も、腹部大動脈瘤という病名で、「右内腸骨動脈瘤」を手術していいのか、という問い合わせにはなっていませんでした。

　そのOb 先生も、腹部大動脈瘤が適応ならば、右内腸骨動脈瘤の手術を一緒に行うのは妥当だという意見でした。Ｋ大病院の先生とだいたい同じものでした。私が聞きたかったのは、「右内腸骨動脈瘤の説明も同意も取らずに、腹部大動脈瘤の人工血管置換術と称して右内腸骨動脈瘤の手術を行って」の手術でいいのか、聞きたかったのです。これが私にとって重大なことでした。何故なら、このような手術をされることは知らなかったからです。知っていれば、選択肢はあったのです。術後になって、同業者の病院からの意見依頼や情報提供で、当該病院・医師らを、悪く言うはずがありません。本当のことを言ったら同業者から非難を受けることが明白だからです。

　術後のセカンドオピニオンはあまり意味がありません。医師同士、足を引っ張るわけがありません。学界や研修発表会等で顔を合わせることもあるからです。

　Ｓ病院が国際医療福祉大学病院 Ob 医師に求めた「意見書」は概ねＳ病院の手術を肯定していますが、誤りも指摘しています。

　　1．病名の「腹部大動脈瘤最大径55mm」は明らかに、誤りであり、適切ではない。

2．代替可能な医療行為としてステントグラフト内挿術が説明されているが「限られた施設での術式」とされているところは、本術式が2004年に保険適応になっているところから、不十分であると思う。
3．右下肢痛の原因は特定できない。
4．内腸骨動脈の血流障害によって生じる殿筋跛行は殿筋の間歇性跛行を指すこと（跛行は本来の正常な歩行ができないことを指すのではない）。

　さらに、「術中所見がG医師の作成したシェーマ（乙A第7号証）のようなものだったのであれば、嚢状型ということで手術適応と判断されますが、CTからはシェーマ（医師がカルテに書くときに利用する身体部位の絵のこと）のような所見であったかどうか判断が難しいと思われます」と他の複数の医師と同じ見方をしています。
　実際、味方してくれると思って意見書を依頼した血管外科の専門の先生さえ嚢状型ではないのではと言うのですから、重大な意見書です（この先生はさすがに正直で偉いと思いました）。しかし、何故かセカンドオピニオンは裁判所は無視したのです。
　私は、右下肢の痛みを訴えているのではなく、10mも歩くと、臀部の中から痛みが生じ、息がつまるような痛みで止まり、一時止まって1、2分も経てば再度歩く事ができる、この繰り返しで、痛みは骨盤内から周りの大腿部まで及んでいる、と訴えているのです。下肢の虚血による痛みを訴えているのではありません。どうしても、自分たちの都合のいい設問になってしまうようです。
　やはり、セカンドオピニオンは術前でなければ生かせません。

2）医療裁判は公平に行われているのか、裁判所は強いものに偏っていないか

　医療裁判は、弁護士次第と聞いていましたが、最初はその理由は分かりませんでした。訴訟して初めて、分かってきました。

　裁判官は特別な人だと思っていました。難しいと言われる司法試験を受け、司法研修生として勉強し、憲法の番人として国家に採用され、頂点は最高裁判所の長官にまで登ることができる、公正無私の判定をくだす正義の味方だと思っていましたが、ただの公務員で、医療制度の番人ではありませんでした。

医療集中部

　平成13年4月、医療法が改正され東京、大阪に「医療事故を集中的に取り扱う」部署ができた。大阪に「医事部」、東京に「医療集中部」、平成19年に名古屋が加わり大都市に3部ができている。これまで10年間のデータによる、医療訴訟特有の審議を行うことによって医療集中部はノウハウが蓄積できたという。

　医療訴訟は医師の不法行為、医療契約の債務不履行に基づく損害賠償請求である。これに対して裁判所は、医療行為によって悪い結果が生じたという、因果関係があるのか、そしてこの行為に説明義務違反があるのかどうかが争われる。審議にあたる裁判官は適正な判断をするために医学的な知識と判断が必要になってくる。異動の激しい裁判官は、それを備えているのだろうか、私には疑問に思えます。審理期間の長い裁判にあたって、出入りの激しい裁判官たちが知的能力を集めた専門集団と言えるのか、それなりのノウハウを引き継ぎ、正しい判断を示すことができるのだろうか。裁判所では誰がキーパーソンなのだろうか。

　どの裁判でも同じでしょうが、原告の裁判に被告側弁護士という専門の強力な壁が存在していました。原告の主張が、提出した証拠資料で簡

単に決着がつくと考えていましたが、その壁は、原告が出した証拠をいろいろな形に細工し、後から資料を出し、捏造、改竄は平気で、虚構のシナリオまで書き、言葉を変え、口からでた言葉は証拠にはならない、言ったことは言わないことにしてしまう。犯罪に（傷害罪）加担するような人がいました。

　医師が自ら書いた説明書は、よく見ていなかった、カルテにはそのようには書いてないので「誤記」だなど、また特別なストーリーを描いて演出し、時には専門用語を使って原告側弁護士、裁判官を惑わすという巧妙な手段を使いました。

　私は、真実は揺らぐはずがないと確信していましたが、結局は裁判に真実を通すことは、針の穴をラクダが通るより難しいものでした。裁判官は特別の人、正義の人ではなかったのです。

　裁判は原告、被告の代理人の戦いの場です。その上に裁判官が存在し、どちらが正しいのか、甲、乙が提出した資料を陪審と協議して、公正・公平にさばいてくれるものと思っていたのです。

　被告側弁護士は、裁判を戦う武器として経験と医療知識を持っていました。何しろ、後ろに医師が存在しているのです。

　その上に原告の言い分をひっくり返す弁舌が必要です。裁判所を舞台に裏技に長けていないと正直者の弁護士に、対抗することが難しい仕事だと思いました。しかし、負けることはない正義は通ると。

　私の訴えは正しくとも訴えを審議しないという方法があったのです。まずい事は避けてしまうという裏技です。裁判官は被告を黙って見逃していました。それに対して、原告側弁護士は女性ですから被告側弁護士に優しい言葉で、キツイ質問は遠慮していました。一方、裁判官は原告や原告側弁護士には知ったかぶりのキツイ質問をして、被告側弁護士を支援する態度を示したのです。

　裁判官も人の子、時には間違った判決をすることあるかもしれません。医療裁判は人の命に係わる問題です。ここで、偏った裁判をされてはかないません。それだけ重要な問題です。

　不服を申し立てても、何が問題かを審議せず、いきなり和解を切り出

し、一審判決を優先し、被告側弁護士に和解案を書かせて、強引に押し付けてきたのです。手早く始末してしまおうと、公務員としての業績を上げることが優先だったのでしょうか。

　医療裁判を専門にしている弁護士は、病院の顧問をしている者も多く、裁判所を職場として、裁判所の職員とも通じ合うものがあるのです。そこには医療裁判を専門にしている弁護士の特別なメリットがあるのです。

**　裁判所は三人制で合議していながら、このような犯罪にも等しい事件について、ろくな審理もせず、被告に対しては、著しく便宜を図り裁判の本旨を誤った。この責任は大きい。**

3）公立S病院とはどんな病院か

　私が診療を受けた病院は、地域では比較的名の通った総合病院です。この病院は平成3年7月、伝染病院設置を目的として関係市町村により設置された病院です（S病院HP）。この病院が母体となって北多摩地域の行政が構成員となっている公立の総合病院で運営者は市町村組合でした（当時）。

　理事者は各市の市長、運営に意見を言える代議員は各市から2名ずつ各市議会で選出された代議員がいます。

　経営権は構成市の市長が順番に担当しているといわれています（当時）。

　理事会を持っているとはいえ最初から経営者が8人（現在は7市）いるのですが素人が病院経営者では経営が成り立つわけがありません（当時）。形ばかりで結局、病院長まかせの運営になり、お金を出すだけの組合です。また行政の市長としての職務をこなしながら病院経営には最初から限度があります。病院長が実質的経営者なのです。

　平成26年8月から病院の経営改革のため経営全般が企業団長（病院長）に移譲されたのですから、改革の本旨から言っても病院経営から離れた人たちに多額の報酬を払う必要はなくなったのです。それでも、調

べた平成27年、28年、29年と報酬が払われ続けているということは構成市が企業病院に対して一般会計から税金を投入し理事や議員が病院から変わることなく費用弁済として回収しているとしか思われません。まして病院経営は経常的に赤字が嵩んでいるのです。

　私が裁判を通じてこの病院と和解条件として合意した、インフォームド・コンセントの周知徹底に関する規則の徹底の実行は、どこに行ってしまったのか、元々やる気がなく口先だけだったのです。

　何故、公務員が経営する公立病院が立ち行かないのか、聞いたところでは人事院勧告に準拠した賃上げを行い、収支を無視した経営をしているから、病院が立ち行かないのは当然です。こればかりではなく、長年特定の業者と癒着し、談合で物品購入が決められていたのではどうしようもありません。そのため地方公営企業法によって改革を求められたのです。

　患者から受けとる診療報酬は民間病院も公立病院も同額です。

公立病院は不採算の事業や高度医療を担う使命があるから赤字でも仕方がないと地方公営企業法で定めているのが赤字の補塡です。赤字は各市の一般会計から負担することになっているのです。各市や都からの多額の補助金をもって病院の経常収支がかろうじて黒字になっていることは少しも誇るべきものではないのです。

　現実に平成28年度病院は4千万円を超える赤字（個別に配布された広報のチラシ）を出しています。病院の累積赤字は22億円近くになっています。

　S病院組合は、「S病院組合病院事業の設置に関する条例」により設置された地方公共企業でしたが、平成26年8月1日施行の「S病院組合をS病院企業団にすることに伴い関係条例を整理する条例」に基づきS病院企業団となりました。

　企業長には病院長が任じられています。

　被告が裁判所に提出した書類（上申書）によれば病院は組合立から、「S病院組合病院事業の設置に関する条例（昭和42年条例第1号）」の一部を次のように改正する、により「S病院企業団」になりました。

- 題名中「Ｓ病院組合」を「Ｓ病院企業団」に改め、第１条中「Ｓ病院組合」（以下組合という）を「Ｓ病院企業団（以下「企業団」という）」に改め「組織市」を「構成市」に改め、「組合管理者」を「企業団企業長（以下企業長）という」。
- 地方公営企業法に基づき、企業長の権限に属する事務を処理させるため、Ｓ病院に事務局及び診療部を置く（被告上申書）。

現在（平成29年）は１市が抜けて７市で運営しています。

公立病院の収支は構成市の負担金、東京都の補助金を除けば毎年10％を超える赤字が続いています。新病院建設のための減価償却費も長い間負担が続きます。また建設のため借り入れた金利の負担も多額になっていることも想像されます。

政府は平成20年度内に、公立病院改革プランを選定して25年度を限度として実施することになりました。要は、国の財政負担の軽減にあり、地方公共団体の財政も逼迫している折、自ら経営の効率化を勧められない自治体病院は直ちに民間譲渡を含めて経営形態の見直しを図れということであります。

2007年の通常国会で成立した「地方公共団体の財政健全化に関する法律」を受けて2008年に定められた「公立病院改革プラン」を選定して病院改革に取り組むように要請されたのです。以下がその概要です。

自治体病院の設置・運営形態を整理すると、民間譲渡以外で存続していく自治体病院は次の６つの経営形態に分類することができる。

１．地方公営企業法１部（財政規定）適用
２．地方公営企業法全部適用……「病院事業管理者」を設置
３．指定管理者制度（代行制）……診療報酬を地方公共団体が収受
４．指定管理者制度（利用料金制）……診療報酬を指定管理者が直接収受
５．特定地方独立行政法人（公務員型）……役員・職員の身分が公

務員）

6．一般地方独立行政法人……（非公務員）

　当該の公立病院は「地方公営企業法一部（財政規定）適用」を選び、翌2014年8月、一部適用から全部適用に変更し、設置者名も病院組合から病院企業団に改正しています。

　公営企業法全部適用の病院は独立採算を求められ財政規定だけでなく、企業長に人事、予算についての権限が与えられています。
　現在も公立病院として7市市長が理事者でその下に各市の市会議員が経営にかかわっているようです。企業長である病院事業管理者は病院長です。
　<u>公営企業病院である公立病院は地域の不採算事業や高度医療を担う使命があり、赤字経営もやむを得ないものとされており、その足りない経費は地方公営事業法第17条の2項によって「当該企業に負担させることが困難な経費は一般会計から負担すべき」</u>となっています。結局、公立S病院の赤字は構成市が一般会計から負担することになります。現在（2018年）の22億円近い累積赤字は早晩市民の負担になるのです。
　S病院は高度医療、急性期（病状が不安定で、常に医師や看護師の監視が必要な状態）<u>医療を目的として、地域医療の連携拠点であります。重点治療の一つに低侵襲性の（患者に優しく体に負担の少ない手術等、出血を出来るだけ少なくする医療等）治療を謳っています。</u>
　病院は法律に従えばいいというのではなく、病院自ら患者のために何をするか、患者の声をどのように経営に反映していくかを病院経営の柱に据えていかない限り、市民から支持される病院にはなるはずがありません。
　医療関係者の講習会、苦情や、談合の処理、訴訟等は病院専属の顧問弁護士に任せっぱなし。弁護士の舌先三寸で患者の苦情を退け、正義とは裁判に勝つことだけだと考えている弁護士任せなのです。
　医療事故や苦情は病院経営には一切反映させない、市民代表の議員に

は報酬を与えることで沈黙させてしまう。一見、民主的な装いをしている病院なのです。

　市民には、病院の経営状況は一切知らせません。図書館や市の情報管理室でも、病院を支える域内の医師に対しても、本当の経営内容は省かれて、知ることはできないようになっています。収支状況は特別な人しか知ることができません。代議員だけが知っていればいいとでも思っているのでしょうか。

　その代議員議会を仕切る議長は病院職員なのです。健全な病院は市民から苦情や意見を取り上げなくては病院改革が立ち行かないはずです。

　市民の税金や診療報酬によって成り立っている病院が主権者である患者を騙して、病気を作り出して、あろうことかモルモットのように扱い、障害を負わせて、その出来事を否定しているのです。

　市民あっての病院ではないでしょうか。考え直すべき時です。

4）医療裁判を顧みて

　東京地方裁判所（医療集中部）は、想像をはるかに超える不公平、不条理なところでした。

　裁判官は、単なる医療制度の門番だった。

　裁判官は特別の教育を受けて、難しい国家試験を受け資格を取り、司法研修を受け現場に赴任してくるエリートです。憲法を守り、法の番人として国民に対して、公平、公正どちらにも片寄らない、自らの判断を示してくれるものと思っていましたが、どうやら間違っていました。上司のことばに従うサラリーマンと同じでした。

　医療裁判を担当する「東京地方裁判所医療訴訟集中部」の裁判官は、医者は専門知識を持っているのだから、間違いを起こすことはないと頭から信じているらしい。医師を絶対者とみているのだと思いました。また、医療裁判を行う裁判官は、医師と互いに信頼関係を持っているのだと思いました。

　それはいいのですが、原告自身が死んでもいない、生きて元気そうな

顔で法廷に出てくるのだから大して悪いところはない、最初から「棄却」だと言って追い払ってしまおうと考えていたのだ。

　裁判をして、原告の言い分を聞いてやろうとは思ってもいないのです。被告側弁護士の説明に筋が通っていれば多少のことは見逃そう、そうでなければ原告弁護士はエビデンスをもって立証せよ、というので、そのような姿勢で裁判に臨んでいたのだと思います。だから、最初に「棄却」があったのです。途中で代わった裁判長も、和解を断ると、「棄却」と言ってきました。

　聖書のなかで、老婆が何度も裁判官に、裁判をしてほしいと訴え、裁判官が最初は取り上げなかったが、あまりにうるさいので裁判をした、という話があります。何度も訴えれば必ず聞いてくれるというのです。私は、控訴しました。しかし、訴えは届きませんでした。まともな審理さえしてもらえませんでした。

　裁判所は、医療訴訟を極力門前払いすることが最初の仕事と考えているように感じました。患者が死んだというなら（医療事故は患者が死んでいる）訴えを聞こうという態度です。生きていれば、いくら障害が重くても、手術だからそれでいいじゃないかと考えているのだ。人が死んでいようが、生きていようが、死とのはざまで苦しんでいる人がどのくらい多いのかは誰も知らない。裁判長は、医療の被害を受けて、苦しんでいる人の気持ちを考えようとはしないのだ。

　裁判をするのは「医療事故」に限るのか、それに準じた障害を受けた者に限ると考えているのだろう。医療事故、医療災害には出産から死に至るまで、いろいろな場で起きています。出産時の事故や、誤診、投薬の違い、治療中の事故、介護の事故等ありとあらゆる場で医療災害は起こっています。なのに、裁判に訴えても、聞く耳を持たない裁判官が多すぎます。私の場合は特別なのかもしれません。私の裁判では、２年ちょっとの間に裁判長が２人、もしくは３人代わりました。陪席の裁判官の交代は５人下りません（裁判終了後、地裁の資料室で閲覧）。これでは弁論期日前後の裁判所内の打ち合わせもできるはずがありません。裁判資料さえ読んでいないと思われます。

一人前の外科医の勲章はいかに多数の患者を死なせたかにあると言われています。手術中に死亡したことは、病死になるからです。医師たちはよほどのことがない限り、犯罪者になったり、医師免許がはく奪されることはありません。患者の死を超えて、手技の訓練をしなければ、いい手術治療は望めない、そう思うのは間違っています。

私の場合、術中、大動脈や大静脈、総腸骨動脈を損傷し、出血多量の状態でした。死んだと言っても文句は言えません。同意したからです。死んだら単なる病死になったはずです。医療事故にはなりません。

■裁判所は、証拠書類を見ていない

私の場合に限ってですが、裁判長というべきか、裁判官というべき人か、最初は知りませんでしたが、口頭弁論から引き続いて出てきたのは裁判長、時々陪席と思われる人が出てきました。こちらは、同じ顔はありませんでした。三人制の右か左のどちらかです。いつも、どちらも出てくるとは限りません。裁判長だけの時が多かったように思います。これで、継続した期日前後の審理ができるのか、心配でした。

これに引き換え被告側弁護士は遅れたり、出席しなかったりしていましたが、代わりませんでした。医療に関する裁判長からの質問には、すぐさま答え、裁判長は被告側弁護士に寄りかかっているように感じました。これに対して、原告側弁護士は引け腰で、私が出しゃばって話を挟むような状態でした。被告側弁護士はさすがに医療知識が豊富で、病院関係の訴訟ばかり扱っている弁護士として油断のできない人でした。

■私の手術は必要性がなく、医師の判断は間違っていました

今さら言っても仕方がありませんが、手術に具体的な説明はされませんでした。右内腸骨動脈瘤の手術は聞いたこともなく、同意はしていませんでした。

医師が重症患者に仕立て、捏造した腹部大動脈瘤のCT画像を信じさせて、あろうことか、腹部大動脈瘤のみか下肢の左右の総腸骨動脈、内腸骨動脈までを手術し、左側の総腸骨動脈・内腸骨動脈・右の総腸骨動

脈は再建しましたが、内腸骨動脈は結紮してしまいました。他にも、大動脈から派生する下腸間膜動脈を結紮してしまい、大腸下部を栄養する血流を止めてしまいました。さらに、大動脈から脊椎周辺を栄養するために派生している４対の腰動脈を全部結紮したのです。Ｓ病院はこの手術にあたって、説明をしませんでした。内腸骨動脈瘤については問題になり、医師はさんざん失言をしましたが被告は裁判長の温かい理解を得て、あたかも説明をしているかの如くの演出を行い、ウソを多発して逃げ切ってしまいました。

　一方、私の下腸間膜動脈については、結紮したのはバックフロー（血液の逆流）がいいとだけ言って逃げてしまいました。普通は重要な動脈であるのですから出来る限り温存するのが基本です。Ｚ医師は、それをしませんでした。通常は切断した断端面の血流を測定しそれをもって再建か否かを判断するのですがＺ医師はそれをせず、単にバックフローがいいと言って、大腸の下部への血流の流れを止めてしまったのです。術前には、この手術について、一言の説明もありませんでした。

　大動脈に関する症例報告。「腹部大動脈瘤手術における下腸間膜動脈、内腸骨動脈野再建、断鍛圧を再建の要否として再建している」また、兵庫医科大学胸部外科の「腹部大動脈瘤に対する血行再建術における内腸骨動脈結紮についての検討」でも内腸骨再建の可否は断鍛圧が基準だと言っています。

　Ｓ病院の医師等はエビデンス云々をいいますが、何故か科学的な測定をしないで「逆流がいいから」と言って下腸間膜動脈を縛ってしまったのです。医療は科学だと言いながらです。おかげで、大腸の不具合で日夜苦しんでいます。

　私は、腹部大動脈瘤と言われて、必要のない大動脈から派生する動脈を切って縛ってしまったのです。この影響は大きく、現在も悩んでいます。

■弁護士について
　医療裁判を顧みると、裁判に勝つには医療関係に詳しい弁護士にお願

いするしかありません、そのような弁護士を探すのは容易ではありません。私の場合、被告側は病院の顧問弁護士でした。患者を見下し医療知識をふりまわしているような感じの弁護士でした。医療知識、医療裁判を数多くこなして、裁判所をフィールドにし、顔を売っているような弁護士でした。

　弁護士選びはインターネット紹介を得た弁護士と話し相談しましたが、Ｓ病院というと、弁護を引き受けてくれる人を探すのは難しいことが分かりました。どうやら、その筋では名のある弁護士のようでした。私は、インターネット、医療情報センターの紹介してくれた弁護士に頼みましたが断られてしまいました。結局、専門外の知人の弁護士に頼みました。経験はないと言われましたが、決定的な証拠があり、負けるはずはないと思っていました。とにかく、資料を読み込み、患者の話をよく聞いて、積極的に、相手弁護士と対峙できるように勉強してほしいと思っていました。弁護士選びは難しいことです。私が相談した親戚筋の大学教授から、「医療裁判は弁護士選びがすべてだ」といわれました。

■手術と言われたらどうする、医師の診断は個人差がある

　緊急の場合を除き、自ら診療過程を振り返ってみることです。誰でも手術はしたくないのが本音です。一度、ランクが同じか、もう少し上と思われる病院で診察を受けてみることです。専門科の医師とはいえ、見立ては同じとは限りません。個人差があります。レベルが違う先生が診ることもあります。私の場合を申しますと、河原で石に足が挟まり強くひきぬいたところアキレス腱に激痛が走り、すぐその足で、近くの整形外科に行って診てもらいました

　レントゲンを撮り、ヒラメ筋の損傷で、湿布と包帯で帰りました、その次の日、診察に行きましたが湿布だけでした。痛みがなくなったので、しばらく病院には行きませんでした。どうも足首が上がらない、おかしいと思って他の病院で見てもらいました。しかし、アキレス腱が切れているとは言われませんでした。ところが、さらに他の病院で見てもらったところ、足首を触っただけでアキレス腱が切れて、両端の筋が引

きあがって、普通の病院では手術はできないと言われました。この間1年近くたっていました。このように、簡単で誰にも分かるようなアキレス腱の断裂でさえ分からない医師がいるのです。レントゲンでは筋は写らないそうです。このような医師は整形外科でも、専門が違うのか、経験がなかったのか、と思います。違った見方が必要です。

■セカンドオピニオンを得ることは自己防衛になる

　緊急でなければ、セカンドオピニオンを受けることです。本書では「セカンドオピニオン」について、少し詳しく述べています。私のように、術後では、取り返しがつきません。また、本当の意図が聞けない恐れがあります。同診療科の医師たちは、地域の知り合い、学会での知人かもしれないからです。

■選択肢はある

　どんな手術でも、選択肢はあると思います。病巣の場所や大きさは患者一人ひとりで違いがあります。医師の見立ても違いがあるかも知れません。私の場合は、血管内治療、ステントグラフト内挿術というのが、腹部大動脈瘤手術の主流になっていました。お腹を切り開くのではなく、手首や足の股間の動脈からカテーテルという針金を入れて局部でステントという籠のようなものを瘤の部分に「置いてくるだけ」で、血管の瘤で膨らんでいた部分を庇護するのです。腹を切るわけでもありません、手術で大量出血をするわけでもありません。この治療法を医師に聞いたところ、「うちではやってない」というだけで説明どころではありませんでした。右内腸骨動脈瘤だけを結紮するコイル塞栓など複数の術式があったのです。治療法は時代とともに進化し変わっていくものです。より侵襲が少なく、安全な治療法が開発されてくるのです。それを説明するのが医師の役目、説明責任の問題なのです。

■手術にあたって考える

　痛みや出血のない手術はありません。大量の出血は死につながりま

す。執刀医は十分な注意をして手術にあたってくれますが、出血は防げません。そこで、出血分を補うために輸血が必要になってきます。同型の他人の血液を入れることで、肝炎やウイルスを体内に入れてしまうことで苦しむ可能性もあります。

　手術には、輸血することの承諾を要求されます。輸血の殆どはアルブミンなど血液成分と補液です。自分の血液を前もって貯血して出血に対処する方法は安全です。また、私のように「自己血回収装置」セルセーバーで出血を濾過して体内に戻す方法があります。この装置は多くに人に使っていますので、完全な清掃ができていなければ、危険性があると言われています。腹部大動脈瘤の手術では出血量は500 cc前後だと言われています。この程度なら、あらかじめ貯血した自分の血液で補充できるといわれています。私の場合は3リットル以上もの出血がありました。手術時間も平準より比較的短く術中何か異変があったと想像されます。

■自分の病気を知る

　まず、自分のこと、自分の病気について、知っておくことが必要です。私を含めて、病気になるまで無関心、何かあれば医者に行って先生の言うことを聞けばいいという、医者任せがほとんどです。

　私は最近、体重、体温、血圧、脈拍、体脂肪くらいは知っておくことが必要だと気が付きました。体温が高ければ、血圧に変化があります。運動などでエネルギーを使っていないのに、体重が減ってきていれば、どこかが悪いかもしれません。併せて熱があれば病気の可能性があります。毎日記録するだけでも、この日の体調がわかります。具合が悪くなれば、医者に行って基本的な状況を訴えたら、診断の助けになると思います。少しは面倒ですが、健康を管理する妨げにはならないと思います。

■医療裁判はこれでいいのか

　私は、この裁判が何で負けたのか、考えてみました。どのように考えてみても、敗訴になるわけがないからです。

私の手術は、Ｓ病院が自分達の手術実績と研究に都合のいい患者を見つけ出して、手術方法を試みていたのです。口頭弁論調書では、平成20～23年の4分枝人工血管の実績は全国11位で35本を使用し、術中判断もすばやくできる習熟した技術をもっている、と言っています。年間僅か十数例の実績で、日本有数の手術実績がある4分枝人工血管手術の実績を誇っています。私の手術はこの臨床研究を内緒で行っていたのです。だから、手術に都合のいい患者を見つけ、手術をするためには、本当のことは言えなかったのです。患者を見つける所からはじまったのです。

　Ｇ医師は、捏造した腹部大動脈瘤のCT画像（通常は40mm以上）を55.5mmに見せかけた画像を示し（実際は42～3mmだった）「手術になります」と言い、嫌がる私を「手術しないなら来るな」、紹介医からは「ここまで言ってくれるのだから、手術をしたら」とまで言わせて、同意を強いられました。

　手術結果が良ければ、問題は起きません。不幸にも、結果が悪くなってからが問題になります。これでは、遅いのです。正確な情報を提供してくれないで自己責任はありません。

　Ｇ医師にいくら説明を求めても、何らの音沙汰もありません。調べてみると、とんでもないことが分かってきました。

　私の言うことは、誰も信じてくれません。「医者が手術する患者をつくり、身勝手な手術をするわけがない」そうです。勝手に手術していいわけがありません。私も医師を信じていました。

　しかし、事実だったのです。このようなことが実際にあったのです。

　裁判に訴えました。被告病院は、公にできません。謝ることもできません。病院がしていたことは、犯罪だからです。

5）私はすべてを解明した。
　私の手術はモグリの臨床研究だった

　私に施された腹部大動脈瘤の手術は、何らの問題がなければ、このように病院を訴えることはありませんでした。また、不祥事を暴き出すこ

ともありませんでした。

　術後私の具合が思わしくないので、手術を決定したＧ医師に聞いても執刀医に聞いても、まともな返事がありません。医師らは、まともな手術ではなかったから説明ができないのです。

　聞かれたらウソを言って一時しのぎしかできませんでした。何で、まともに答えられなかったのか、それは、患者を騙し、必要のない違法な手術を隠れて行ってきたからです。これでは説明できるわけがありません。

　本来、Ｓ病院の心臓血管外科は腹部大動脈瘤のみならず、腸骨動脈瘤のある患者に対して、人工血管置換術を通常の二又の人工血管を使わず、４分枝人工血管を使用して、腹部大動脈から両足にまたがる動脈、総腸骨、内腸骨動脈を一挙に切断し人工血管と吻合する手術を試みていたのです。当初は、院内の許可を受けて行っていたことは分かりましたが、研究終了後も、症例数を稼ぐため、早期成績の検討のため隠れて４分枝の人工血管を使用し続けていたのです。

　手術にあたっては執刀医が患者に対しては、通常のＹ型の人工血管の術式を用いて腹部大動脈瘤の手術説明をして、実際は腹部大動脈上部と左右の総腸骨、内腸骨動脈の４カ所を吻合する大きな手術を行っていたのです。最初から患者をだましていたのです。これでは、まともな手術説明はできません。私の場合も、同意書のサインだけを求める説明でした。早々に説明を切り上げたのも、日付を翌日にしたのも、すべて後のことを考えに入れた行動だったのです。

　なぜ、そこまでして、術例を稼ぐのか私には分かりません。

　患者を騙して行った手術ですから、本当のことは言えないのです。

　ついに、Ｓ病院は、腹部大動脈瘤の４分枝人工血管を使った国内有数の実績を誇る病院だと、準備書面で、４分枝人工血管を使った手術を行っていたといいました。手術説明書に書いてある術式とまるで違う手術を行っていたのです（説明書3/3）。

　これでは手術説明になっていないのです。裁判では、何のかんのと虚構を演出して、逃げ切ってしまいました。被告側弁護士は策を用いて、

説明していると装いました。説明日についても、実際と1日違いの説明日であるように、「証人尋問において」虚偽のシナリオを書いて説明を行いました。裁判所はだまされたのです。すべてが、原告の訴えを棄却し、原告の口を封ずる作戦に出たのです。それだけ、隠しとおすことが病院にとっては重要だったのです。Ｓ病院幹部も、絶対に原告に事件の公表をさせるな、と被告側弁護士に言明していたのです（９月７日被訴訟人からの「ご連絡」文書）。前代未聞の見苦しい不祥事です。

　Ｓ病院の心臓血管外科の臨床研究対象になった患者は私一人ばかりではなく、多数の患者に私に行ったように平成20〜23年の間に35本（被告準備書面）の４分枝人工血管を使った手術を行ってきたのです。亡くなった者や、歩けなくなった者がいた（Ｚ医師は言った）ことを考えると、恐ろしい手術を行っていたのです。

　公表されているＳ病院の同科は、平成18年から23年（2006〜2011年）の間に行われた腹部大動脈瘤の手術は年間平均で19.5件（破裂を除く）です。この半数が腸骨動脈瘤を併発している腹部大動脈瘤であったとしても、術例は非常に少なく、手技を習熟する必要とともに症例を増やしていく、また病院の収益の確保の目的もあったものと考えます。

　それはさておき、Ｓ病院の心臓血管外科が行った「臨床研究」とは、治験、臨床試験、臨床研究と一種の人体実験です。この種の試験を行うためには厳しい制限があり、病院の倫理委員会の承認とともに、期間を限定し、研究成果は公表しなければならないものであります。Ｓ病院の臨床研究が程度の低い、取り立てて成果を誇れる研究ではないと言われていますが、あくまで、患者の人体を使った手術等手法の研究です。研究期間も決められており、実験結果は公表しなければなりません。Ｓ病院心臓血管外科は、この手続きを無視して、二又の人工血管と４分枝人工血管との比較研究を続けて行っていたのです。その対象とされたのが私だったのです。４分枝は腹部大動脈をクリップして心臓からの血流を遮断して行う手術です。切断箇所も多く、それに伴う吻合箇所も多いのです。露出する血管の剝離箇所も多く、血管損傷の危険は私の例を見てもわかるように大きく損傷し、止血剤をあてて止血しています。このよ

うな手術に、なにが特徴かといえば手術の時間が少し短くなるというのが研究発表の成果だと言っています。私の場合は4分枝を使いながら、多量の出血をさせ、目的的右内腸骨動脈瘤は再建せず、使わなくなった1本の人工血管は丸めて体内に放置しているのです。このような実験的手術を放任していた病院の責任は重大です。私の他に新たな訴えが出てきたら病院はどのように対処するのでしょうか。隠れ患者は必ず出てきます。

　だから絶対に公表されては困るのです。そのためにできるだけの工作を行い、ありえないストーリーを仕立てて裁判に臨んだのです。被告側弁護士の思い通りに1審勝訴、2審和解に持ち込んだのです。裁判は想定通り勝ったと思っているでしょうが、この裁判は間違いだらけ、完全に間違っています。私の手術の背後には、仕組まれたと思える病院の闇があるのではないかと思っているのです。

　いずれにしても、病院の理事者の責任は逃れることはできません。

　患者の命の尊厳や医療モラルなど眼中にない無茶な手術を行っていたのです。だから、これを知った理事者は絶対に公表などはできるわけがありません。顧問弁護士を使って抑え込むことにしたのです。ウソで固めた真実はこれだったのです。

　私の腹部大動脈瘤は手術適応がないものでした（被告が意見書を求めた大学病院心臓血管外科教授）。腸骨動脈瘤も急いで手術する必要がないものでした。疑わしいものは全て、4分枝の腹部大動脈瘤の人工血管置換術の対象としていたのです。それでなければS病院の腹部大動脈瘤の患者の半数以上が4分枝の人工血管置換術の対象になるわけがありません。

　4分枝は腹部大動脈瘤の人工血管としては「大動脈瘤・大動脈解離診療ガイドライン」では認めていないものでした。

　Z医師等は研究論文で「Y型人工血管による再建では本邦では85％以上圧倒的に使われ、その術式は確立されていると考えられる」と記していながら、確立している術式を使わず、あえて4分枝の人工血管にこだわったのです。

私の場合、剥離時の血管損傷箇所が多かったため、術中の出血も異常に多く、下腸間膜動脈が結紮されており、この論文から推測すると、異常事態であったことが裏付けられます。

　私の体はモルモットとして利用されたのです。無理やり捏造したCT画像を示し、手術説明書も偽造してまで手術したのは、４分枝の人工血管を使った手術が目当てでした。４分枝を術中３分枝に作成し再建した症例群では、１本の人工血管の行方が心配です。これから先はどうなっていくのかわからないのです。手術中に置き忘れたガーゼと同様ではないのですか。

　同研究は術後の経過がないので、先行きどうなるのか不安です。歩行時の困難に加えて、お腹が痛いとき、便秘のとき、ガスが出なくてお腹が張って苦しいときなど、不安がよみがえってきます。

　術後、どのような手術を行ったか説明もせず、術後のケアが必要だと（論文で）言っていながら、放置して後は、紹介した医院に行けとはどういうことなのでしょうか。

　上記手術に関しては、Ｚ医師等の論文ですべてが明らかになりました。

　公にする約束の上での臨床研究ですから、隠すことはできません。全て明るみにでたのです。患者に説明せず同意も取らずに行った手術ですから否定しようがないのです。Ｓ病院はその後も、隠れて４分枝人工血管手術を行っていたのです。被害者は私だけではなかったのです。残念ながら、私にとっては、後の祭りになりました。

　このような手術を行わせている理事者も理事者、病院長の責任は重大だと思います。ガバナンスに問題があります。病院長の職も長すぎます。改革すべきことが山積しているのです。私は裁判を通じてこの病院の患者に対する接し方に感じることが沢山ありました。

　訴訟においても、病院側はウソばかり、医療専門の顧問弁護士を使って、裁判所と連携を取って、被告医師の尋問で被告側弁護士は先だって被告と綿密な打ち合わせを行い、質問して事前練習を行い、患者に説明した「説明書」は誤記だったと言って退け、原告が説明も同意も取らず

行ったと主張していた「右内腸骨動脈瘤」は説明をして、同意した手術であった、と裁判所は認めました。術後合併症については、Ｚ医師が自らの「論文」で腸骨動脈を結紮した場合に最も起こりうる合併症は腸管虚血と殿筋跛行と認めていながら、「脊柱管狭窄症」と言って譲らず、否定し続け、裁判所は原告の訴えを「手術による多臓器不全」として棄却したのです。あきれた裁判でした。

長崎大学病院、臨床研究センターのホームページには、患者さん・一般の人へと題して、次のように書かれています。

臨床研究について、臨床研究とはどのようなものですか？

　人を対象として行われる研究のことです。病気の予防・診断・治療方法の改善や病気の原因の解明、患者さんの生活の質の向上を目的として行われます。そこでは、長時間かけて発症する病気や稀にしか見られない病気も対象になります。すでに行われている治療の効果やその予後を観察していくこともあります。医療に活用できる確かな治療法とするため、患者さんの協力をいただいて行われるのが臨床研究です。

臨床試験や治験は、臨床研究とどう違いますか？

　治験は、臨床研究のうち、新しい薬や医療器具が国の承認を得て一般的に診療で使えるように、客観的なデータを集めることを目的として行うものを言います。

　臨床試験は、臨床研究のうち、治療や指導などの介入を行って、その結果を評価するものを言います。

　臨床研究は、人を対象として行われる医学研究です。

臨床研究に安心して参加できる仕組みはありますか？

　臨床研究は、国が定めた指針に基づいて実施する必要があり、実施しようとする研究が科学性、倫理性共に保たれた適切なものであるか当院の倫理委員会で審議され、承認の可否を決定します。この委員会

には、医学、医療の専門家だけでなく、法律の専門家や一般の立場を代表する人など、病院と利害関係のない人も必ず参加します。また、男女両性で構成させています。委員会では新規の審査だけでなく、実施中の臨床研究についても適切に実施されチェックします。

　以上のように「臨床研究のうちに治験、臨床試験、臨床研究」で構成されています。

　いずれも、厳しい科学性、倫理性が求められる厳しい環境の下で行われるのです。

　私の４分枝人工血管手術は、不適正不必要な手術だと言っているのです。

おわりに

　医療事故に遭い、不審に思い原因追及のため訴訟をして医療裁判を経験しました。その結果は実に信じがたいものでした。

　総括してみるとこのような事でした。
　T病院の健康診断で「腹部に動脈瘤があるが心配するほどのものではない」と言われ、精密検査をS病院の心臓血管外科で、G部長医師の診察を受けました。結果は42〜3mm程度で「経過観察します」との診断でした。
　経過観察と言われてから4カ月後再度CTを撮ったところ、CT画像のコピーを示し「手術になります」と言われました。それには2つの画像があり、右の55.5mmの数字がある画像を示されました。
　私は検診を受けたT病院で、心配することはない、と言われS病院でも「経過観察」するとの診断を受けていましたので、ビックリし「手術は受けたくない」と言いました。S病院のG医師は「手術をしないなら来るな」と言われ、紹介元のY医師に手紙を送って、手術をしないと破裂して死ぬと言い、その方からも手術を勧められました。
　強制的に同意を求められ受けた手術はとんでもないものでした。
　私に示したCT画像の55.5mmは捏造したものでした。本当は42〜3mmで変化がなく手術の必要はなかったのです。画像は13mm以上誇張したものでした。
　さらに執刀医から説明日に渡された手術「説明書」の病名は「腹部大動脈瘤（最大径約55mm、嚢状型）」といい、同意書の術式は「腹部大動脈瘤に対する人工血管置換術」と書いてありました。
　術後、体調が悪く特に歩行時の痛みと歩行困難があり、1年以上通院し治療を受けましたが改善しませんでした。退院前に院内で、研修医と思われる医師からモニターを見せられ、右内腸骨動脈を結紮したことを知りました。右内腸骨動脈を手術することは知りませんでした。

おかしいと思って親戚筋の大学病院の医師に術後のCT画像を送って専門医に聞いてもらったところ、「右内腸骨動脈が結紮されており、臀部を栄養する血流が止まっている。このため、殿筋が虚血して、歩くと痛みが生じ、止まって休むと周りの細い血管から血流が補充され、また歩くことができる。このような状態を『間欠性跛行』という。治らない、腹部大動脈流の手術で4分枝の人工血管を使うことは、違法ではないがあまりやらない手術だ」と言われました。

　証人尋問においては、G医師は私にCT画像のコピーを渡したことを認めました。
　手術の決断をさせた55.5mmのCT画像は、単なる動脈瘤の「概要」だと言われました。原告側弁護士が「これでは何もわかりませんね」という質問には黙して答えませんでした。
　また執刀医のZ医師は証人尋問で、腹部大動脈瘤の最大径約55mmと説明書に書いているが「55mmは口で言っていない、42〜3mmと口で言った」とおかしなことに言い換え、「動脈瘤の55mmが手術目的ではない、目的は嚢状瘤と右内腸骨動脈瘤だ」と言い換えました。

　裁判では、被告側弁護士、裁判長ともにそろって説明書の手術目的の動脈瘤は「誤記」だったと判断され、どういうわけか、手術の責任は問われませんでした。右内腸骨動脈瘤の手術については、説明不足を認めながらも、破裂する瘤があるのだから手術してよかったのだ、と両方とも破裂することにして説明も同意もしていない手術を正当化してしまいました。

　一審の東京地方裁判所の判決は「棄却」。訴訟するにあたる権利も理由もない、ということでした。控訴審では最初から和解を勧められました。和解に同意すると、受命裁判官は「互いの譲りあいによる」という和解の原則を無視し、一方的に和解案を被告側弁護士に作らせ、原告の和解案は完全に無視され、被告の和解案を支持した裁判官の上手な言葉

に押し切られてしまいました。また、和解を勧めた高等裁判所の裁判官は何度も棄却を臭わせ、原告側弁護士に働きかけ、「インフォームド・コンセント（説明・同意）」の完全実施を約束させたと言って、これが裁判をした成果ではないかといって和解させたのです。

　私は裁判官を信じ、裁判の実を取ることと引き換えに、一切の賠償請求を放棄して和解しました。

　ところが、被告はインフォームド・コンセントの実行状況については「和解書は小林宛に書いていない」、インフォームド・コンセントをどのように実施するかについては、約束はしていないと拒否し、さらに今後一切の問い合わせに応じないと一方的にファックスを原告側弁護士に送ってきました。私が起こした裁判は何も得られないものになってしまったのです。

　信じられないことがこの病院では続いていたのです。

　完全に裁判官と被告側弁護士に騙される結果になってしまいました。私の裁判の記録はどこにも残されず、5年の月日が経たないうちに事件があったことすら残らない。まして和解しているのですから、すべて事実はこの世から無かったことになってしまいます。これが医療裁判の現実だったのです。

　それでも、私は何故S病院が手術を強行に実施したのか理解ができず、4分枝人工血管使用の実態についてネットで調べていくうちに、S病院の腹部大動脈瘤の手術に関する論文を見つけました。読んでいくうちに、S病院が私に行った腹部大動脈瘤の手術がこのために行われたと、確信しました。手術内容がそっくりだったのです。

　私のような医療裁判は民事事件の中でも傷害事件として（刑事事件とも言うべき）、特異な裁判だと思います。

　最初から手術と決めて病気を創作する病院がこの世にあるとは誰にも

思いつかないことだからです。それを医師という世間から信頼されている先生方が仕組んだのです。恐ろしいことです。

　沢山いる弁護士の中で難しい医療事故を扱うことができるのは一握りだけです。よほど医療のことを熱心に勉強し強い意志をもっていなければ依頼者の嘱託に応え、被告や弁護士に対抗することができないのです。したがって医療裁判を担当できる弁護士は少なく、訴訟を考える人にとっては狭き門なのです。

　私の場合、弁護士が経験不足であったことにも原因がありました。被告側弁護士、裁判官に軽く見られ、攻撃どころか受け身に終始したことが原因追及するには積極性が欠けていたのです。

　医療裁判では、勝訴することが15～20％程度といわれ、一度棄却されたものを上告審で判決を覆すことが非常に難しいことがわかりました。医療裁判では一審がすべてということです。弁護士の実力がすべてを決めるというのもこれらの状況から言えるのです。

　小説『白い巨塔』（著者山崎豊子）の関口弁護士のような人がもう少し多くいてほしいと思います。

　医療集中部の医療専門官も、医療側の弁護士を頼りに裁判を進行しているのです。被告側弁護士は医療集中部の常連で、この場所が職場なのです。

　書記官や事務官などは仲間同然の人たちです。

　私の裁判では合議制と言いながら、裁判長も、陪席の裁判官の複数も、一度も顔を見せずに途中で代わっていたと思われました。口頭弁論では裁判長とも戦いました。裁判長だけが毎回出席し、陪席の裁判官が一人ずつ、一度だけ出席しただけでした。恐らく一度も顔を見せず、異動した陪審も居たでしょう。個々の裁判官が持ちえた過去のデータや知識や経験を通して慎重な合議の上で正当な結論を得るようにしていたとは思えないものでした。裁判長の独断と被告側弁護士に偏ったなれ合いの判断がすべてと思われました。

口頭弁論期日では、前もって提出していた準備書面の確認だけでわずか４、５分で終わってしまいました。この場を十分に使って審議しないのです。私は何のために、きつい思いをして毎回裁判所に行ったのでしょうか。最も民事裁判では原告が出かけて行かなくともよいことになっているそうです。

　時間をかけて勉強したことにより医療裁判の実態が見えてきたこともあって、この文章を書くことができました。怪我の功名だったかもしれません。

何故、医療訴訟では訴えが通らないのか。

　医療訴訟を通じて、なぜ原告の訴えが通らないのか分かった気がしました。医療裁判に公正・公平がないのです。正邪を裁くものではないのです。裁判所は被告病院の意見ばかり取り上げられる仕組みになっているのです。医療専門部の裁判官が医療に詳しいわけではないのです。裁判官は訴状を見て互いの代理人と打ち合わせを行った上で口頭弁論の日取りを決めて書類上の陳述、証拠の提出を行うのです。判決は先に「棄却」と決まっているのです。

　被告病院は診断から手術の手続きを踏んでいる。病院が倫理を欠いた不正な診療を行うはずがない。原告側弁護士の仕事は事実の証明である。裁判官は証拠を審査するより、棄却と決めて裁判にかかっていたのだから、棄却が先にあるのです。最初からそれを言っている。

　裁判官の異動は激しい、期日前、後に勉強する時間はない。証拠資料を読み込み検討するより、被告病院の意見を信じたほうが楽だ。それが嫌なら、原告側は反論できるはずである。それが充分にできないなら、最初から言っているように棄却だ。証拠なんてどうでもいい。医療裁判は原告側弁護士と被告側弁護士との論議の場だ。裁判官は見て判断をしたらいい、という態度が見え見えになりました。

　裁判官と被告側弁護士は一般社会と同じような関係にあり、顔なじみなのです。そこには意志が通じる場です。

　良心的な裁判官にあたる率が20％内外ということになるのだ、と思

いました。

　裁判にあたって、W先生の力強いご支援をいただきました。また医療知識の勉強もさせていただきました。素人である私には医学的なことはわかりませんので助かりました。困難なカルテの解説もしていただきました。医療訴訟の難しさは一筋縄ではいかないことを痛感しました。それでも何とか隠された謎ときに成功したと思っております。

　S病院はその後ステントグラフト内挿術のできる医師と設備を導入しています。

　また出版にあたっても先生にいろいろ面倒をおかけしました。快く監修をしていただきました。ぜひ出版し多くの人に読んでもらうことを勧められました。

　執筆にあたっては間違いがないように当時の記録、口頭弁論の記録、尋問調書、日記等の記録から注意し事実を書きました。また多数関係著書も読ませていただきました。

　最後にS病院Z医師らの書いた研究論文は、私の最後まで残っていた疑問を解明するものでした。

　また出版にあたって編集者に大変ご苦労、ご迷惑をお掛けしました。心から感謝します。

小林　寛治 (こばやし　ひろはる)

1937年11月18日生まれ。
中央大学商学部卒業。会社経営後、NPO法人「空堀川に清流を取り戻す会」
前理事長。元環境カウンセラー市民部門。

【著書】
『空堀川 ― 誰も知らない川の歴史と現状４ ―』（共著）
『よみがえれ生き物たち ― 空堀川の生き物 ―』けやき出版
『空堀川　橋ものがたり』けやき出版

監修：和田　知可志 (わだ　ちかし)

1954年６月８日生まれ、医師。1981年３月、東京大学理学部卒業。1987年３
月、日本医科大学医学部卒業。以後、東京大学医科学研究所勤務、東京慈恵
会医科大学勤務を経て、1998年８月、東京都東村山市に和田医院開設。現
在、医療法人社団VITA（ヴィータ）理事長、和田医院（内科/循環器内科/
消化器内科）院長。

その他の履歴
元・東京保険医協会副会長、元・全国保険医団体連合会理事、元・全国スモ
ンの会理事長代行。

【著書（共著）】
『「脱メタボ」に騙されるな！』（洋泉社）

ある医療訴訟
そこには正義・公正はなかった

2021年3月28日　初版第1刷発行

著　者　小 林 寛 治
発行者　中 田 典 昭
発行所　東京図書出版
発行発売　株式会社 リフレ出版
　　　　〒113-0021　東京都文京区本駒込 3-10-4
　　　　電話 (03)3823-9171　FAX 0120-41-8080
印　刷　株式会社 ブレイン

© Hiroharu Kobayashi
ISBN978-4-86641-313-6 C0095
Printed in Japan 2021
本書のコピー、スキャン、デジタル化等の無断複製は著作権法上
での例外を除き禁じられています。本書を代行業者等の第三者に
依頼してスキャンやデジタル化することは、たとえ個人や家庭内
での利用であっても著作権法上認められておりません。

落丁・乱丁はお取替えいたします。
ご意見、ご感想をお寄せ下さい。